新编实用临床护理学

林 杰 编 著

中国海洋大学出版社

·青岛·

图书在版编目（CIP）数据

新编实用临床护理学 / 林杰编著 . 一青岛：中国
海洋大学出版社，2019. 3
ISBN 978-7-5670-2145-7

I. ①新… Ⅱ. ①林… Ⅲ. ①护理学 Ⅳ. ①R47

中国版本图书馆 CIP 数据核字（2019）第 054243 号

出版发行	中国海洋大学出版社		
社　　址	青岛市香港东路 23 号	**邮政编码**	266071
出 版 人	杨立敏		
网　　址	http://pub.ouc.edu.cn		
电子信箱	369839221@qq.com		
订购电话	0532-82032573（传真）		
策划编辑	韩玉堂		
责任编辑	赵冲　矫燕	**电　　话**	0532-85902349
印　　制	北京虎彩文化传播有限公司		
版　　次	2019 年 4 月第 1 版		
印　　次	2019 年 4 月第 1 次印刷		
成品尺寸	185 mm ×260 mm		
印　　张	14. 75		
字　　数	340 千		
印　　数	1—1000		
定　　价	56. 00 元		

发现印装质量问题，请致电 18600843040，由印刷厂负责调换。

护理学是以自然科学和社会科学理论为基础,研究、促进、恢复人类健康的护理理论知识、技能及其发展规律的综合性应用科学。它包含了自然科学,如生物学、解剖学、生理学等知识。

随着科学技术的发展,现代科技的进步推动着医学和护理学的发展,大量先进科技和仪器的使用,提高了诊断、治疗和护理技术;计算机及网络的应用,帮助护士查阅资料、统计分析、沟通信息。护理学已成为一门系统的专门学科。顺应这种发展趋势,笔者参阅借鉴相关著作文献,并结合自己的临床医疗护理实践编写了本书,目的是将护理学的新发展和新技术做尽可能详细的归纳总结,提供给护理工作者和学习者以更全面的思考和借鉴。

本书共6篇20章,从基础护理学入手,比较系统地阐述了现代护理理论与技能、各个专科的护理模式和现代护理管理与研究;实施以病人为中心,以科学的、系统的护理程序为基础的整体护理,能够对护理学科的发展起到促进作用。同时,期待与广大护理医务人员有更多交流和切磋,在护理学科中共同进步、共同发展。我们真诚希望本书的出版,能对从事医学护理工作者有所借鉴和助益。

由于作者知识水平有限,书中不足之处在所难免,恳请各位专家和读者批评指正。

CONTENTS | 目 录

第一篇

基础护理

第一章
基础护理操作技术

第一节　护理学的历史与发展

一、南丁格尔的贡献

1860 年南丁格尔在英国伦敦圣托马医院创建了世界上第一所正式的护理学校。南丁格尔的代表作是《医院札记》和《护理札记》。

1888 年,美籍约翰逊女士在福州开办了中国第一所护士学校。

1912 年国际红十字会建立了南丁格尔基金会,并首次颁发了南丁格尔奖。同年国际护士会决定将南丁格尔的生日 5 月 12 日定为国际护士节日。

二、现代护理学的发展

1. 现代护理学开始于 19 世纪中叶。

2. 现代护理学发展主要经历了以下三个阶段:

(1) 以疾病为中心的阶段;

(2) 以患者为中心的阶段;

(3) 以人的健康为中心的阶段:护理服务对象是整体的人。

三、护理学的基本任务和范畴

1. 护理学的基本任务:促进健康、预防疾病、恢复健康和减轻痛苦。

2. 护理学的工作范畴:临床护理、社区护理、护理管理、护理教育、护理科研。

四、护理学的基本概念

1. 护理学的基本概念:人、健康、环境和护理,其中核心是人。

2. 健康的概念:没有疾病,躯体健康、心理健康、良好的社会适应能力和道德健康。

3. 整体护理。

(1) 概念:是指以整体的人为中心,以护理程序为基础,以现代护理观为指南,实施身心整体护理的护理观。

（2）内涵：将服务对象看做是一个整体，包括生理、心理、社会、精神、文化等各个方面的帮助和照顾。

五、临床护理的主要工作方式

1. 个案护理：是护理工作中最古老的一种工作方式，由专人负责实施个体化护理。病情危重的患者及特殊疾病的患者，自己请的特别护士，均是实施个案护理的方式。

2. 功能制护理：依据生物医学模式将护理工作内容分为不同的项目，每一项的功能由几个护士完成，护士各司其职，强调组织管理的严明性，分工明确。

3. 小组护理：是由几个护理人员组成一个护理小组，共同完成对患者的护理。

4. 责任制护理：是以患者为中心、对患者实施 8 h 在岗、24 h 的负责制护理。

5. 综合护理。

第二节　其他护理理论

一、纽曼健康系统模式

纽曼健康系统模式是一个综合的、以开放系统为基础的护理概念性框架。重点叙述了人、压力源及反应三个方面内容。

1. 人：纽曼认为人是与环境持续互动的开放系统，称为服务对象系统。

包括以下方面。

（1）基本结构：是人的核心部分，由生物体共有的生存基本因素组成。

（2）弹性防线：处于最外层，功能是防止压力源入侵，缓冲、保护正常防线。

（3）正常防线：位于弹性防线和抵抗线之间。若压力源侵犯到正常防线，个体可表现出稳定性降低和疾病。

（4）抵抗线：处于基本结构外层，主要功能是保护基本结构。若抵抗线功能失效，可导致个体能量消耗，甚至死亡。三条防线中，弹性防线保护正常防线，抵抗线保护基本结构。

2. 压力源：是引发个体紧张和导致个体不稳定的所有刺激。纽曼将压力源分为个体内的压力源、人际间的压力源、个体外的压力源。

3. 反应：是生理、心理、社会文化、精神与发展等多方面的综合反应。护士应根据反应采取不同水平的预防措施。

（1）一级预防：当怀疑或发现压力源确实存在而压力反应尚未发生时，一级预防便可开始。一级预防的目的是防止压力源侵入正常防线，主要措施可减少或避免与压力源接触、巩固弹性防线和正常防线来进行干预。

（2）二级预防：当压力源穿过正常防线，个体表现出压力反应，即出现症状体征时，就可以开始二级水平的干预，即早期发现病例，及时治疗，增强抵抗线。二级预防的目的是减轻和消除反应，恢复个体的稳定性并促使其恢复到健康状态。

（3）三级预防：指积极的治疗之后或个体达到相当程度的稳定性时，为了能彻底康复、减少后遗症而采取的干预。目的是进一步维持个体的稳定性、防止复发。

二、奥伦自理理论

1. 奥伦自理理论包括三个相关理论结构。

（1）自我护理结构：自我护理结构是个体为维持自身的生命、健康和幸福所着手并采取的一系列活动。自理需要包括以下三个方面：普遍性的自理需要、发展性的自理需要、健康偏离性的自理需要。这三种需要共同构成了在特定时期个体总的自理需要。因此，奥伦的自我护理理论结构意在说明什么是自我护理。

（2）自理缺陷结构：这是奥伦理论的核心部分，阐述了个体什么时候需要护理。

（3）护理系统结构：奥伦指出护士应根据患者的自理需要和自理能力的不同而分别采取三种不同的护理系统：① 全补偿护理系统；② 部分补偿护理系统；③ 支持—教育系统。

2. 以奥伦理论为框架的护理工作方法分以下三步。

（1）评估患者的自理能力和自理需要，决定患者是否需要帮助。

（2）设计恰当的护理系统，制定护理计划。

（3）实施护理措施，帮助患者恢复和提高自理能力。

三、罗伊适应模式

1. 罗伊适应模式的内容涉及以下五个基本要素。

（1）人；

（2）护理目标；

（3）护理活动；

（4）健康；

（5）环境。

2. 罗伊适应模式与护理实践的关系。

罗伊根据适应模式发展，将护理的工作方法分为六个步骤：一级评估，二级评估（识别主要刺激、相关刺激和固有刺激），诊断，制定目标，干预和评价。

四、佩皮劳人际关系模式

1. 佩皮劳将人际关系（护患关系）分为四个连续的阶段

（1）认识期：是了解问题的时期，是护士和患者见面后相互认识的阶段。此时护士需要帮助患者认识所发生的问题，因而护士与患者及其家属在分析情境时的共同合作是极其重要的。

（2）确认期：是确定适当的专业性帮助的时期。在这阶段，患者对能满足其需要者做出一系列的反应，一般有以下三种情况：① 独立自主，不依赖护士；② 与护士分担，相互依赖；③ 被动地完全依赖护士。

（3）开拓期：此期患者可以得到根据其需要所有可能的服务，并感到情况得到了控制。此阶段，护士需应用沟通技巧，帮助患者迎接挑战。

（4）解决期：此期患者的需要已经在护士和患者的共同努力下得到满足，因而他们治疗性关系可以结束。

2. 佩皮劳的核心思想是人际关系，其基本理论是互动，这是理解护患关系的独特见解。

第三节　护理程序

一、护理程序概述

1. 护理程序的步骤：评估；护理诊断；计划阶段；实施计划；评价阶段。

2. 护理程序的理论基础：一般系统论。

二、护理评估

1. 资料分类。

（1）主观资料：即护理对象的主诉，是其对经历、感觉、思考及担心的内容进行的诉说。

（2）客观资料：是护士通过观察、体检或借助诊断仪器和实验室检查获得的资料。

2. 资料来源。

（1）护理对象本人是健康资料的主要来源；

（2）护理对象的家属或关系密切的人员；

（3）其他健康保健人员；

（4）病案记录及各种检查报告；

（5）医疗和护理的文献资料。

3. 收集护理资料的方法。

（1）交谈：有计划、有目的的交流谈话。

（2）观察：是护士运用感官获得健康信息资料的方法。

（3）身体评估：是护士系统地运用视、触、叩、听、嗅等体格检查手段和技术对护理对象收集资料的方法。

（4）查阅：包括查阅患者的医疗病历、护理病历及各种辅助检查结果等。

4. 收集资料的步骤。

（1）收集资料；

（2）组织和整理资料；

（3）核实资料；

（4）分析资料；

（5）记录资料。

三、护理诊断

1. 概念。

关于个人、家庭、社区对现存的或潜在的健康问题或生命过程反应的一种临床判断，是护士为达到预期结果选择护理措施的依据，这些预期结果是由护士负责的。

2. 护理诊断的组成：由名称、定义、诊断依据、相关因素等4部分组成。

（1）名称：对护理对象健康状态或疾病反应的概括性描述。根据名称可将护理诊断分为3类：① 现存的护理诊断：是对目前现存的健康状况或反应的描述。② 危险的护理诊断：是对现在未发生，但健康状况和生命过程中可能出现的反应的描述，是如不采取护理措施将会发生的问题。陈述形式为："有……的危险"。③ 健康的护理诊断：对个体、家庭或社区具有向更高健康水平发展潜能的描述。陈述方式为"潜在的……增强""执行……有效"。

（2）定义：对护理诊断名称的一种清晰、精确的描述。

（3）诊断依据：做出护理诊断的临床判断标准，通常是相关的症状、体征及有关病史。可分为3种：① 必要依据；② 主要依据；③ 次要依据。

（4）相关因素：是使护理诊断成立和维持的原因或情境，如疾病、治疗、心理、情境方面因素及发展方面因素。

3. 护理诊断的陈述方式。

（1）三部分陈述法：即 PES 公式，P（problem，护理诊断名称）+ E（etiology，相关因素）+S（symtomsandsign，症状和体征，也包括其他检查结果），多用于现存的护理诊断。如：低效性呼吸形态（P），发绀、呼吸急促（S），与胸部疼痛有关（E）。

（2）二部分陈述法：即只有护理诊断名称（P） + 相关因素（E），没有症状和体征，多用于"有……危险"的护理诊断。

（3）一部分陈述法：只有护理诊断名称（P），用于健康的护理诊断。

4. 书写护理诊断注意事项。

（1）一个护理诊断只针对一个健康问题。

（2）护理诊断须采用规范的名称，即 P 的名称是规定好的，不能自己凭空想象。

（3）护理诊断陈述的健康问题必须是护理措施能够解决的。

5. 护理诊断与医疗诊断的区别。

（1）研究的对象不同：前者是对个体、家庭或社区的健康问题或生命过程反应的判断；后者是对个体病理生理变化的临床判断。

（2）描述的内容不同：前者的描述随患者的反应变化而变化；后者在病程中保持不变。

（3）决策者和职责范围不同：前者是护理人员决策，属于护理职责范围内；后者是医疗人员决策，属于医疗职责范围内。

四、护理计划

1. 根据患者不同时期的不同需要制定的护理计划可分为入院时护理计划、住院时护理计划、出院时护理计划三类。

2. 制定护理计划的过程。

（1）排列护理诊断的优先顺序。首优问题：是直接威胁患者的生命、需立即行动去解决的问题，排在首位。中优问题：虽不直接威胁患者生命，但也能导致身体上的不健康或情绪上变化的问题。次优问题：指与此次发病关系不大，在护理过程中可稍后解决的问题。

注意：① 最常依据 Maslow 需要层次论排列优先顺序，即优先满足患者生理需要，再考虑其他层次需要。②"有……危险"和"潜在并发症"的护理诊断，虽尚未发生，但可能威胁十分大，也常被列为首优问题而需立即采取措施解决。

（2）设定预期目标。预期目标：是指经过护理活动后，期望患者在功能、认知、行为、情绪情感等方面达到的健康状态。目标的陈述包括 5 个部分：主语是护理对象或护理对象的机体、生理功能；谓语是护理对象要完成的动作；行为标准是行为要达到的程度；时间状语是目标中结果的期望达到时间；条件状语是护理对象完成某行为所处的条件状况。陈述目标的注意事项：① 目标的主语是患者或患者身体的一部分；② 陈述要简单明了，切实可行，属于护理工作范围；③ 目标要有针对性，一个目标针对一个护理诊断；④ 目标应有具体日期，可观察和可测量；⑤ 目标应与医疗工作相协调。潜在并发症的目标重点放在监测其发生或发展及配合抢救上。

（3）制定护理措施。护理措施是护士为帮助患者达到预定目标所需采取的具体方法。通常围绕导致患者健康问题的原因制定护理措施，因此制定措施是一个决策的过程。① 内容包括护理级别、饮食护理、病情及心理活动的观察、基础护理、检查及手术前后护理、心理护理、功能锻炼、健康教育、执行医嘱、对症护理。② 制定措施的类别：a. 依赖性护理措施，执行医嘱的具体措施。b. 独立性护理措施，在职责范围内，根据所收集的资料，经过独立思考、判断所决定的措施。c. 协作性护理措施，与其他医务人员合作完成的护理活动。

（4）护理计划成文：将护理诊断、目标、措施等按一定格式书写成文，构成护理计划。

五、实施计划

护士在实施护理计划前，应思考做什么（what，措施内容）、谁去做（who，实施人）、怎么做（how，技术和技巧）、何时做（when，措施时间）及在何地做（where，实施措施的场所），即"5 W"的问题。护理记录采取 PIO 的方式记录护理活动：P 代表问题；I 代表措施；O 代表结果。

六、护理评价

评价贯穿于护理程序的各个阶段，是将患者的健康状态与预定目标进行比较并做出判断的过程。根据目标实现的程度，修订计划有三种情况：完全达标时，护理计划停止；部分达标时，护理诊断正确可继续执行护理计划；未达标时，重新评价后修改护理计划。

第四节　氧气吸入

一、目的

提高患者血液含氧量及动脉血氧饱和度,纠正缺氧。

二、适应症

适应于所有存在组织缺氧和低氧血症的患者及高危患者。

三、用物准备

治疗车,治疗盘内放治疗碗 2 个(一碗放纱布 2 块、另一碗内盛温开水),一次性输氧管 2 个,棉签,别针,弯盘,中心氧气装置 1 套,蒸馏水,挂四防牌。治疗车下置医疗垃圾桶、生活垃圾桶。

四、操作步骤

1. 核对医嘱,检查氧气表的性能。

2. 备齐用物,携至床旁、查对床号、姓名,询问、了解患者身体状况,评估患者,详细说明吸氧目的,取得配合。

3. 协助患者取得舒适卧位。

4. 安装氧气表于中心氧气装置上,湿化瓶内倒入蒸馏水,连接于氧气表上。

5. 用 2 根棉签沾清水,分别清洁患者双鼻孔。

6. 先确定流量表是否关闭,打开流量表,调节所需氧流量,连接双鼻腔吸氧管于氧气表,检查吸氧管是否通畅,纱布擦干吸氧管前端的水分,将吸氧管轻轻置于患者双鼻孔内,并适当固定。

7. 记录吸氧开始时间,观察患者用氧效果并指导患者。① 根据患者病情,指导患者行有效呼吸。② 告知患者不要自行摘除鼻导管或者调节氧流量。③ 告知患者如感到鼻咽部干燥不适或者胸闷憋气时,应当及时通知医护人员。④ 告知患者有关用氧安全的知识。

8. 停用氧气。告知患者根据医嘱需停用氧气,取得患者合作,拔出双鼻导管,关流量表,取下吸氧管放于污物碗内。用纱布为患者清洁鼻面部。

9. 记录停止吸氧时间。

10. 卸表。取下氧气表,口述终末处理方法,爱护体贴患者。

五、注意事项

1. 根据病情需要,进行氧疗。在吸氧过程中,需要调节氧流量时,应当先将患者鼻导管取下,调节好氧流量后,再与患者连接。停止吸氧时,先去下鼻导管,再关流量表。氧疗过程中,患者不要自行摘除鼻导管或者调节氧流量。

2. 持续吸氧的患者,应当保持管道通畅,必要时进行更换。氧疗过程中,应注意气道的湿化和加温。

3. 定时清洗消毒氧疗装置,防止污染和阻塞。

4. 观察、评估患者吸氧效果,防止导管堵塞、脱出、扭曲打折。

5. 防油、火、震。

第五节 微量注射泵的使用

微量注射泵、输液泵是机械或电子的输液控制装置,它通过作用于输液导管达到控制输液速度的目的,是连续静脉输液最为理想的先进的急救与治疗仪器。它的临床应用,有效地提高了输液的安全性、可靠性和准确性。尤其是在危重患者的救治工作中,可准确及时、定时定量、速度均匀地输入各种液体、血液和药物,更彰显出其精确、严谨、高效的优点,因此是 ICU 必备的仪器之一。

微量注射泵、输液泵型号多样,性能各异。目前临床常用的有针筒式微量注射泵即微量泵;微电脑自动控制的容量输液泵;转压式输注泵如肠内营养灌注泵等。

一、目的

常用于需要严格控制输液速度和药量的情况,如输入血管活性药物、抗心律失常药物、高浓度补钾,持续镇静镇痛以及婴幼儿输血输液等,其通用计量单位为($\mu g/kg \cdot min$)。三种泵均具备各种安全检测报警系统。

二、操作前准备

1. 用物准备:微量注射泵、接线板、注射架、治疗车上层放治疗盘(内铺无菌治疗巾)、无菌纱布(2 块)、安尔碘、无菌棉签、20 mL 或 50 mL 注射器(内装有配置好的药液并贴好注射标签)、静脉延长管(2 根)、头皮针(2 个)、备胶布、剪刀、弯盘、注射牌,必要时备三通。(治疗车下层备防刺盒、垃圾桶)

2. 评估。

(1)环境评估,符合无菌操作环境要求。

(2)了解患者身体状况,向患者解释使用目的(详细内容见口述标准),取得患者合作。

(3)评估患者注射部位皮肤及血管情况,协助患者大小便,备胶布。

三、操作步骤

1. 将用物携至患者床旁,查对患者、药物、注射牌、将注射泵安装在注射架上,接通电源。

2. 评估。

（1）环境评估，符合无菌操作环境要求。

（2）了解患者身体状况，向患者解释使用目的，取得患者合作。

（3）评估患者注射部位皮肤及血管情况，协助患者大小便，备胶布。

3. 再次检查泵入药物，连接延长管、头皮针，排气。将盛放药物的注射器放入微量泵凹槽内，固定。针栓覆盖无菌纱布。

4. 再次核对患者，打开注射泵开关，设备自检后，遵医嘱调整每小时注射量及其他需要设置的参数。

5. 打开固定肝素帽的胶布，消毒肝素帽，松开留置针在血管内后，将头皮针连接肝素帽，按"START"键，泵入药液，胶布固定（一条固定肝素帽，另一条固定头皮针）。再次检查患者以及药物名称、剂量和泵入速度，并在注射单上签名、签时间。

6. 整理用物，向患者说明注意事项。

7. 待药液注射完毕后，按"STOP"键，除去胶布，撤除头皮针，毁型后放入锐器盒，立即用肝素液脉冲式封管。

8. 切断电源，撤掉注射泵，整理床单元，给患者取舒适卧位并交待注意事项。

9. 用消毒液擦拭注射泵并做好维护工作，备用。

四、注意事项

1. 了解微量泵，输液泵的工作原理，熟练掌握其使用方法。正确设定输液速度及其他必须参数，防止设定错误延误治疗。

2 注意查看输液泵、微量泵的工作状态，管道连接是否精密，接头有无脱落，及时排除报警故障，防止液体输入失控。

3. 注意观察穿刺部位皮肤情况，防止发生液体外渗，出现外渗及时给予相应处理。

4. 患者输液肢体不要活动，防止输液管道被牵拉脱出。

5. 输液泵管排气时茂菲式滴管内应充满 1/3 液体，滴数传感器保持水平位，输液过程中避免晃动。躁动患者输液肢体适当约束，并须询问患者有无不适感觉，观察药物反应和输液通畅情况。

6. 突然停电时，应检查输液泵、微量泵是否正常工作，尤其在输注多巴胺等血管活性药物时。

7. 定期检查及保养，及时清除泵表面的尘埃，保持设备清洁干燥，防止液体滴入泵内造成失灵，可用酒精消毒机壳，消毒后至少等候 30 min 再开机。

第六节　吸痰技术

机械通气时，由于建立了人工气道，一旦发生分泌物堵塞，将直接影响机械通气的治疗效果，吸痰可有效清除气道分泌物，保持气道通畅。

一、物品准备

中心吸引装置或电动吸痰器 1 套,吸痰盘(内铺治疗巾放置换药碗 3 个、分别盛生理盐水,注明气道和口鼻以及配置好的湿化液、一次性手套 1 包、20 mL 注射器 1 个),无菌治疗巾 1 块,生理盐水 1 瓶,一次性吸痰管,听诊器,棉棒,石蜡油。

二、操作步骤

1. 备齐用物,携至床旁,查对患者。将消毒瓶挂于床头,将吸引器接头插入消毒液。

2. 用止血钳将导管固定在床单上。

3. 评估患者意识,了解患者参数设定以及气管插管的刻度情况,清醒患者解释操作目的及注意事项,取得患者配合。

4. 听诊双肺呼吸音,并做好翻身、叩背、体位引流等工作,同时对患者呼吸道分泌物的量、黏稠度、重点部位进行评估,可以有针对性地有效清除痰液,然后给于 2 min 高浓度吸氧,准备吸痰。

5. 准备吸引器(电动吸引器接好电源线、打开开关;中心吸引器打开负压调节开关),调节负压为成人 150～200 mmHg[①],检查吸引器连接是否正确及压力是否正常。

6. 协助患者摆好体位,头转向操作者一侧,在患者胸前铺无菌治疗巾。

7. 选择合适的吸痰管型号(气管插管型号 × 2 − 2 = 吸痰管所需型号),检查吸痰管包装完整后,将吸痰管外包装打开,右手戴手套,取出导管(边取出边将导管缠绕在手中)并将导管与吸引器接头连接,关闭吸痰管根部的负压调节阀门,右手持吸痰管在生理盐水中检查吸痰管是否通畅以及吸引压力是否合适。

8. 关闭负压(用左手反折吸痰管根部),将吸痰管轻轻插入口腔及咽喉部,打开负压,吸净口咽部的痰液,立即用生理盐水冲洗导管(在口腔的碗内冲洗)。

9. 更换手套及吸痰管,左手打开气管插管于呼吸机接头处,将呼吸机接头放在无菌治疗巾上(或有助手协助完成,原则是避免污染),检查吸痰管通畅后,关闭负压轻轻插入气道,轻轻左右旋转上提吸痰,每次时间不超过 15 s,痰液黏稠时给予滴入适量的湿化液,吸痰毕冲洗导管(在气道的碗内冲洗),将吸痰管及手套扔入医疗垃圾桶,洗手,听诊双肺呼吸音,并记录(痰液的量、性状、颜色、黏稠度以及呼吸道通畅情况),再次给予 2 min 高浓度吸氧。

10. 再次评估患者是否需要再次吸痰以及是否能够耐受重复吸痰的过程,据具体情况具体处理。

11. 吸痰过程中注意观察患者病情变化,如血氧饱和度降至 90% 以下或生命体征异常,立即停止吸痰,做好相应的处理。

12. 擦净口角分泌物,观察口腔黏膜有无损伤,观察患者呼吸是否正常。

13. 协助患者取舒适卧位,交待注意事项,整理床单元,爱护体贴患者。

三、注意事项

1. 注意无菌操作,吸痰管一次性使用。

---

① 1 kPa = 7.5 mmHg。

2. 据人工气道口径选择合适的吸痰管。

3. 据痰液黏稠度选择合适的气道灌洗液。

4. 吸痰动作轻柔、稳、准、迅速。

5. 吸痰过程中,严密观察心电、血压和指脉氧饱和度,如有心率增快、氧饱和度迅速下降,立即停止吸痰予吸氧,恢复后再吸痰。

6. 如遇插管有阻力,不可盲插。

第七节 隔离技术

一、隔离原则

(一)隔离区域要求

根据隔离种类,病室门口和病床应悬挂隔离标志,门口备有浸消毒液的脚垫、泡手的消毒液、挂隔离衣用的悬挂架或立柜。

1. 工作人员进入隔离区必须戴工作帽、口罩,穿隔离衣,穿隔离衣后,只能在规定范围内活动。

2. 病室及空气每日须用紫外线行照射消毒一次,或用消毒液喷洒消毒,每日晨间用消毒溶液擦拭病床及床旁桌椅。

3. 污染物品不得放于清洁区内,患者接触过的用物,须经严格消毒后方可递交,如患者的衣物、信件、票证、书籍等须经消毒处理后才能交家属带回,患者的排泄物、分泌物、呕吐物须按规定经消毒处理;需送出病区处理的物品,应放入专用污物袋,并有明显标志。

4. 患者的传染性分泌物经三次培养,结果均为阴性或确已度过隔离期,经医生开出医嘱方可解除隔离。

(二)隔离区域划分

1. 清洁区:医护值班室、治疗室、配餐室、更衣室等。

2. 半污染区:病区内走廊、检验室、护士站、医生办公室。

3. 污染区:病房,患者洗手间、浴室,污物间。

二、隔离种类

(一)传染病隔离

传染病常用隔离方式及适用病种如表 1-1 所示。

表 1-1 传染病常用隔离方式及适用病种

隔离方式	适用病种
严密隔离	霍乱、鼠疫
呼吸道隔离	肺结核、流脑、麻疹、百日咳

隔离方式	适用病种
肠道隔离	伤寒、细菌性痢疾、甲型肝炎
接触隔离	破伤风、气性坏疽
血液、体液隔离	乙型肝炎、艾滋病、梅毒
昆虫隔离	乙脑、流行性出血热、疟疾、斑疹伤寒

（二）保护性隔离

严重烧伤、早产儿、白血病、脏器移植及免疫缺陷患者。

三、隔离技术

（一）口罩

一次性口罩：4 h；纱布口罩应每天更换、消毒和清洁。若接触严密隔离的患者应每次更换。

（二）手的清洁与消毒

1. 传染病区工作人员刷手是用刷子蘸肥皂乳按前臂、腕关节、手背、手掌、指缝及指甲处顺序仔细刷洗，每只手刷 30 s；用流动水冲净，再重复一遍，共刷 2 min。

2. 刷手范围应超过被污染的范围。

3. 流动水冲洗时，腕部应低于肘部，使污水流向指尖，防止水流入衣袖，并避免弄湿工作服。

（三）穿脱隔离衣

隔离衣应长短合适，能完全覆盖工作服。穿隔离衣后衣领以上及内面视为清洁处，不得污染；不得进入清洁区，只能在规定区域内活动。使用过的隔离衣挂在半污染区，清洁面朝外；挂在污染区，污染面向外。隔离衣应每日更换，潮湿或污染时立即更换。

（四）避污纸的应用

使用时用抓取法，以保持一面清洁。

四、针刺伤处理原则

立即从近心端向远心端挤压受伤部位，使部分鲜血排出，避免来回挤压。用消毒肥皂液清洗或流动自来水冲洗伤口 5 min。用碘酊、碘伏等皮肤消毒液涂擦伤口。确定感染源患者并记录在案，同时进行可靠的 HIV、乙肝、丙肝等化验检查。

第八节　无菌技术

一、概念

无菌技术是指在医疗、护理操作中,防止一切微生物侵入人体和污染无菌物品、无菌区域的操作技术。

二、无菌技术操作原则

(一)环境

操作前半小时停止清扫及更换床单等工作,减少走动,避免尘土飞扬。

(二)工作人员

要求着装符合无菌操作要求。

(三)操作

1. 操作者要面向无菌区;身体与无菌区保持一定距离;手臂保持在腰部水平以上或操作台面以上;不跨越无菌区;不触及无菌物品;不能面对无菌区说话、咳嗽、打喷嚏。

2. 无菌物品一经取出,即使未用,也不得放回无菌容器;无菌物品在空气中不得暴露过久;无菌物品疑有或已有污染时不可再用,应予以更换或重新灭菌。

3. 一套无菌物品仅供一位患者使用,以防交叉感染。

(四)物品管理

1. 无菌物品与非无菌物品须分别放置,且有明显标志。

2. 无菌物品须存放在无菌包或无菌容器中,不可暴露在空气中。无菌包或无菌容器外须标明物品名称及灭菌日期,存放在清洁、干燥、固定的地方,并按日期先后顺序排放。

3. 定期检查无菌物品保存情况,在未被污染的情况下,有效期 7 d,一旦过期或受潮须重新灭菌。

三、常用无菌技术

(一)无菌持物钳

1. 消毒液面在持物钳轴节上 2～3 cm 或镊子 1/2 处,持物钳轴节打开。

2. 需到远处夹取东西时将无菌持物钳和容器一同搬移。

3. 无菌持物钳只能用于夹取无菌物品,不能夹取油纱条或换药。

4. 无菌持物钳及容器一般每周清洁、消毒 2 次,使用频率高的部门(手术室、门诊换药室、注射室)应每日更换 1 次,干燥法保存每 4 h 更换 1 次。

（二）取无菌溶液法

1. 查对：药名、浓度、剂量、用法、有效期。

2. 检查：瓶盖有无松动，瓶体有无裂隙，液体质量有无浑浊、沉淀、变色、絮状物。

3. 开启的无菌溶液有效期：24 h。

（三）无菌包

1. 检查：取出无菌包，先查看名称、灭菌日期、化学指示胶带，无菌包是否包紧，有无潮湿，确保符合要求方可使用。

2. 开包：将无菌包放在清洁、干燥的平面上，解开系带卷放在包布角下，依次揭左、右角，最后打开内角，注意手只能接触包布外面，不可触及包布内面。

3. 取物：用无菌钳取出所需无菌物品，放在备好的无菌区域内。

4. 包扎：如包内物品一次未用完，则按原折痕包扎好，注明开包日期及时间，有效期为 24 h。

（四）无菌盘

1. 将无菌治疗巾双折铺于治疗盘上，再手持无菌治疗巾上层下边两外面角，向上呈扇形折叠，内面向外。

2. 手持无菌治疗巾的外面覆盖上层无菌巾，使上、下层边缘对齐，开口侧边缘向上反折。

3. 注明铺无菌盘的名称及时间，铺好的无菌盘有效期不得超过 4 h。

4. 铺盘区域应保持清洁干燥，铺好的无菌盘也应保持干燥，以免潮湿污染。

5. 操作中不要跨越无菌区；铺好的无菌盘应尽快使用。

（五）戴无菌手套

1. 手套外面为无菌区，未戴手套的手不可触及手套外面；已戴手套的手不可触及未戴手套的手及手套内面。

2. 手套破损时应立即更换。

第九节　铺床法

医院常用的铺床法有备用床、暂空床、麻醉床。

1. 备用床

（1）目的：保持病室整洁，准备接收新患者。

（2）操作要点：盖被距离床头 15 cm。注意遵循节力原则，铺床时身体靠近床边，上身保持直立，两腿前后或左右分开。

2. 暂空床

供新入院患者或暂时离床患者使用。

3. 麻醉床

（1）目的：接受和护理麻醉手术后的患者。

（2）操作要点：盖被纵向三折叠于背门一侧，开口向门；枕横立于床头；橡胶单、中单铺在床的中部时，上缘距床头45～50 cm。

第十节　卧位和安全的护理

一、卧位的分类

1. 根据卧位的自主性分类。

（1）主动卧位。

（2）被动卧位：患者自身无改变卧位的能力，卧于他人安置的体位，如昏迷、极度衰弱、瘫痪等患者。

（3）被迫卧位：由于疾病或治疗的原因，被迫采取的卧位，如急性左心衰竭时，因呼吸困难而采取端坐卧位。

2. 根据卧位的平衡稳定性分类：稳定性卧位；不稳定性卧位。

二、常用的九种卧位

1. 仰卧位。

（1）去枕仰卧位：去枕仰卧，枕头横置床头，头偏向一侧。

① 全身麻醉未清醒或昏迷患者，以防止呕吐物流入气管，引起窒息或肺部感染；② 椎管内麻醉或脊髓腔穿刺后6～8 h的患者，以免过早抬高头部致使脑脊液自穿刺处渗出至脊膜腔外，造成脑压过低，牵张颅内静脉窦和脑膜等组织而引起头痛。

（2）中凹卧位（休克卧位）：头胸抬高10°～20°，下肢抬高20°～30°。

适用于休克患者，抬高头胸部，保持气道通畅，有利于通气，改善缺氧症状；抬高下肢，有利于静脉血回流，增加回心血量。

（3）屈膝仰卧位：腹部检查或接受导尿、会阴冲洗等。

2. 侧卧位。

（1）灌肠、肛门检查及配合胃镜、肠镜检查等。

（2）预防压疮等并发症。

（3）臀部肌内注射（下腿弯曲，上腿伸直）。

3. 半坐卧位。

（1）面部及颈部手术后的患者：减少局部出血。

（2）心肺疾病所引起的呼吸困难：膈肌下降，胸腔容积扩大，减轻腹腔脏器对心肺的压迫，增加肺活量。

（3）腹腔、盆腔手术后或有炎症的患者：促进炎症局限，防止炎症蔓延引起膈下脓肿。

（4）腹部手术后的患者：减轻腹部缝合处的张力，减轻疼痛，有利于切口愈合。

（5）恢复期体质虚弱的患者：适应体位变化，向站立过渡。

4. 端坐位。

心力衰竭、心包积液、支气管哮喘发作患者。

5. 俯卧位。

（1）腰背部检查或胰、胆管造影检查的患者。

（2）手术后或腰背臀部有伤口，不能平卧或侧卧的患者。

（3）胃肠胀气所致的腹痛。

6. 头低足高位。

（1）肺部引流物引流，使痰易于咳出。

（2）十二指肠引流，有利于胆汁的引出。

（3）妊娠时胎膜早破，防止脐带脱出。

（4）跟骨或胫骨结节牵引时，利用人体重力作为反牵引力。

7. 头高足低位。

（1）颈椎骨折的患者颅骨牵引时，作为反牵引力。

（2）减轻颅内压，预防脑水肿。

（3）颅脑手术后的患者。

8. 膝胸位。

（1）肛门、直肠、乙状结肠镜检查及治疗。

（2）矫正胎位不正或子宫后倾。

（3）促进产后子宫复原。

9. 截石位。

（1）会阴、肛门部位的检查、治疗或手术。

（2）产妇分娩。

第十一节　活动

一、骨骼肌状态

临床上可以通过机体收缩特定肌肉群的能力来评估肌力，肌力程度一般分为6级。0级，完全瘫痪，肌力完全丧失。1级，可见肌肉轻微收缩，但无肢体运动。2级，肢体可以移动，但不能抬起。3级，肢体抬离床面，但不能对抗阻力。4级，能做对抗阻力的运动，但肌力减弱。5级，肌力正常。机体活动能力：一般机体活动能力可以分为5度。0度，完全独立，可自由活动。1度，需要使用设备或器械（拐杖、轮椅）。2度，需要他人的帮助、监护和教育。3度，既需要他人的帮助，也需要设备和器械。4度，完全不能独立，不能参加活动。

二、肌肉练习

1. 等长练习。

（1）可增加肌肉张力而不改变肌肉长度的，因不伴明显的关节运动，又称静力练习。

（2）主要优点是不引起明显的关节运动，故可在肢体被固定的早期应用，以预防肌肉萎缩；也可在关节内损伤、积液、炎症时应用；并可利用较大负荷增强练习效果等。

（3）主要缺点是以增加静态肌力为主，并有关节角度的特异性，即因在某一关节角度下练习，只对增强该关节处于该角度时的肌力有效。

（4）等长练习中，肌肉收缩的维持时间应在 6 s 以上，所增加的静力负荷可视参加锻炼者的具体情况而定。

2. 等张练习。

（1）指对抗一定的负荷作关节的活动锻炼，同时也锻炼肌肉收缩。因伴有大幅度关节运动，又称动力练习。

（2）优点是肌肉运动符合大多数日常活动的肌肉运动方式，同时有利于改善肌肉的神经控制。

（3）等张练习可遵循大负荷、少重复次数、快速引起疲劳的原则进行，也可采用"渐进抗阻练习法"。

第十二节　医院内感染

1. 概念。

医院内感染是指住院患者、医院工作人员在医院内获得的感染，包括患者住院期间发生的感染和在医院内获得而出院后发生的感染，但不包括入院前已经感染或入院时已处于潜伏期的感染。

2. 分类。

内源性感染（自身感染）、外源性感染（交叉感染）。

3. 医院感染的排除标准。

（1）皮肤黏膜开放性伤口只有细菌定值而无炎症表现。

（2）由于创伤或非生物性因子刺激产生的炎症表现。

（3）新生儿经胎盘获得（出生后 48 h 发病）的感染。

（4）患者原有的慢性感染在医院内急性发作。

第二章
急救护理操作技术

第一节　心肺复苏

心搏骤停（cardiac arrest, CA）是指各种原因引起的、在未能预计的情况和时间内心脏突然停止搏动，从而导致有效心泵功能和有效循环突然中止，引起全身组织细胞严重缺血、缺氧和代谢障碍，如不及时抢救即可立刻失去生命。心搏骤停不同于任何慢性病终末期的心脏停搏，若及时采取正确有效的复苏措施，患者有可能被挽回生命并得到康复。心搏骤停一旦发生，如得不到即刻及时地抢救，复苏4～6 min后会造成患者脑和其他人体重要器官组织的不可逆的损害，因此，心搏骤停后的心肺复苏（cardiopulmonary resuscitation, CPR）必须在现场立即进行，为进一步抢救直至挽回心搏骤停伤病员的生命而赢得最宝贵的时间。

一、病因

心搏骤停的原因可分为心源性心搏骤停和非心源性心搏骤停。

二、分类

心搏骤停时，心脏虽然丧失了有效泵血功能，但并非心电和心脏活动完全停止，根据心电图特征及心脏活动情况心搏骤停可分为以下3种类型。

1. 心室颤动：心室肌发生快速而极不规则、不协调的连续颤动。心电图表现为QRS波群消失，代之以不规则的连续的室颤波，频率为200～500次／分，这种心搏骤停是最常见的类型，约占80％。心室颤动如能立刻给予电除颤，则复苏成功率较高。

2. 心室静止：心室肌完全丧失了收缩活动，呈静止状态。心电图表现呈一直线或仅有心房波，多在心搏骤停一段时间后（如3～5 min）出现。

3. 心电－机械分离：此种情况也就是缓慢而无效的心室自主节律。心室肌可断续出现缓慢而极微弱的不完整的收缩。心电图表现为间断出现并逐步增宽的QRS波群，频率多为20～30次／分以下。由于心脏无有效泵血功能，听诊无心音，周围动脉也触及不到搏动。此型多为严重心肌损伤的后果，最后以心室静止告终，复苏较困难。心搏骤停的以上3种心电图类型及其心脏活动情况虽各有特点,但心脏丧失有效泵血功能导致循环骤停是共同的结果。全身组织急性缺血、缺氧时,机体交感肾上腺系统活动增强,释放大量儿茶酚胺及相关激素,使外周血管收缩,以保证脑心等重要器官供血;缺氧又导致无氧代谢和乳酸增多,引起代谢性酸中毒。急性缺氧对器官的损害,以大脑最为严重,随着脑血流量的急骤下降,脑神经元三磷酸腺苷(ATP)含量迅速降低,细胞不能保持膜内外离子梯度,加上乳酸盐积聚,细胞水肿和酸中毒,进而细胞代谢停止,细胞变性及溶酶体酶释放而导致脑等组织细胞的不可逆损害。缺氧对心脏的影响可由于儿茶酚胺增多和酸中毒使希氏束及浦氏系统自律性增高,室颤阈降低;严重缺氧导致心肌超微结构受损而发生不可逆损伤。持久缺血缺氧可引起急性肾小管坏死、肝小叶中心性坏死等脏器损伤和功能障碍或衰竭等并发症。

三、临床表现

绝大多数患者无先兆症状,常突然发病。少数患者在发病前数分钟至数十分钟有头晕、乏力、心悸、胸闷等非特异性症状。心搏骤停的主要临床表现为意识突然丧失,心音及大动脉搏动消失。一般心脏停搏 3～5 s,患者有头晕和黑矇;停搏 5～10 s 由于脑部缺氧而引起晕厥,即意识丧失;停搏 10～15 s 可发生阿—斯综合征,伴有全身性抽搐及大小便失禁等;停搏 20～30 s 呼吸断续或停止,同时伴有面色苍白或紫绀;停搏 60 s 出现瞳孔散大;如停搏超过 4～5 min,往往因中枢神经系统缺氧过久而造成严重的不可逆损害。

四、基础生命支持(BLS)

基础生命支持(basic life support, BLS)又称初步急救或现场急救,目的是在心脏骤停后,立即以徒手方法争分夺秒地进行复苏抢救,以使心搏骤停患者心、脑及全身重要器官获得最低限度的紧急供氧(通常按正规训练的手法可提供正常血供的 25%～30%)。BLS 的基础包括突发心脏骤停(sudden cardiac arrest, SCA)的识别、紧急反应系统的启动、早期心肺复苏(CPR)、迅速使用自动体外除颤仪(automatic external defibrillator, AED)除颤。对于心脏病发作和中风的早期识别和反应也被列为 BLS 的其中部分。在 2010 年成人 BLS 指南对于非专业施救者和医务人员都提出了这一要求。BLS 步骤由一系列连续评估和动作组成。

1. 评估和现场安全:急救者在确认现场安全的情况下轻拍患者的肩膀,并大声呼喊,检查患者是否有呼吸。如果没有呼吸或者没有正常呼吸(即只有喘息),立刻启动应急反应系统。

2. 启动紧急医疗服务(emergency medical service, EMS)并获取 AED:

(1)如发现患者无反应无呼吸,急救者应启动 EMS 体系,取来 AED(如果有条件),对患者实施 CPR,如需要时立即进行除颤。

(2)如有多名急救者在现场,其中一名急救者按步骤进行 CPR,另一名启动 EMS 体系(拨打 120),取来 AED(如果有条件)。

(3)在救助淹溺或窒息性心脏骤停患者时,急救者应先进行 5 个周期的 CPR,然后拨打 120 启动 EMS 系统。

3. 脉搏检查：对于非专业急救人员，不再强调训练其检查脉搏，只要发现无反应的患者没有自主呼吸就应按心搏骤停处理。对于医务人员，一般以一手食指和中指触摸患者颈动脉以感觉有无搏动（搏动触点在甲状软骨旁胸锁乳突肌沟内）。检查脉搏的时间一般不能超过 10 s，如 10 s 内仍不能确定有无脉搏，应立即实施胸外按压。

4. 胸外按压（circulation，C）：确保患者仰卧于平地上或用胸外按压板垫于其肩背下，急救者可采用跪式或踏脚凳等不同体位，将一只手的掌根放在患者胸部中央的胸骨中下 1/3 上，将另一只手的掌根置于第一只手上。手指不接触胸壁。按压时双肘须伸直，垂直向下用力按压，成人按压频率为至少 100 次 /min，下压深度 5 cm，每次按压之后应让胸廓完全回复。按压时间与放松时间各占 50% 左右，放松时掌根部不能离开胸壁，以免按压点移位。对于儿童患者，用单手或双手于乳头连线水平按压胸骨，对于婴儿，用两手指于紧贴乳头连线下放水平按压胸骨。为了尽量减少因通气而中断胸外按压，对于未建立人工气道的成人，2010 年国际心肺复苏指南推荐的按压－通气比率为 30∶2。对于婴儿和儿童，双人 CPR 时可采用 15∶2 的比率。如双人或多人施救，应每 2 min 或 5 个周期 CPR（每个周期包括 30 次按压和 2 次人工呼吸）更换按压者，并在 5 s 内完成转换，因为研究表明，在按压开始 1～2min 后，操作者按压的质量就开始下降（表现为频率和幅度以及胸壁复位情况均不理想）。

5. 开放气道（airway，A）：在 2010 年美国心脏协会 CPR 及 ECC 指南中有一个重要改变是在通气前就要开始胸外按压。胸外按压能产生血流，在整个复苏过程中，都应该尽量减少延迟和中断胸外按压。而调整头部位置，实现密封以进行口对口呼吸，拿取球囊面罩进行人工呼吸等都要花费时间。采用 30∶2 的按压通气比开始 CPR 能使首次按压延迟的时间缩短。有两种方法可以开放气道提供人工呼吸：仰头抬颏法和推举下颌法。后者仅在怀疑头部或颈部损伤时使用，因为此法可以减少颈部和脊椎的移动。遵循以下步骤实施仰头抬颏：将一只手置于患儿的前额，然后用手掌推动，使其头部后仰；将另一只手的手指置于颏骨附近的下颌下方；提起下颌，使颏骨上抬。注意在开放气道同时应该用手指挖出患者口中异物或呕吐物，有假牙者应取出假牙。

6. 人工呼吸（breathing，B）：给予人工呼吸前，正常吸气即可，无需深吸气；所有人工呼吸（无论是口对口、口对面罩、球囊－面罩或球囊对高级气道）均应该持续吹气 1 s 以上，保证有足够量的气体进入并使胸廓起伏；如第一次人工呼吸未能使胸廓起伏，可再次用仰头抬颏法开放气道，给予第二次通气；过度通气（多次吹气或吹入气量过大）可能有害，应避免。实施口对口人工呼吸是借助急救者吹气的力量，使气体被动吹入肺泡，通过肺的间歇性膨胀，以达到维持肺泡通气和氧合作用，从而减轻组织缺氧和二氧化碳潴留。方法为：将受害者仰卧置于稳定的硬板上，托住颈部并使头后仰，用手指清洁其口腔，以解除气道异物，急救者以右手拇指和食指捏紧患者的鼻孔，用自己的双唇把患者的口完全包绕，然后吹气 1 s 以上，使胸廓扩张；吹气毕，施救者松开捏鼻孔的手，让患者的胸廓及肺依靠其弹性自主回缩呼气，同时均匀吸气，以上步骤再重复一次。对婴儿及年幼儿童复苏，可将婴儿的头部稍后仰，使救者将口唇封住患儿的嘴和鼻子，轻微吹气入患儿肺部。

如患者面部受伤则可妨碍进行口对口人工呼吸,可进行口对鼻通气。深呼吸一次并将嘴封住患者的鼻子,抬高患者的下巴并封住口唇,对患者的鼻子深吹一口气,移开救护者的嘴并用手将受伤者的嘴敞开,这样气体可以出来。在建立了高级气道后,每 6~8 s 进行一次通气,而不必在两次按压间才同步进行(即呼吸频率 8~10 次 / 分)。在通气时不需要停止胸外按压。

7. AED 除颤:室颤(VF)是成人心脏骤停的最初发生的较为常见而且是较容易治疗的心律。对于 VF 患者,如果能在意识丧失的 3~5 min 内立即实施 CPR 及除颤,存活率是最高的。对于院外心脏骤停患者或在监护心律的住院患者,迅速除颤是治疗短时间 VF 的好方法。

五、高级生命支持 ALS

(一)进一步生命支持(advanced life support, ALS)

又称二期复苏或高级生命维护,主要是在 BLS 基础上应用器械和药物,建立和维持有效的通气和循环,识别及控制心律失常,直流电非同步除颤,建立有效的静脉通道及治疗原发疾病。ALS 应尽可能早开始。

1. 气管内插管:如有条件,应尽早作气管内插管,因气管内插管是进行人工通气的最好办法,它能保持呼吸道通畅,减少气道阻力,便于清除呼吸道分泌物,减少解剖死腔,保证有效通气量,为输氧、加压人工通气、气管内给药等提供有利条件。当传统气管内插管因各种原因发生困难时,可使用食管气管联合插管实施盲插,以紧急给患者供氧。

2. 环甲膜穿刺:遇有紧急喉腔阻塞而严重窒息的患者,没有条件立即作气管切开时,可行紧急环甲膜穿刺,方法为用 16 号粗针头刺入环甲膜,接上"T"型管输氧,即可达到呼吸道通畅、缓解严重缺氧情况。

3. 气管切开:通过气管切开,可保持较长期的呼吸道通畅,防止或迅速解除气道梗阻,清除气道分泌物,减少气道阻力和解剖无效腔,增加有效通气量,也便于吸痰、加压给氧及气管内滴药等,气管切开常用于口面颈部创伤而不能行气管内插管者。

(二)呼吸支持

及时建立人工气道和呼吸支持至关重要,为了提高动脉血氧分压,开始一般主张吸入纯氧。吸氧可通过各种面罩及各种人工气道,以气管内插管及机械通气(呼吸机)最为有效。简易呼吸器是最简单的一种人工机械通气方式,它是由一个橡皮囊、三通阀门、连接管和面罩组成。在橡皮囊后面有一单向阀门,可保证橡皮囊舒张时空气能单向进入;其侧方有一氧气入口,可自此输氧 10~15 L/min,徒手挤压橡皮囊,保持适当的频率、深度和时间,可使吸入气的氧浓度增至 60%~80%。

(三)复苏用药

复苏用药的目的在于增加脑、心等重要器官的血液灌注,纠正酸中毒和提高室颤阈值或心肌张力,以有利于除颤。复苏用药途经以静脉给药为首选,其次是气管滴入法。气管滴入的常用药物有肾上腺素、利多卡因、阿托品、纳洛酮及安定等。一般以常规剂量溶于 5～10 mL 注射用水滴入，但药物可被气管内分泌物稀释或因吸收不良而需加大剂量，通常为静脉给药量的 2～4 倍。心内注射给药目前不主张应用，因操作不当可造成心肌或冠状动脉撕裂、心包积血、血胸或气胸等，如将肾上腺素等药物注入心肌内，可导致顽固性室颤，且用药时要中断心脏按压和人工呼吸，故不宜作为常规途经。复苏常用药物如下：

（1）肾上腺素：肾上腺素通过 α 受体兴奋作用使外周血管收缩（冠状动脉和脑血管除外），有利于提高主动脉舒张压，增加冠脉灌注和心、脑血流量；其 β- 肾上腺素能效应尚存争议，因为它可能增加心肌做功和减少心内膜下心肌的灌注。对心搏骤停无论何种类型，肾上腺素常用剂量为每次 1 mg 静脉注射，必要时每隔 3～5 min 重复 1 次。近年来有人主张应用大剂量，认为大剂量对自主循环恢复有利，但新近研究表明大剂量肾上腺素对心搏骤停出院存活率并无改善，且可出现如心肌抑制损害等复苏后并发症。故复苏时肾上腺素理想用药量尚需进一步研究证实。如果静脉／骨内注射（IV/IO）通道延误或无法建立，肾上腺素可气管内给药，每次 2～2.5 mg。2010 年国际心肺复苏指南推荐也可以用一个剂量的血管加压素 40 U IV/IO 替代第一或第二次剂量的肾上腺素。

（2）抗心律失常药物：严重心律失常是导致心脏骤停甚至猝死的主要原因之一，药物治疗是控制心律失常的重要手段。2010 年国际心肺复苏指南建议：对高度阻滞应迅速准备经皮起搏。在等待起搏时给予阿托品 0.5 mg，静脉注射。阿托品的剂量可重复直至总量达 3 mg。如阿托品无效，就开始起搏。在等待起搏器或起搏无效时，可以考虑输注肾上腺素（2～10μg/min）或多巴胺（2～10μg/（kg•min））。胺碘酮可在室颤和无脉性室速对 CPR、除颤、血管升压药无反应时应用。首次剂量 300mg 静脉／骨内注射，可追加一剂 150 mg。利多卡因可考虑作为胺碘酮的替代药物（未定级），首次剂量为 1～1.5 mg/kg，如果室颤和无脉性室速持续存在，间隔 5～10 min 重复给予 0.5～0.75 mg/kg 静推，总剂量 3 mg/kg。镁剂静推可有效终止尖端扭转型室速，1～2 g 硫酸镁，用 5% GS 10 mL 稀释 5～20 min 内静脉推入。

（四）心脏电击除颤

电击除颤是终止心室颤动的最有效方法，应早期除颤。有研究表明，绝大部分心搏骤停是由心室颤动所致，75% 发生在院外，20% 的人没有任何先兆，而除颤每延迟 1 min，抢救成功的可能性就下降 7%～10%。除颤波形包括单相波和双相波两类，不同的波形对能量的需求有所不同。成人发生室颤和无脉性室速，应给予单向波除颤器能量 360 J 一次除颤，双向波除颤器能量 120～200 J。如对除颤器不熟悉，推荐用 200 J 作为除颤能量。双相波形电除颤：早期临床试验表明，使用 150～200 J 即可有效终止院前发生的室颤。低能量的双相波有效，而且终止室颤的效果与高能量单相波除颤相似或更有效。儿童第 1 次 2 J/kg，以后按 4 J/kg 计算。电除颤后，一般需要 20～30 s 才能恢复正常窦性节律，因此电击后仍应立刻继续进行 CPR，直至能触及颈动脉搏动为止。持续 CPR、纠正缺氧和酸中毒、静脉注射肾上腺素（可连续使用）可提高除颤成功率。

第二节　气管插管术

气管内插管术是指将特制的气管导管,通过口腔或鼻腔插入患者气管内,是一种气管内麻醉和抢救患者的技术,也是保持上呼吸道通畅的最可靠手段。气管或支气管内插管是实施麻醉的一项安全措施。

一、适应症

1. 在全身麻醉时:呼吸道难以保证通畅者如颅内手术、开胸手术、需俯卧位或坐位等特殊体位的全麻手术;如颈部肿瘤压迫气管、颌、面、颈、五官等全麻大手术,极度肥胖患者;全麻药对呼吸有明显抑制或应用肌松药者;都应行气管内插管。

2. 气管内插管在危重患者的抢救中发挥了重要作用。呼吸衰竭需要进行机械通气者,心肺复苏,药物中毒以及新生儿严重窒息时,都必须行气管内插管。

3. 某些特殊麻醉,如并用降温术、降压术及静脉普鲁卡因复合麻醉等。

二、禁忌症

1. 绝对禁忌:喉头水肿,急性喉炎,喉头黏膜下血肿,插管损伤可引起严重出血;除非急救,禁忌气管内插管。

2. 相对禁忌:呼吸道不全梗阻者有插管适应症,但禁忌快速诱导插管。并存出血性血液病(如血友病、血小板减少性紫癜等)者。插管损伤易诱发喉头声门或气管黏膜下出血或血肿,继发呼吸道急性梗阻,因此宜列为相对禁忌症。主动脉瘤压迫气管者,插管可能导致主动脉瘤破裂,宜列为相对禁忌症。麻醉者对插管基本知识未掌握,插管技术不熟练或插管设备不完善者,均宜列为相对禁忌症。

第三节　心脏除颤及电复律

电除颤是以一定量的电流冲击心脏从而使室颤终止的方法,是治疗心室纤颤的有效方法,现今以直流电除颤法使用最为广泛。原始的除颤器是利用工业交流电直接进行除颤的,这种除颤器常会因触电而伤亡,因此,目前除心脏手术过程中还有用交流电进行体内除颤(室颤)外,一般都用直流电除颤。心脏电复律是用电能来治疗异位性快速心律失常,使之转为窦性心律的方法,最早用于消除心室颤动,故亦称心脏电除颤。心脏电复律器是用于心脏电复律的装置,目前常用的为直流电心脏电复律器,由电极、除颤、同步触发、心电示波、电源等几部分组成,电功率可达 200～360 J。电除颤是心脏骤停抢救中必要的、有效的重要抢救措施

一、适应症

适于转复各类异位快速心律失常,尤其是药物治疗无效者。转复心室颤动、心房颤

动和扑动,可首选电除颤;转复室性和室上性心动过速,则多先用药物或其他治疗,无效或伴有显著血流动力障碍时应用本法;性质未明或并发于预激综合征的异位快速心律失常,选用药物常有困难,宜用同步电复律治疗。电复律治疗异位性快速心律失常即时转复成功率在室性心动过速和心房扑动几乎达 100%,室上性心动过速和心房颤动则分别为80%和 90%左右。

二、禁忌症

病史已多年、心脏(尤其是左心房)明显增大、伴高度或完全性房室传导阻滞的心房颤动,伴完全性房室传导阻滞的心房扑动,反复发作而药物不能维持疗效或伴病态窦房结综合征的异位性快速心律失常,均不宜用本法复律;有洋地黄类药物或低血钾时,暂不宜用电复律。

三、方法

早期进行电除颤的理由:① 室颤是引起心跳骤停最常见致死性心律失常,在发生心跳骤停的患者中,约 80%为室颤引起;② 室颤最有效的治疗是电除颤;③ 除颤成功的可能性随着时间的流逝而降低,或除颤每延迟 1 min,成功率将下降 7%～10%;④ 室颤可能在数分钟内转为心脏停跳。因此,尽早快速除颤是生存链中最关键的一环。

1. 波形和能量选择。除颤器释放的能量应是能够终止室颤的最低能量,能量和电流过低则无法终止心律失常,能量和电流过高则会导致心肌损害。目前自动体外除颤仪(AEDs)包括单相波和双相波两类除颤波形。不同的波形对能量的需求有所不同,单相波电除颤:首次电击能量 200 J,第二次 200～300 J,第三次 360 J。双相波电除颤:早期临床试验表明,使用 150 J 即可有效终止院前发生的室颤。低能量的双相波电除颤有效,而且终止室颤的效果与高能量单相波除颤相似或更有效。

2. 效果评价。电击后 5 s 钟心电图显示心搏停止或非室颤无电活动均可视为电除颤成功。这一时间的规定是根据电生理研究结果而定的,成功除颤后心脏停止跳动的时间一般为 5 s 钟,临床比较易于监测。第 1 次电除颤后,在给予药物和其他高级生命支持措施前,监测心律 5 s 钟,可对除颤效果提供最有价值的依据;监测电击后第 1 min 内的心律还可提供其他信息,如是否恢复规则的心律,包括室上性节律和室性自主节律,以及是否为再灌注心律等

3. 心血管急救系统与 AED。心血管急救(ECC)系统可用"生存链"概括,包括 4 个环节:① 早期启动 EMS;② 早期 CPR;③ 早期电除颤;④ 早期高级生命支持。临床和流行病学研究证实,在这 4 个环节中,早期电除颤是抢救患者生命最关键的一环。早期电除颤的原则是要求第一个到达现场的急救人员应携带除颤器,并有义务实施 CPR。急救人员都应接受正规培训,在行基础生命支持的同时应实施 AED。在有除颤器时,首先实施电除颤,这样心脏骤停患者复苏的成功率会显著提高。使用 AED 的优点包括人员培训简单,培训费用较低,而且使用时比传统除颤器快。早期电除颤应作为标准 EMS 的急救内容,争取在心脏停搏发生后院前 5 min 内完成电除颤。

4. 心律转复。心房颤动转复的推荐能量为 $100\sim200$ J 单相波除颤,房扑和阵发性室上速转复所需能量一般较低,首次电转复能量通常为 $50\sim100$ J 单相波已足够,如除颤不成功,再逐渐增加能量。室性心动过速转复能量的大小依赖于室速波形特征和心率快慢。单形性室性心动过速(其形态及节律规则)对首次 100 J 单相波转复治疗反应良好。多形性室速(形态及节律均不规则)类似于室颤,首次应选择 200 J 单相波行转复,如果首次未成功,再逐渐增加能量。对安置有永久性起搏器或置入式心脏复律除颤器的患者行电转复或除颤时,电极勿靠近起搏器,因为除颤会造成其功能障碍。

5. 除颤仪的工作原理。用较强的脉冲电流通过心脏来消除心律失常、使之恢复窦性心律的方法,称为电击除颤或电复律术。起搏和除颤都是利用外源性的电流来治疗心律失常的,两者均为近代治疗心律失常的方法。心脏起搏与心脏除颤复律的区别是:后者电击复律时作用于心脏的是一次瞬时高能脉冲,一般持续时间是 $4\sim10$ ms,电能在 $40\sim400$ J 内。用于心脏电击除颤的设备称为除颤器,它能完成电击复律,即除颤。当患者发生严重快速心律失常时,如心房扑动、心房纤颤、室上性或室性心动过速等,往往造成不同程度的血液动力障碍。尤其当患者出现心室颤动时,由于心室无整体收缩能力,心脏射血和血液循环终止,如不及时抢救,常造成患者因脑部缺氧时间过长而死亡。如采用除颤器,控制一定能量的电流通过心脏,能消除某些心律紊乱,可使心律恢复正常,从而使上述心脏疾病患者得到抢救和治疗。

第四节　呼吸机使用技术

一、用物准备

1. 呼吸机主机。

临床上常用的呼吸机有两大类,即常频呼吸机和高频呼吸机。前者又分三大型,即定压型、定容型、多功能型。各型呼吸机均有各自的特点。

(1)定压型呼吸机。以压缩氧为动力,产生一定压力的气流。工作时,它能按预定压力和呼吸频率将气体送入肺内,当肺内压力上升到预定值时,送气停止,转为呼气,肺内气体借胸廓和肺的弹性回缩而排出体外。当压力下降到某预定值时,可产生正压重新送气。其工作时的潮气量受气流速度、气道阻力及肺、胸廓顺应性的影响。

(2)定容型呼吸机。依靠电力带动工作,提供一定的潮气量。工作时,将预定容积的气体在吸气期输给患者,然后转为呼气相。经过一定间歇,再转为吸气相。该型呼吸机上装有安全阀,当送气压力超过某一限度时,剩余潮气量即从安全阀自动逸出。在安全阀限度内,潮气量不受肺、胸廓顺应性和气道压力的影响。其呼吸频率、呼气时间、呼吸时间比、氧浓度等可分别调节。

(3)多功能型呼吸机。这种类型的呼吸机结构复杂,一般兼容上述两种呼吸机的功能。

(4)高频呼吸机。其呼吸频率超过正常呼吸频率的 4 倍以上。其主要工作原理是通过送出脉冲式喷射气流以增强肺内气体弥散,且不受局部肺组织顺应性及其阻力的影响,在改善通气/血流比例方面优于常频呼吸机。

2. 其他用物:高压氧气管、空气管各 1 根,电源线 1~3 根;包括氧气和空气,减压表和扳手;管道系统及附件,包括主管道(5~6 根)、信号管道(压力检测管及雾化管道)、加温器、湿化器、雾化器、滤水杯、支撑架、管道固定夹、温度计;过滤纸、无菌蒸馏水 1 000 mL、模拟肺、多功能电插板、可伸屈接头及无菌纱布、仪器使用登记本及笔。

二、操作步骤(主要介绍常频呼吸机)

1. 根据需要选用性能良好、功能较全的机型。

2. 湿化器的水罐中放入滤纸及适量无菌蒸馏水。

3. 连接呼吸回路、测压管、雾化器及模拟肺,检查是否漏气。

4. 带呼吸机及用物至床旁,核对患者床号、姓名,对清醒患者进行解释。

5. 将高压氧气表与减压表进气口连接,连接好空气管道。

6. 接通电源,依次打开空气压缩机、呼吸机及湿化器、加温器的开关,加温器需通电加温 5 min 后方可给患者使用,湿化水稳定以 32 ℃~35 ℃为宜,24 h 湿化耗水量要在 250 mL 以上。

7. 呼吸模式选择键(MODE),根据需要设定通气方式。

(1)自主呼吸(SPONT):患者自主呼吸好,可辅助患者呼吸,增加患者吸入,降低呼吸肌作功。

(2)同步间歇指令通气(SIMV):是一种容量控制通气与自主呼吸相结合的特殊通气模式,两种通气共同构成每分通气量。这种通气方式一般用于撤机前的过渡准备。

(3)机械辅助呼吸(AMV):指在自主呼吸的基础上,呼吸机补充自主呼吸不足的通气量部分。

(4)机械控制呼吸(CMV):指呼吸机完全取代自主呼吸,提供全部通气量,是患者无自主呼吸时最基本、最常用的支持通气方式。

(5)持续气道正压(CPAP):在自主呼吸的基础上,无论吸气还是呼气均使气道内保持正压水平的一种特殊通气模式,有助于防止肺萎缩,改善肺顺应性,增加功能残气量。可用于患者撤机前。

(6)PEEP:在呼气末维持呼吸道一定正压的呼吸方式,目的是在呼气终末时保持一定的肺内压,防止肺泡塌陷。通常所加 PEEP 值为 5~15 cmH_2O,使用时从低 PEP 值开始,逐渐增至最佳 PEEP 值。"最佳 PEEP 值"是指既改善通气、提高 PaO_2,又对循环无影响的 PEEP 值。

8. 设定潮气量:一般按 5~15 mL/kg 计算,可直接设置或通过流速(flow)X 吸气时间(time)设置。

9. 设定吸入氧浓度(FiO_2):现代呼吸机配有空-氧混合器,它是一种可以使氧浓度在 21%~100%之间进行选择的装置。通常设置在 30%~50%,脱机前为 35%~40%,平时可根据血气分析和缺氧情况调节,在麻醉复苏过程或吸痰前后可加大氧浓度。但氧浓度大于 70%，使用一般不超过 24 h。如长时间高浓度给氧，可引起氧中毒、肺损伤及婴幼儿晶状体纤维形成。

10. 设定呼吸频率（RESP RATE）：一般为 10～25 次 / 分钟。呼吸时间比通常为 1:（1～3）之间。

11. 根据需要设定其他参数：旁路气流（BIAS FLOW）：呼气期仍流入新鲜气流，以减少患者呼吸作功。触发灵敏度（SENSITIVITY）：是指在呼吸机辅助通气模式时，靠患者自主吸气的初始动作，使吸气管中产生负压，被呼吸机中特定的传感器感知，而同步协调起动呼吸机性机械通气，这种感知阈即称为触发灵敏度。

12. 设置报警上下限范围：包括工作压力、每分通气量、气道阻力等。

13. 再次检查管道是否连接正确、有无漏气，测试各旋转钮功能，试机后与患者连接。

14. 上呼吸机后严密监测生命体征、皮肤颜色及血气分析结果并做好记录。

15. 自主呼吸恢复、缺氧情况改善后试停机。

脱机步骤：

（1）向患者解释，消除患者紧张、恐惧心理。

（2）使用 SIMV、CPAP。

（3）面罩或鼻导管给氧，间断停机。

（4）逐渐停机，如停机失败可再开机，待患者病情缓解后应积极停机。

16. 关机顺序为：关呼吸机→关压缩机→关氧气→切断电源。

17. 用后注意呼吸机的清洁卫生：呼吸管道先用清水冲洗，再用 500 PPM 含氯消毒液浸泡消毒 30 min，最后用蒸馏水冲洗晾干备用。管道应定期采样做细菌培养。

18. 登记呼吸机使用时间与性能，清理用物归回原处。

三、注意事项

1. 根据病情需要选择合适的呼吸机，要求操作人员熟悉呼吸机的性能及操作方法。

2. 严密监测呼吸、循环指标，注意呼吸改善的指征。

3. 加强呼吸管理

（1）重视报警信号，及时检查处理。

（2）保持气道通畅，及时清理分泌物，定期湿化、雾化。

（3）严格无菌操作，预防感染。

4. 加强呼吸机的管理

（1）机器电源插座牢靠、不松动，保持电压在 220 V（±10%）。

（2）机器与患者保持一定的距离，以免患者触摸或调节旋钮。

（3）及时倾倒滤水杯内的水。

（4）空气过滤网定期清洗。

（5）呼吸管道妥善消毒，注意防止管道老化、折断、破裂。注意固定，避免过分牵拉。

（6）机壳表面用软布隔天擦拭一次，保持清洁。

（7）机器定期通电、检修，整机功能每年测试一次。

第五节　气管切开术

气管造口术是抢救危重患者的急救手术,也是胸外科医生必须掌握的一项技术。方法是在颈部切开皮肤及气管,将套管插入气管,患者可以直接经套管呼吸,并可经套管吸除痰液,气管造口术分为常规气管切开和紧急气管切开两种。正常人呼吸道阻力 $1/3 \sim 1/2$ 来自上呼吸道,呼吸道死腔(解剖死腔)的气量约有 150 mL,其中约 100 mL 在上呼吸道,因此气管切开后,气管内阻力大减,而有效通气量大增,从而改善患者的呼跋状况。另外,气管切开后可及时吸痰及气管内给药,防止昏迷患者的窒息发生,又可及时加压吸氧纠正呼吸衰竭。因此气管造口术对于中毒、昏迷、呼吸衰竭、喉及上呼吸道梗塞患者的抢救具有极其重要的临床意义。

一、解剖

气管位于颈部正中,其上段较浅,距皮肤 $1.5 \sim 2$ cm;下段逐渐变深,在胸骨上缘处距离皮肤 $4 \sim 4.5$ cm。气管前面由皮肤、皮下组织、浅筋膜和颈阔肌覆盖。在浅筋膜和颈阔肌之间,有许多小静脉(颈前静脉丛)汇流入颈前静脉。颈阔肌深层是深筋膜浅层,包绕两侧的颈前肌并在中线连成白色的筋膜线。深筋膜浅层后面即为深筋膜中层气管前筋膜和气管。气管前筋膜附着在气管的前壁。甲状腺位于气管的两侧,甲状腺峡部位于第3、第4气管环的前面,被气管前筋膜包绕,手术时应将甲状腺峡部向上推开或切断后再切开气管。气管两侧偏内有甲状腺最下动、静脉和甲状腺奇静脉丛,偏外有颈部主要血管,因此在行气管切开时,切口必须在颈部安全三角区内(三角的两上角各位于环状软骨与胸锁乳突肌交界点,下角位于胸骨切迹中点)。

二、适应症

1. 急、慢性喉阻塞如急性喉炎、白喉、喉水肿、咽喉部肿瘤、瘢痕狭窄等。

(1)中枢性呼吸抑制:包括各种感染、脑炎、中毒、高热等致中枢性呼吸衰竭,颅内压过高,脑疝,颅脑及脊髓创伤,药物抑制等。

(2)外周性呼吸麻痹:包括脊髓、外周神经及肌肉疾病所致呼吸肌麻痹。如上升性脊髓炎、高位截瘫、肌萎缩侧索硬化、格林-巴利综合征(GBS)、重症肌无力危象、胸外伤等。

2. 意识障碍合并下呼吸道分泌物潴留造成的呼吸困难。颅脑外伤,颅内或周围神经疾患,破伤风,呼吸道烧伤,胸、腹部重大手术后所致的咳嗽,排痰功能减退或喉麻痹时。

3. 肺功能不全、重度肺心病、脊髓灰白质炎等致呼吸肌麻痹。

4. 喉外伤、颌面咽喉部大手术后上呼吸道阻塞。

5. 呼吸道异物,无法经口取出者。

6. 肌肉痉挛性疾患的肌麻痹疗法。当不同原因导致频繁抽搐、肌痉挛以致通气受限时,可用肌松药加通气机治疗。开胸手术患者术前肺功能测定值极差,但手术又必须进行,在开胸手术结束后,立即行气管切开,回病房后即可开始应用呼吸机辅助呼吸,往往经过 3～5 d 后,可以安全渡过术后可能发生之呼吸功能衰竭。此方法可以称为"预防性气管切开",也起到扩大手术适应证的作用。

三、禁忌证

1. 张力性气胸(插管闭式引流后可以上机)。
2. 低血容量休克,心力衰竭,尤其是右心衰竭。
3. 肺大疱、气胸及纵隔气肿未引流前。
4. 大咯血患者。
5. 心肌梗塞(心源性肺水肿)。

四、术前准备

1. 征得家属同意,说明手术必要性及可能发生的意外。
2. 准备好手术照明灯,吸引器,直接喉镜和气管插管。
3. 选择适合患者气管粗细的气管套管,包括外套管、内套管和套管芯。

五、麻醉

一般应用 1% 普鲁卡因局麻。显露气管后作气管穿刺时,可向内滴入 1%～2% 地卡因 0.2～0.3 mL,进行气管黏膜的麻醉。情况紧急,或患者已处于昏迷状态时,可不用麻醉。

1. 切口:有横、纵两种切口,纵切口操作方便,横切口优点是术后瘢痕轻。横切口:以中线为中心,胸骨切迹上 3 cm,沿颈前皮肤横纹作对称之横切口,长 4～5 cm;纵切口:在颈前正中,环状软骨至胸骨切迹上方,长 4～5 cm。切开皮肤、皮下组织,颈阔肌浅筋膜后,用拉钩拉向两侧即可见两侧颈前肌接合于颈前正中的白线,此处稍向下凹,见紧急气管造口术。

2. 用直血管钳或直剪刀沿白线垂直上下分离,并用拉钩将分离的肌肉牵向两侧,两侧拉钩用力要均匀,不要偏向一侧。分离时术者应随时用左手食指摸清气管的位置,避免方向偏差。肌肉分开后即达气管前筋膜,颈前静脉血管可予以结扎、切断。气管前壁显露后,气管前筋膜不需分离,可避免发生纵隔气肿,亦可减少将气管套管误插入气管前间隙的机会。

3. 前壁充分显露后,将经口或鼻插入的气管插管向外拉至即将切开气管切口平面的稍上方,仍保留在气管内,用尖刀在第 2～4 气管环之间刺入,气管切开约 1 cm,然后用组织钳夹起气管壁,用尖刀或剪刀在气管前壁开成一个 0.8～1 cm 直径的圆形或椭圆形孔,吸除分泌物,用气管撑开器或弯止血钳伸入气管并撑开,将口径合适的气管套管经开孔送入气管内。注意有时因开孔太小或患者用力咳嗽,会使气管套管插入困难,致使套管从开口处滑出误入气管前间隙内。

4. 气管套管放好后,打起气囊,插入吸痰管吸除呼吸道内积存的分泌物和血液,检查通气是否良好。若有经口或鼻插管者,可拔去插管。气管套管两侧皮肤各缝合一针。用布带绕颈部,将气管套管固定,用一剪口无菌纱布垫于气管套管与切口之间。

六、并发症

1. 气管切口处出血。少量出血可局部压迫止血,出血量大者应用止血药物,严重者需去手术室处理。

2. 皮下气肿。由于过多分离气管旁组织或导管不通畅造成。无需处理,一般可自行吸收。

3. 纵隔气肿及气胸。由于气管前筋膜分离过多所致。严重者可引起呼吸困难,应行闭式引流。

4. 肺部感染。

5. 气管食管瘘极少见,多由于患者不配合,使手术者操作时失去准确性或气管套管长期压迫。处理可予鼻饲。

6. 气道狭窄。气管切口内肉芽组织增生,损伤了甲状软骨使气管切口处内翻致气道狭窄。表现为拔管后出现呼吸困难、喘鸣等,可结合气管镜及 X 线断层检查确诊。轻者不需处理,重者可行手术。

第六节　胸腔穿刺及闭式引流

胸腔闭式引流是胸外科应用较广的技术,是治疗脓胸、外伤性血胸、气胸、自发性气胸的有效方法。以重力引流为原理,是开胸术后重建、维持胸腔负压、引流胸腔内积气、积液,促进肺扩张的重要措施。其目的是为更好地改善胸腔负压,使气、血、液从胸膜腔内排出,并预防其反流,促进肺复张,胸膜腔闭合;平衡压力,预防纵隔移位及肺受压。对脓胸患者,应尽快引流,排除脓液,消灭脓腔,使肺及早复张,恢复肺功能。适应证:急性脓胸、胸外伤、肺及其他胸腔大手术后、张力性气胸。

一、方法

1. 患者取斜坡卧位。手术部位应依体征、X 线胸片或超声检查确定,并在胸壁作标记。常规皮肤消毒,术者戴无菌手套,铺无菌巾,局麻。

2. 首先用注射器作胸膜腔穿刺,以确定最低引流位置。作皮肤切口,用直钳分开各肌层(必要时切开),最后分开肋间肌进入胸膜腔(壁层胸膜应注入足量局部麻醉剂),置入较大橡胶管。引流管伸入胸腔之长度一般不超过 4～5 cm,以缝线固定引流管于胸壁皮肤上,末端连接无菌水封瓶。

3. 肋间插管法。

(1)患者取半坐位或平卧位,如以引流液体为主,则患侧可抬高 30°～45° 角。以 1% 普鲁卡因 20 mL,先作插管处皮肤、皮下及肌层浸润;至少有一半麻醉药注射在胸膜外(注射针在抽得气体或液体时,为胸膜腔内,针头稍退出在不能抽得气体或液体处,即为胸膜外)。

（2）选择一根适当的引流管（引流气体则口径可稍小，引流浓液的口径宜大些），引流管一端剪成弧形，距顶端 1 cm，再开一侧孔。根据注射麻醉剂针头进入胸膜腔的距离，可了解患者胸壁的厚度。在引流管侧孔远端，在以胸壁厚度加 1 cm 处，以丝线作标记，即引流管应插入胸膜腔之深度（丝线平皮肤处）。

（3）一切准备好之后，于皮肤浸润麻醉处切开 1.5～2.0 cm，以血管钳分离皮下组织、肌层，直至胸膜腔，并扩大胸膜上的裂口。以血管钳夹住引流管弧形端，经切口插入胸膜腔。将引流管与水封瓶连接。观察有无气体或液体溢出。如果引流通畅，将引流管调整至适当深度（即丝线标记处），即可缝合皮肤切口，并固定引流管，以免滑脱。切口以消毒纱布覆盖，并以胶布固定，引流管必须垂直于皮肤，以免造成皮肤压迫性坏死。

（4）水封瓶为一广口玻璃瓶，以橡胶瓶塞密封瓶口，瓶塞上穿过长、短各一根玻璃管。长玻璃管一端，应与胸腔引流管连接，另一端应在瓶内水面下 2 cm。引流瓶应较胸膜腔低 50～60 cm。瓶内应放置消毒盐水或冷开水，放入水后应作标记。根据引流瓶外的刻度（标记），可以随时观察及记录引流量。每日应更换引流瓶内消毒水一次。引流管必须保持通畅。若引流管通畅，则长玻璃管内液面，随患者呼吸而上下波动。液面波动停止，则表示引流管已被堵塞，或肺已完全膨胀。经常挤压胸腔引流管，是保证引流通畅的一种有效方法。引流过程中，应严观察患侧呼吸音，和必要时作胸部 X 线检查，了解引流后肺膨胀情况。若引流后未达到肺完全膨胀，应即时更换引流部位。引流液体的性质和量，应详细记录，随时根据情况，作相应检查，如细菌培养及药敏、乳糜定性等，然后作进一步处理。引流气体者，停止排气 24 h 后；胸腔引流液 24 h 内少于 100 mL，则可拔除胸腔引流管。拔管时，应先清洁皮肤及引流管近皮肤段，剪断固定丝线后，嘱患者深吸气后摒住，以 8 层凡士林油纱布堵塞伤口，迅速拔出引流管，并以宽胶布封贴敷料，以免拔管后，外界空气漏入，再造成气胸。

（5）也可采用有侧臂的套管针，引流管的粗细，必须能通过侧臂进入。切开皮肤后，将套管针插入（应沿该肋间下一肋骨上缘进入）胸膜腔，引流管末端应以血管钳夹住，当套管针退出时，顶端经侧臂插入，在引流管进入胸膜腔后，将套管针全退出，同样将引流管与水封瓶连接，并缝合皮肤切口，固定引流管。

（6）若气胸经水封瓶引流后，仍有持续漏气可改用负压吸引装置。即在水封瓶引流的基础上，另加一个有一长二短共三根玻璃管的广口密封瓶，两瓶的连接，长玻璃管在瓶内水面以下，其深度即为负压数，如浸于水下 8 cm，则产生负 8 cm 水柱压力。根据临床需要，瓶内液体高度，可随意调节。故长玻璃管为调节管。以负 8 cm 水柱压力为例，则对患者胸膜腔产生负 8 cm 水柱压力的吸引作用。随着胸腔引流瓶内液体的不断增多，若负压瓶所产生的负压不变，作用于胸膜腔内的负压则不断降低，为了维持作用于胸膜腔的负压不变，则需随时倒去胸腔引流瓶内过多的液体，或增加调节瓶内水面的高度。在使用此装置时，仍需注意保持胸腔引流管通畅，方法与水封瓶时相同。

4. 切除部分肋骨插管法

（1）此法适用于脓液较黏稠，或脓腔内有分隔包裹者。在切除一段肋骨后进入脓腔，将分隔完全分离后，放入管径较大的引流管，以利引流。

（2）依据脓腔定位后，在腋前线至腋后线之间，沿选定的肋骨，做一6～8 cm的切口，顺肋骨方向，切开胸壁各层肌肉，显露肋骨，切开骨膜，切除肋骨一段4～5 cm，经肋骨床以注射针穿刺，确认脓腔。沿穿刺点，切开增厚胸膜，吸尽脓液，或脓腔有分隔包裹者，则以海绵钳夹住纱布块，进入脓腔，轻拭脓腔四周，清除脓苔，然后置入引流管，缝合切口，固定引流管。引流管接水封瓶引流。

二、注意事项

1. 插管部位，或切开部位，一定要准确无误。

2. 局麻时必须使胸膜得到充分浸润，不但可减轻疼痛，而且可避免胸膜休克。

3. 插管前，必须以注射针穿刺抽吸，证明气腔或液腔的存在。

4. 插管深度要事先标记好。

5. 插管后，引流管立即与水封瓶连接，并证实引流管通畅无阻。否则应调整引流管位置或深度。

6. 引流液体时，一次不应超过1 000 mL，以免肺复张后肺水肿。

7. 引流管必须与皮肤垂直固定，以免皮肤压迫坏死。

8. 引流瓶内消毒水，每天更换一次。更换引流瓶时，必须用两把血管钳夹住胸腔引流管，方可开启引流瓶盖。

9. 每天记录引流液量及性质。

10. 使用负压吸引装置时，吸引器不可开得过大，只要调节管有气泡溢出即可。

三、护理

1. 每日更换引流瓶1～2次（根据引流液情况而定），并观察负压的大小和波动，了解肺膨胀的情况。如引流瓶内有大量泡沫存在影响气体的引流时，可在引流瓶内加入数滴95%的酒精，以降低泡沫的表面张力，消除泡沫，保证引流通畅。为保持引流管通畅，手术后要经常挤压排液管，一般情况下，每30 min挤压1次，以免管口被血凝块堵塞。挤压方法如下：

（1）护士站在患者术侧，双手握住排液管距插管处10～15 cm，太近易使引流管牵拉引起疼痛，太长则影响挤压效果。挤压时两手前后相接，后面的手用力捏住引流管，使引流管闭塞，用前面手的食指、中指、无名指、小指指腹用力、快速挤压引流管，使挤压力与手掌的反作用力恰好与引流管的直径重叠，频率要快，这样可使气流反复冲击引流管口，防止血凝块形成而堵塞管口，然后两只手松开，由于重力作用胸腔内积液可自引流管中排出，反复操作。

（2）用止血钳夹住排液管下端，两手同时挤压引流管然后打开止血钳，使引流液流出。遇到特殊情况时，如患者发生活动性内出血，应不停地挤压引流管。

2. 每次换引流瓶时，要盖紧瓶盖，各部衔接要紧密，切勿漏气，连接引流管的管头要在液面下2～4 cm，以免空气进入胸膜腔。引流管长短要适度，一般为60～70 cm，过长不易引流,过短易滑脱,质地柔韧。水封瓶内装无菌盐水 500 mL,液面低于引流管胸腔出口处 60～70 cm,以防液体倒流进入胸膜腔。水封瓶及外接管应无菌消毒,有刻度。

3. 经常巡视病房,观察引流情况,如瓶内液面是否有气体逸出或玻璃管内液面是否上下波动,引流管是否扭转、被压等,注意保持引流管通畅。引流出液体时,注意观察液体的性质、量、颜色,并作记录。由于开胸手术会有气体在胸腔残留,加上肺段切除或肺裂不全行肺叶切除后造成肺段面漏气,术后患者在咳嗽、深呼吸后会有气体自引流管逸出,这种现象是正常的,均可自行愈合。对于有严重漏气现象的患者不要鼓励患者咳嗽,以免使肺段面愈合时间延长,不利术后早期拔管。密切观察引流液的量、颜色、性质,正常情况下引流量应少于 100 mL/h,开始为血性,以后颜色为浅红色,不易凝血。若引流量多、颜色为鲜红色或暗红色,性质较黏稠、易凝血则疑为胸腔内活动性出血。其主要原因为术中局部止血不良,在患者拔除气管插管前因吸痰受刺激剧烈呛咳、麻醉清醒前患者强力挣扎等因素也可以引起术后急性大出血。若引流量超过 100 mL/h,持续观察 4～6 h 未见减少,床边胸部 X 线显示凝固性血胸阴影,有呼吸循环障碍,脉搏 120 次/分以上,呼吸 30 次/分以上,则诊断胸腔内活动性出血需再次开胸止血。所以如果胸腔引流量每小时超过 100 mL,要及时报告医师。术后并发症除胸腔内出血外,还可能出现乳糜胸,原因是胸导管或其某一主要分支的破裂所致,胸导管的损伤几乎发生于所有胸部外科手术之后,从损伤到临床上出现明显的乳糜胸有 2～10 天的潜伏期。观察胸内负压,随时观察水封管中液面的波动情况是引流管护理不可忽视的内容之一。随着胸膜腔内气体和液体的排出,残腔缩小,手术后 48 h、72 h 负压波动范围多为 1～3 cm 水柱,结合胸部 X 线片,根据患者具体情况考虑拔管。

4. 当发现引流管不通畅时,应积极采取措施,用手挤压引流管或空针抽气或轻轻左右旋动引流管,使之通畅,如仍不通畅,则报告医生并协助再行处理。

5. 搬动患者时,应注意保持引流瓶低于胸膜腔,以免瓶内液体倒流,导致感染;对有气体逸出的患者,需始终保持引流管通畅,绝不可随意夹管。

6. 操作过程中,严格无菌操作和消毒隔离,常规应用抗生素,以防继发感染。

7. 加强基础护理,如口腔护理、皮肤护理、褥疮护理,防止护理并发症。

8. 如患者病情好转,呼吸改善,引流管无气体逸出,报告医生,夹管 24 h 照片复查,考虑拔管。

四、拔管指证

1. 生命体征稳定。

2. 引流瓶内无气体溢出。

3. 引流液体量很少,24 h 内引流量 <100 mL。

4. 听诊余肺呼吸音清晰,胸片示伤侧肺复张良好即可拔管。拔管后 24 h 内要密切观察患者有无胸闷、憋气、呼吸困难、气胸、皮下气肿等;观察局部有无渗血渗液,如有变化,要及时报告医生及时处理。

第七节　深静脉置管上机操作术

一、操作前准备

1. 治疗盘：棉签、安尔碘、速干手消毒剂，贴可舒一块。一次性换药包：无菌手套2副、无菌镊2把、无菌纱布2块、碘伏棉球6～8个、5 mL空针2支、一次性无菌治疗巾、20 mL空针1支、污物袋、弯盘。

2. 患者：了解治疗目的，应有良好的卫生习惯，了解患者的体温变化。

二、操作步骤

1. 将用物携至床旁，核对，向患者说明操作目的，取得合作。

2. 消毒剂喷手，治疗盘放于跨床小桌上。

3. 协助患者取仰卧位，戴口罩（颈内静脉导管）。

4. 护士戴清洁手套，自导管末端向穿刺点方向揭去包裹敷料，弃于黄色垃圾袋。观察导管有无脱落、开线、置管处有无红肿、渗液及周围皮肤有无过敏现象。如为股静脉，检查两侧大腿是否有肿胀情况。

5. 摘手套，洗手或手消毒液喷手，打开换药包，戴无菌手套。

6. 取碘伏棉球，以穿刺点为中心消毒置管处皮肤2遍，直径>6 cm，每次用一个棉球，用无菌纱布覆盖穿刺处并用胶布固定。

7. （不换药可以从此步骤开始）戴清洁手套，打开包裹的纱布，置于污物盘中，用碘伏棉球消毒端帽与导管口连接处，然后由端帽向上消毒导管，每根导管更换碘伏棉球。

8. 戴无菌手套，将无菌纱布或无菌治疗巾铺在导管下面。

9. 移去静脉导管端帽，用碘伏棉球消毒管口及管周，连接5 mL注射器，打开夹子，回抽2 mL血液推注于弯盘内的纱布上，观察有无血栓，夹闭夹子，连接肝素空针或5 mL注射器。

10. 移去动脉导管端帽，用碘伏棉球消毒管口及管周，连接5 mL注射器，打开夹子，回抽2 mL血液推注于弯盘内的纱布上，观察有无血栓，夹闭夹子，连接5 mL注射器或者血路管。

11. 引血开始透析。

12. 连接完毕，无菌纱布或无菌治疗巾包裹导管连接处，将透析管路妥善固定在同侧肢体上。

13. 整理用物，摘手套，洗手。

14. 关爱患者，记录。

第八节　深静脉置管下机操作术

一、操作前准备

1. 治疗盘：棉签、安尔碘、速干手消毒剂，贴可舒一块。一次性换药包：无菌手套2

副、无菌镊2把、无菌纱布2块、碘伏棉球6～8个、5 mL空针2支、一次性无菌治疗巾、20 mL空针1支、污物袋、弯盘。

2. 患者：了解治疗目的，应有良好的卫生习惯，了解患者的体温变化。

二、操作步骤

1. 携用物至床旁，核对，向患者说明操作目的，取得合作。

2. 检查各治疗参数是否完成。

3. 打开包裹导管的无菌巾。

4. 按照回血下机流程下机。

5. 确认检查动、静脉导管夹子及血路管大夹子夹闭。

6. 速干手消剂消毒双手，戴清洁手套，用2个碘伏棉球分别消毒动脉、静脉导管与血路管连接处，然后由连接处向上消毒导管。

7. 再取碘伏棉球2个，分别消毒动脉、静脉导管与血路管连接处，然后由连接处向下消毒血路管。

8. 戴无菌手套，分离导管与动脉血路管，用碘伏棉球消毒管口及管周，生理盐水10 mL将管腔内残血推注回体内，然后据管腔容量注入封管肝素，推注过程中正压下夹闭导管夹，以防血液回流堵塞导管，用一次性无菌端帽封闭管口。

9. 分离导管与静脉血路管，用碘伏棉球消毒管口及管周，生理盐水10 mL将管腔内残血推注回体内，然后据管腔容量注入封管肝素，推注过程中正压下夹闭导管，以防血液回流堵塞导管，用一次性无菌端帽封闭管口。

10. 无菌纱布包裹好动静脉端和导管夹或无菌透气敷料贴将置管处及导管全部包裹固定。并在敷料上注明时间。

11. 整理用物，摘手套，洗手。

第九节　冰帽使用技术

一、目的

1. 心肺脑复苏后低温脑保护。

2. 持续高热患者物理降温。

二、操作前准备

1. 评估患者：① 询问、了解患者身体状况；② 了解患者局部组织状态，皮肤情况；③ 向清醒患者或家属解释目的，取得配合。

2. 物品准备：冰枕或冰帽、布套、冰块适量、水盆、木槌、帆布袋、冰槽、不脱脂棉、凡士林纱布、体温表、记录单、笔。

三、操作步骤

1. 检查冰枕、冰帽、布套；冰块装入帆布袋，用木槌敲碎成小块，倒入水盆后用水冲去菱角；装入冰帽或冰槽内约 2/3 满并排气；夹紧袋口，擦干倒提检查无漏水；套上布套。

2. 携冰袋至床旁，核对患者。

3. 向清醒患者或家属解释目的，取得配合。

4. 将棉球塞于外耳道，油纱布遮盖双眼，冰帽戴在患者头部。观察并询问清醒患者有无局部麻木潮湿的感觉，及时给予调整。

5. 根据不同目的掌握时间。每 30 min 测量体温一次。若长时间使用每 2 h 更换冰块一次，确保降温效果。

6. 观察局部血液循环和体温变化情况，一旦发现有局部皮肤发紫、麻木感，应立即停止使用冰袋，防止冻伤。严格执行交接班制度。

7. 指导患者：① 告知患者或家属冰帽降温有关注意事项；② 指导患者或家属高热期间保证摄入充足的水分；③ 指导患者或家属高热期间采取正确的通风散热方法，避免捂盖。

8. 用毕，将袋内冰水倒空，倒挂晾干，存放阴凉处备用。

9. 整理好床单元，协助患者取舒适卧位，了解患者的感受，询问感觉有无不适。

10. 记录患者用冰部位、时间、效果、反应等。降温后的体温记录在体温单上。

四、注意事项

1. 严格掌握适应症，亚低温脑保护应早期应用，越早越好，在机器未达到理想温度前可在头颈部、腋窝、腹股沟处放置冰袋降温。

2. 密切观察降温效果和颅内压变化，注意根据体温及时调整降温程度，切忌降温过低，及早联合应用镇静肌松剂，预防寒战。

3. 翻身过程中避免体温、帽温、肛温传感器探头脱出影响降温效果。

4. 医用降温毯的水温设置 4 ℃～10 ℃，环境温度适宜，调节不当，毯面易形成冷凝水而湿污衣被。使用前应检查各管连接是否牢固，以免运行时渗漏。一般采取平卧位，以使身体与降温毯面广泛接触，头偏向一侧，防止呕吐物及呼吸道分泌物，引起误吸。

5. 亚低温脑保护疗程不宜太长，一般 24～72 h。

6. 复温宜慢，切忌过快，避免复温时出现颅内压"反跳"骤升、酸中毒、复温性低血容量性休克。

7. 低温期间皮肤血管收缩，血液循环差，抗压力降低，易并发冻伤和褥疮。应加强皮肤的护理，每 1～2 h 翻身，仔细观察受压皮肤情况，注意预防双耳廓、枕部冻伤，骶尾部、足跟皮肤压疮的发生。

第十节 胃肠营养泵技术

一、目的

胃肠营养泵操作容易并且输送速度精确灵活,主要用于控制肠内喂养液输入胃肠道,为患者提供缓慢匀速的营养支持。

二、操作前准备

1. 评估患者。向患者解释目的、方法及如何配合,了解患者病情、意识状态、合作程度,倾听患者的需要及心理反应;询问是否大小便。

2. 用物。治疗盘内放:安尔碘,棉棒,治疗碗2个(一个盛温开水、一个内放纱布2块),压舌板,石蜡油,鼻饲专用灌注器;治疗盘外放:标签、胶布、弯盘、听诊器;配量好的营养液、喂食泵、泵管、标示牌、执行单。

3. 环境整洁、安静,光线明亮。

三、操作步骤

1. 携用物置床旁,查对患者,说明目的,取得配合。

2. 再次检查鼻胃管固定是否牢固。

3. 协助患者取舒适卧位,抬高床头30°,询问患者感受。

4. 协助患者大小便。

5. 将喂食泵安装在输液架上,妥当固定,接通电源。

6. 治疗盘置于床旁桌上并打开,备胶布。

7. 打开灌注器包装,置于治疗盘内。

8. 验证胃管是否在胃中(三种方法):将鼻胃管开口端置于温水碗内,无气泡溢出;用灌注器向胃内注入10～20 mL空气,能闻及气过水声;抽吸,有胃液吸出。

9. 用灌注器抽取50～100 mL温开水冲洗鼻胃管。

10. 将鼻胃管末端反折,避免胃液流出。

11. 再次核对患者、执行单及营养液。

12. 再次检查营养液是否在有效期内、有无变质、瓶体有无裂痕等情况。

13. 打开营养液瓶盖,消毒。

14. 将喂食泵管插入瓶内,挂于输液架上排气;与鼻胃管连接。

15. 将泵管按要求放入喂食泵槽内固定。

16. 打开喂食泵开关,遵医嘱设定每小时输入量。

17. 洗手,查对,签字及时间。

18. 将标示牌挂于输液架上。

19. 询问患者感受,交代使用喂食泵的注意事项。

第三章

排泄护理

第一节　排尿护理

一、尿液异常

正常成人每日尿量为 1 000～2 000 mL。

1. 尿量异常。

（1）多尿：24 h 尿量经常超过 2 500 mL。

（2）少尿：24 h 尿量少于 400 mL 或每小时尿量少于 17 mL。

（3）无尿：24 h 尿量少于 100 mL 或 12 h 无尿。

2. 颜色异常：不同颜色反映出的临床常见疾病如表 3-1 所示。

表 3-1　不同颜色反映出的临床常见疾病

异常尿液	颜色	常见病种
血尿	洗肉水色	急性肾小球肾炎、泌尿系统肿瘤、结石、感染
血红蛋白尿	浓茶色或酱油色	输入异型血
脓尿和菌尿	白色浑浊样	泌尿系感染
乳糜尿	乳白色	丝虫病
胆红素尿	深黄色或黄褐色	阻塞性黄疸、肝细胞性黄疸

3. 气味异常：新鲜尿液有氨臭味，可怀疑有泌尿系统感染。

4. 膀胱刺激征：表现为尿频、尿急、尿痛，每次尿量减少。常见于膀胱及尿道感染的患者。

二、排尿异常

（一）尿潴留

1. 概念：大量尿液存留在膀胱（3 000～4 000 mL）内不能排出，称为尿潴留。

2. 表现：患者主诉下腹部胀痛、排尿困难，体检见膀胱高度膨胀，耻骨上膨隆，可扪及

囊性包块,叩诊呈实音,有压痛。重点护理措施:

(1)提供合适的排尿环境;

(2)调整体位和姿势;

(3)使用诱导排尿的措施:例如听流水声或用温水冲洗会阴;

(4)用按摩、热敷、药物或针灸等方式促进排尿;

(5)各种措施均无效时、可根据医嘱采用导尿术。

(二)尿失禁

指排尿失去意识控制或不受意识控制,膀胱内的尿液不自主地流出。

1. 分类。

(1)真性尿失禁:膀胱一直处于空虚状态。

(2)假性尿失禁:充溢性尿失禁。

(3)压力性尿失禁:用力咳嗽、打喷嚏时不自主排尿。

2. 护理措施。

(1)皮肤护理:保持患者会阴部清洁干燥。

(2)摄入适当液体:在病情允许的情况下,指导患者每日白天摄入 2 000～3 000 mL 液体,以促进排尿反射,预防泌尿系统感染。

(3)训练膀胱功能:定时使用便器,开始白天每隔 1～2 h 送一次便器,夜间每隔 4 h 使用便器 1 次。以后逐渐延长送便器时间,促进排尿功能的恢复。排尿时指导患者用手轻按膀胱,协助排尿,注意用力要适度。

(4)训练肌肉力量:指导患者进行收缩和放松盆底肌肉的锻炼,以增强控制排尿的能力。

三、(留置)导尿术与膀胱冲洗

(一)导尿术操作要点

1. 仰卧屈膝位,两腿自然分开。

2. 初步消毒由外向内;再次消毒由内到外,先消毒尿道口。

3. 男性患者导尿时,一手提起阴茎使之与腹壁成60º角,使耻骨前弯消失,利于插管。女性患者导尿管误入阴道时,更换新管,重新插入。

4. 尿管插入深度:男 20～22 cm,见尿时再入 2 cm;女 4～6 cm,见尿后再入 1 cm。

5. 对膀胱高度膨胀又极度虚弱的患者,首次放尿量＜1 000 mL,以防腹压突然降低,血液大量滞留在腹腔血管内,造成血压下降而虚脱;或因膀胱突然减压,导致膀胱黏膜急剧充血,引起血尿。

6. 集尿袋每周更换 1～2 次,普通导尿管每周更换 1 次。

7. 鼓励患者多饮水,达到冲洗尿路的目的。

（二）膀胱冲洗

1. 冲入速度为 60～80 滴／分,不宜过快,以免引起患者强烈尿意。

2. 若引流量少于灌入量,考虑有血块或脓液阻塞,可增加冲洗次数或更换导尿管。

第二节　排便护理

一、粪便异常

（一）异常排便形态

1. 便秘:合理膳食,高膳食纤维、高维生素饮食,多饮水,每天液体摄入量≥2 000 mL。使用简易通便剂,常用开塞露、甘油栓等,不宜长期使用。可以用腹部按摩促进排便:教患者在排便时,按升结肠、横结肠、降结肠的顺序做腹部从右向左环行按摩,促进排便。

2. 腹泻:警惕水、电解质紊乱,保护皮肤。

3. 大便失禁。

4. 肠胀气。

5. 粪便颜色异常(见表 3-2)。

表 3-2　颜色异常粪便及出血部位

异常粪便	出血部位
柏油样	上消化道出血
暗红色	下消化道出血
白陶土色	胆道梗阻
鲜红色(粪便表面有鲜血)	肛裂、痔疮
果酱样	阿米巴痢疾、肠套叠
白色"米泔水"样	霍乱、副霍乱

二、灌肠术

（一）肠溶液

1. 0.1%～0.2%肥皂水或生理盐水。

2. 用量:成人每次 500～1 000 mL,小儿为 200～500 mL。

3. 温度:一般为 39 ℃～41 ℃,降温时 28 ℃～32 ℃,中暑患者可用 4 ℃的生理盐水。

4. 取左侧卧位,灌肠筒液面距离肛门 40～60 cm,肛管插入肛门 7～10 cm。

5. 肝性脑病患者禁用肥皂水灌肠,以减少氨的产生和吸收。充血性心力衰竭和水、钠潴留患者,禁用生理盐水灌肠。初产妇宫口扩张小于 4 cm,经产妇小于 2 cm,可行温肥皂水灌肠。

6. 伤寒患者灌肠时溶液量不超过 500 mL,液面距肛门的距离不超过 30 cm。

7. 患者灌肠后保留 5～10 min;降温灌肠后保留 30 min,排便后 30 min 测量体温。

8. 急腹症、消化道出血、妊娠、严重心血管疾病患者等禁忌灌肠。

9. 患者感觉腹胀或有便意：放低灌肠筒,减慢流速,并嘱患者张口呼吸,减轻腹压。患者面色苍白、出冷汗、剧烈腹痛、脉速、心慌气急：立即停止灌肠,通知医生。

（二）小量不保留灌肠

1. 适用症：腹部、盆腔手术后,保胎孕妇,危重患者,患儿及年老体弱的患者。

2. 常用溶液："1,2,3 溶液",即 50% 硫酸镁 30 mL、甘油 60 mL、温开水 90 mL。

3. 液面距肛门 < 30 cm,肛管插入肛门 7～10 cm,患者保留溶液 10～20 min 再排便。

（三）保留灌肠

1. 目的：镇静或催眠,治疗肠道感染。

2. 镇静催眠：10% 水合氯醛;治疗肠道感染：2% 的黄连素、0.5%～1% 新霉素。

3. 肛管要细、液量要少、插入要深、压力要低：量 < 200 mL,温度 39～41 ℃,液面距肛门 < 30 cm,肛管插入肛门 15～20 cm,缓慢灌液,保留药液 1 h 以上,晚上睡眠前灌肠为宜。

4. 体位：臀部抬高 10 cm。慢性细菌性痢疾,病变多在乙状结肠或直肠,取左侧卧位;阿米巴痢疾病变多在回盲部,取右侧卧位,以提高疗效。

（四）肛管排气

1. 肛管插入直肠 15～18 cm。

2. 保留时间：< 20 min。防止长时间留置肛管导致肛门括约肌永久性松弛;必要时间隔 2～3 h,再重复排气。

第四章
给药的护理

第一节 概　述

一、药物保管

不同药物保存方法如表 4-1 所示。

表 4-1　不同药物保存方法

类型	代表药物	保存方法
易氧化和遇光变质的药物	维生素 C、氨茶碱、盐酸肾上腺素	有色密闭瓶中或放在黑纸遮光的纸盒内,放阴凉处
易挥发、潮解或风化的药物	过氧乙酸、乙醇、碘酊、酵母片、糖衣片	须装瓶盖紧
易被热破坏的药品	疫苗、胎盘球蛋白、抗毒血清	应冷藏保存(2℃ ~ 10 ℃)
易燃烧药物	乙醇、乙醚、环氧乙烷	远离明火

二、注意事项

1. 内服药蓝标签,外用药红标签,剧毒药黑标签。

2. 剧毒药和麻醉药:应凭医生处方和空安瓿领取,加锁保管,专人负责,专本登记,班班交接。药柜应放在通风、干燥、光线充足但避免阳光直射处;药柜应由专人负责保管,并保持整洁。

3. 分类放置:按内服、外用、注射、剧毒等分类放置,定期检查,按有效期先后顺序排列和使用,发现药品浑浊、沉淀变色、潮解、异味或超过有效期均不能使用。

4. 患者个人专用特殊药物:应注明床号,姓名,单独存放。

三、给药原则

1. 应根据医嘱给药:护士必须严格遵医嘱给药,但对有疑问的医嘱,应确认无误方可给药。

2. 严格执行查对制度:做到"三查七对"(三查即操作前、操作中、操作后查"七对"

内容,"七对"即对床号、姓名、药名、浓度、剂量、方法、时间);严格检查药物质量,以保证药物不变质,并在有效期内。

(1)正确实施给药:对易引起过敏的药物,给药前应询问有无过敏史,按需做药物过敏试验,并加强观察。

(2)密切观察:用药后应注意观察药物的疗效及不良反应,并做好记录。

四、给药的途径及药物吸收速度

静脉>吸入>肌内注射>皮下注射>直肠>口服>皮肤。

五、给药的次数和时间

取决于药物的半衰期,以维持血液中有效的血药浓度。

六、给药的常用外文缩写及中文译意(表4-2)

表4-2　常见外文缩写

外文缩写	中文译义	外文缩写	中文译义
qn	每晚1次	q4h	每4 h次
qd	每日1次	q6h	每6 h次
bid	每日2次	po	口服
tid	每日3次	ID	皮内注射
qid	每日4次	H	皮下注射

第二节　口服、吸入给药法

一、口服

1. 发药前:患者不在,不能当时服药,应将药物带回保管,适时再发或进行交班。

2. 发药时:如患者提出疑问,应重新核对,确认无误后,耐心解释,协助服药;如更换药物或停药,应及时告知患者。

3. 油剂药、药液不足1 mL、按滴计算的药液,用滴管吸取药液,先在杯中加少许冷开水,以免附壁,导致药量减少。

4. 酸剂、铁剂:对牙齿有腐蚀作用或使牙齿染色,避免与牙齿接触,吸管吸入服后漱口。

5. 对胃黏膜有刺激的药物或助消化药:饭后服用。

6. 止咳糖浆:对呼吸道黏膜起安抚作用,服后不宜立即饮水。同时服用多种药物,应最后服用止咳糖浆,以免冲淡药液,使药效降低。

7. 磺胺类药物:服药后指导患者多饮水,以防因尿少而析出结晶,堵塞肾小管。

8. 强心苷类药物：服用前，应先测脉率、心率，并注意节律变化。如脉率低于 60 次 / 分或节律不齐，则应停止服用，及时与医生联系，酌情处理。

二、雾化吸入

（一）常用药物及其作用

1. 预防和控制呼吸道感染，如庆大霉素等抗生素；

2. 解除支气管痉挛，如氨茶碱、沙丁胺醇等；

3. 稀化痰液，帮助祛痰，如 α-糜蛋白酶等；

4. 减轻呼吸道黏膜水肿，如地塞米松等。

5. 治疗肺癌，抗肿瘤药物

（二）超声雾化吸入法

水槽内加冷蒸馏水（约 250 mL）至浸没雾化罐底部的透声膜，将稀释至 30～50 mL 的药液放入雾化罐内，将雾化罐放入水槽，将盖盖紧；先开电源开关，再开雾量调节开关，根据需要调节雾量；治疗毕，先关雾化开关，再关电源开关。注意：水槽内水温超过 50 ℃时，应先关机，再更换冷蒸馏水。使用时间 15～20 min。连续使用时中间应间隔 30 min。

（三）氧气雾化吸入法

氧气湿化瓶内不放水，氧流量 6～8 L/min；患者紧闭口唇深吸气，经鼻呼气。

第三节　注射给药法

一、注射原则

1. 严格遵守无菌操作原则：操作前后护士必须洗手。

2. 严格执行查对制度：认真执行"三查七对"，如同时注射几种药物，应注意查对药物有无配伍禁忌。

3. 严格执行消毒隔离制度：注射时做到一人一套物品。所用物品须按消毒隔离制度处理。按要求进行注射部位的消毒，并保持无菌：用 0.5% 的碘伏以注射点为中心向外螺旋式旋转涂擦，消毒直径应＞5 cm，再用同法消毒 2 遍；如使用 2% 碘酊棉签消毒，待干后，用 70% 乙醇脱碘，待乙醇挥发后即可注射。

4. 选择合适的注射器和针头：根据药物的剂量、黏稠度、刺激性的强弱选择。

5. 选择合适的注射部位：避开神经和血管，局部皮肤应无损伤、炎症、硬结、瘢痕、皮肤病。长期注射的患者，应经常更换注射部位。

6. 注射药液应现用现配：以防药液效价降低或被污染。

7. 排尽空气：进针前应排尽注射器内的空气，以防空气进入血管形成栓塞。

8. 减轻患者疼痛的注射技术。

（1）分散患者注意力，取合适体位，使肌肉松弛，便于进针；

（2）注射时做到"两快一慢"，即进针快、拔针快、推药慢，且注药速度应均匀。

（3）注射刺激性强的药液，应选择粗长针头且进针要深。如需同时注射多种药物，一般先注射刺激性较弱的药物，再注射刺激性强的药物。

二、注射方法

（一）皮内注射法（ID）

1. 作用：药物过敏试验，预防接种，局部麻醉的先驱步骤。

2. 部位：前臂掌侧下段（药物过敏试验）；上臂三角肌下缘（预防接种）。

3. 注意事项：

（1）针尖与皮肤呈 5° 刺入皮内。

（2）忌用碘酊消毒皮肤，以免脱碘不彻底影响对局部反应的观察，可用 70％乙醇消毒。

（二）皮下注射法（H）

1. 作用：糖尿病患者长期使用胰岛素、预防接种、局部麻醉用药。

2. 部位：上臂三角肌下缘、腹壁、后背、大腿前侧和外侧。

3. 注意事项：进针角度 30°～40°，进针回吸不能有回血，更换部位，轮流注射。

（三）肌内注射法（IM）

1. 臀大肌定位注射法。

（1）十字法：从臀裂顶点向左或向右画一水平线，然后从髂嵴最高点做一垂直平分线，取外上 1/4 处避开内角。

（2）连线法：髂前上棘和尾骨连线的外上 1/3 处为注射部位。

2. 臀中、小肌注射法：2 岁以下婴幼儿。因其臀大肌肌肉发育不完善，有损伤坐骨神经的危险，应选用臀中肌、臀小肌注射。

（四）上臂三角肌注射法

部位：上臂外侧；肩峰下 2～3 横指处。

（五）静脉注射（IV）及静脉血标本采集法

1. 穿刺要点：

（1）穿刺处上方约 6 cm 处扎止血带，消毒直径 5 cm。进针角度 15°～30°。由远心端到近心端选择静脉。

（2）注射对组织有强烈刺激性的药物，先注入少量生理盐水，并定时试抽回血，检查针头 是否在静脉内。

2. 静脉注射失败的常见原因：

（1）针头未刺入静脉，抽吸无回血。

（2）针头刺入过深，穿透对侧血管壁，抽吸无回血。

（3）针头斜面未全进入血管内,抽吸可有回血,但推注药液局部隆起、疼痛。

（4）针头斜面刺破对侧血管壁,抽吸可有回血,注药时部分药液溢出至深层组织,推注少量药液,局部不一定隆起。

（六）股静脉注射法

它是自股静脉注入无菌药液的方法。

1. 目的:常在抢救危重患者时,用于注入药物、加压输液和输血、采集血标本等。

2. 部位:在股三角区,髂前上棘和耻骨结节连线的中点与股动脉相交,股动脉内侧0.5 cm处即为股静脉。

3. 操作要点:

（1）右手持注射器,针头与皮肤呈90°或45°角,在股动脉内侧0.5 cm处刺入;抽动活塞,见暗红色血液,则提示针头已达股静脉。

（2）注射完毕,快速拔针后局部用无菌纱布加压止血3～5 min,以防止出血或形成血肿。

（3）如抽出鲜红色血液,则提示针头刺入股动脉,应立即拔出针头,用无菌纱布紧压穿刺处5～10 min,直至无出血。

第四节　药物过敏试验

一、青霉素过敏试验

1. 青霉素过敏反应的原因。

青霉素本身不具有抗原性,进入机体后,其降解产物(半抗原)与组织蛋白结合形成全抗原,刺激机体产生特异性抗体IgE,使机体呈致敏状态。当机体再次接受类似的抗原刺激后,即与特异性抗体IgE结合,发生抗原抗体反应,出现一系列过敏反应。

2. 青霉素过敏反应的预防。

（1）皮试适用症:使用青霉素前无过敏史(最重要的护理措施),初次用药,停药3天后再用,中途更换青霉素批号时。

（2）青霉素皮试液应现用现配,因青霉素皮试液极不稳定,特别是在常温下易产生降解产物,导致过敏反应。

（3）青霉素过敏试验和注射前备盐酸肾上腺素等。

（4）护士应加强工作责任心,严格执行"三查七对"制度。

（5）严密观察患者,首次注射后应观察30 min,以免发生迟缓性过敏反应。同时,注意倾听患者主诉。

（6）皮试结果阳性者禁止使用青霉素,及时报告医生,在体温单、医嘱单、病历、床头卡、门诊病历上醒目地注明,并告知患者及其家属。

（7）皮试液配制,浓度为200～500 U/mL。皮内注射(ID)0.1 mL皮试液,含青霉素20～50 U。20 min后观察试验结果。

3. 青霉素皮试结果判断。

（1）阴性：皮丘无改变，周围不红肿，无红晕，无自觉症状。

（2）阳性：局部皮丘隆起，出现红晕硬块，直径＞1 cm，或周围出现伪足，有痒感。皮试阳性者不可使用青霉素，在体温单、病历、医嘱单、床头卡醒目注明，同时将结果告知患者及家属。

4. 青霉素过敏临床表现：多种多样，最严重的是过敏性休克。最早出现的症状为呼吸道症状和皮肤瘙痒。

（1）呼吸道阻塞：胸闷气短、喉头阻塞、呼吸困难、窒息、紫绀等，由喉头水肿、支气管痉挛水肿和肺水肿引起。

（2）循环衰竭：面色苍白、畏寒、冷汗、四肢发冷、烦躁不安、脉搏细弱、血压下降等。

（3）中枢神经系统反应：意识丧失、昏迷抽搐、大小便失禁等，可能由脑部缺氧引起。个别患者可产生失语、半身不遂、帕金森综合征等后遗症。

（4）皮肤过敏反应，如瘙痒、荨麻疹或其他皮疹。

（5）消化道症状：腹痛、腹泻、恶心呕吐等。

（6）用药后 7～14 天出现血清病型反应。

5. 青霉素过敏处理。

（1）停药，就地平卧，报告医生，就地抢救。

（2）首选 0.1％盐酸肾上腺素 0.5～1 mL，皮下注射，具有收缩血管、增加外周阻力、兴奋心肌、增加心排血量及松弛支气管平滑肌的作用。如不缓解，可每隔 30 min 皮下或静脉注射 0.5 mL，直至脱离危险。

（3）氧气吸入，必要时给予呼吸兴奋药（尼可刹米或洛贝林）。

（4）抗过敏。地塞米松 5～10 mg 静脉注射；氢化可的松 200 mg＋5％葡萄糖溶液 500 mL，静脉滴注；给予抗组胺药。

（5）纠正酸中毒。

（6）对症治疗，如给予升压药；对心搏骤停者立即行心肺复苏术、气管插管等。

（7）观察生命体征、尿量等，注意保暖。患者未脱离危险不宜搬动。

二、破伤风抗毒素过敏试验

1. 皮试液剂量：TAT 浓度为 150 U/mL，皮内注入剂量 0.1 mL，含 TAT15U。

2. 脱敏注射法：逐渐消耗体内已经产生的 IgE，将 TAT 分为 0.1 mL、0.2 mL、0.3 mL 和余量 4 组，分别加入生理盐水至 1 mL，每隔 20 min 注射 1 次，密切观察反应。

三、链霉素过敏试验

1. 皮试液剂量：2 500 U/mL，皮内注入剂量 0.1 mL，含链霉素 250 U/mL。

2. 结果判断：同青霉素过敏试验。

3. 注意事项：过敏后静脉缓慢推注 10％葡萄糖酸钙（或 5％的氯化钙），或以使钙离子与链霉素络合而减轻中毒症状。

第五章
静脉输液与输血

第一节　静脉输液

一、常用溶液

1. 晶体溶液：特点为分子小,在血管存留时间短,有效纠正体液及电解质平衡失调。

（1）葡萄糖溶液（供给水分和热能）：5%和10%葡萄糖溶液。

（2）等渗电解质溶液（供给水分和电解质）：0.9%氯化钠、5%葡萄糖氯化钠、复方氯化钠溶液等。

（3）碱性溶液（纠正酸中毒,调节酸碱平衡）：5%碳酸氢钠、11.2%乳酸钠溶液。

（4）高渗溶液（迅速提高血浆渗透压,利尿脱水）：20%甘露醇、25%山梨醇、25%～50%葡萄糖溶液。

2. 胶体溶液：特点为分子大、在血液存留时间长,能有效维持血浆胶体渗透压,增加血容量。

（1）右旋糖酐：中分子提高血浆胶体渗透压,扩充血容量；低分子降低血液黏稠度,改善微循环。

（2）代血浆（有羟乙基淀粉（706）、氧化聚明胶、聚维酮）：增加血浆渗透压及循环血量,用于大出血时急用。

（3）浓缩白蛋白注射液：提高胶体渗透压,补充蛋白,减轻水肿。

3. 静脉营养液：有复方氨基酸、脂肪乳,可提供热量,维持正氮平衡,补充维生素和矿物质。

二、常用静脉输液法

（一）周围静脉输液法

1. 部位。

（1）成人患者输液时头皮针穿刺的部位首选手背静脉网。

（2）采集血标本、静脉推注药液常用穿刺部位为肘正中静脉、贵要静脉及头静脉。

（3）足背静脉网可作为小儿静脉输液的部位，但成人不主张使用，因下肢静脉有静脉瓣，容易形成血栓。

（4）头皮静脉是小儿静脉输液最常用的部位。

（5）留置针最好选用肘正中静脉及贵要静脉等大静脉。

2. 方法。

（1）密闭式输液法：是最常用的输液法。排气成功的标志为茂菲滴管液面占 1/2～2/3，以下输液管内无气泡，无液体外溢。

（2）开放式输液法能灵活变换输液种类及数量，根据病情随时加入各种药物，但易被污染，应严格执行无菌操作要求。常用于手术患者、抢救危重患者及患儿等。

（3）静脉留置针：需长期静脉输液及静脉穿刺困难的患者。在穿刺点上方 10 cm 处扎止血带，常规消毒皮肤。

① 手持针翼，以 15°～30° 角直接刺入血管。

② 用无菌透明敷贴妥善固定导管，并在透明膜上记录留置日期和时间。

③ 正确封管：输液毕用肝素稀释液正压封管，一边推注一边退针，直至针头全部退出。以确保正压封管。

④ 静脉留置针一般留置 3～5 天，最好不超过 7 天。使用静脉留置针的肢体应妥善固定，避免过度活动而致回血，一旦发现针管内有回血，应立即用肝素液冲洗，以免堵塞管腔。

3. 注意事项。

（1）连续输液超过 24 h 应每日更换输液器。

（2）防止交叉感染，应做到"一人一巾一带"。

（二）中心静脉输液法

中心静脉是指距离心脏较近的大静脉，用于需长期输液和静脉穿刺困难的患者；周围循环衰竭的危重患者，测量中心静脉压；长期输入高浓度、刺激性强药物或静脉营养的患者。

1. 颈外静脉：下颌角和锁骨上缘中点连线之上 1/3 处，颈外静脉外缘为穿刺点。

2. 锁骨下静脉：胸锁乳突肌外缘与锁骨上缘所形成的夹角平分线上，距顶点 0.5～1 cm 处为穿刺点。

3. 每天更换敷料，并用碘伏消毒穿刺点及周围皮肤。

（三）输液速度的调节

1. 调节输液速度的原则：根据患者的年龄、病情、药物的性质进行调节。

（1）一般成人 40～60 滴／分，儿童 20～40 滴／分。

（2）宜慢：年老体弱、婴幼儿、心肺疾病者或输注高渗溶液、含钾药物、升压药物者。

（3）宜快：严重脱水、心肺功能良好者。

2. 输液速度的计算。

（1）每分钟滴数 ＝ 液体的总量（mL）× 滴系数（滴／mL）/输液所用时间（min）。

（2）输液所用时间(h)＝液体的总量(mL)×滴系数(滴/mL)/［每分钟滴数(滴/分)×60(min)］。

（3）滴系数有 10、15、20、50 等，默认时按 15 算。

输液泵：需严格控制输入液量时，如输入某些升压药、抗心律失常药物时，可使用输液泵。常用于危重患者、心血管疾病患者的治疗及抢救。

二、常见输液故障和排除方法

（一）溶液不滴

1. 针头滑出血管外，液体注入皮下组织。
2. 针头斜面紧贴血管壁妨碍液体输入。
3. 确定针头阻塞，药液不滴。挤压有阻力无回血，确定针头阻塞，应更换针头重新穿刺。
4. 压力过低。
5. 血管痉挛。

（二）滴管内液面过高

1. 滴管侧壁有调节孔时，可先夹紧滴管上端的输液管，然后打开调节孔，待滴管内液体降至露出液面，见到点滴时，再关闭调节孔，松开滴管上端的输液管即可。

2. 滴管侧壁没有调节孔时，可将输液瓶取下，倾斜输液瓶，使插入瓶内的针头露出液面。待滴管内液体缓缓下流至露出液面，再将输液瓶挂回输液架上继续点滴。

（三）滴管内液面过低

1. 滴管侧壁有调节孔时，先夹紧滴管下端的输液管，然后打开调节孔，待滴管内液面升至所需高度(一般为 1/2～2/3 滴管高度)时，再关闭调节孔，松开滴管下端输液管即可。

2. 滴管侧壁无调节孔，先夹紧滴管下端的输液管，用手挤压滴管，迫使输液瓶内的液体下流至滴管内，当液面升至所需高度(一般为 1/2～2/3 滴管高度)时，停止挤压，松开滴管下端的输液管即可。

三、输液反应及其防治

发热反应；循环负荷过重反应；空气栓塞；静脉炎。

（一）发热反应

1. 原因：输入致热物质所致，见于输液器灭菌不彻底或再次被污染，有效期已过；输入的液体或药物制剂不纯、消毒灭菌不彻底或已经过期、变质；输液过程中未严格遵守无菌操作原则等。

2. 表现：多发生于输液后数分钟至 1 h，主要表现为发冷、寒战及发热，轻症患者体温在 38 ℃左右,可于停止输液数小时内恢复正常体温;严重患者寒战后,体温可高达 41 ℃,伴有恶心、呕吐、头痛、脉速等全身不适症状。

3. 护理措施:反应轻的患者可减慢输液速度或停止输液,严重的患者应立即停止输液,立即与医生联系。

(二)循环负荷过重反应

1. 原因:输液速度过快,在短时间内输入液体量过多,导致循环血量急剧增加,心脏负荷过重。

2. 表现:输液过程中,患者突然出现呼吸困难、胸闷、气促、咳嗽、咳粉红色泡沫样痰,查体肺部可闻及湿啰音,应考虑为急性肺水肿。

3. 护理措施:

(1)立即停止输液,并通知医生,进行紧急处理。

(2)协助患者取端坐位,两腿下垂,以减少下肢静脉血回流,减轻心脏负担。

(3)给予 20%～30%乙醇湿化高流量吸氧,减低肺泡内泡沫的表面张力,使泡沫破裂消散,改善肺部气体交换,减轻缺氧症状。

(4)遵医嘱给予扩血管药、平喘药、强心剂、利尿剂等。

(5)必要时进行四肢轮流结扎。

(三)空气栓塞

1. 原因:输液前管内空气未排尽,输液导管连接不紧密或有裂隙;连续输液过程中,未及时添加药液或添加后未及时排尽空气;加压输液、输血时,无专人在旁看守。

2. 表现:输液过程中,患者感到胸部异常不适或胸骨后疼痛,随即发生呼吸困难、严重发绀、濒死感。听诊心前区闻及持续响亮的"水泡声"。空气阻塞在肺动脉入口。

3. 处理:

(1)立即停止输液,通知医生进行抢救。

(2)立即使患者取左侧卧位和头低足高位。

(3)给予高流量氧气吸入。

(四)静脉炎

1. 病因:长期输入高浓度、刺激性较强的药液,静脉内放置刺激性强的留置管。

2. 临床表现:沿静脉走向出现条索状红线,局部组织发红、肿胀、灼热、疼痛。

3. 护理措施:立即停止局部输液,并避免患者输液治疗;患肢抬高并制动;可在局部用 95%乙醇或 50%硫酸镁行热湿敷;超短波理疗;中药外敷。

第二节 静脉输血

一、静脉输血目的

1. 补充血容量,增加有效循环血量。常用于失血、失液导致的血容量减少或休克的患者。

2. 补充血红蛋白,促进携氧功能,纠正贫血。常用于严重贫血患者。

3. 补充抗体,增加机体免疫力。常用于严重感染的患者等。

4. 补充白蛋白,维持血浆胶体渗透压,减少组织渗出和水肿。常用于低蛋白血症的患者。

5. 补充凝血因子和血小板,利于止血,可预防及控制出血。常用于凝血功能障碍的患者。

二、血液制品的种类

(一)全血

1. 新鲜血:在 4 ℃的常用抗凝剂保养液中,保存 1 周内的血液,适用于血液病患者。

2. 库存血:保存在 4 ℃冰箱内,有效期 2～3 周的血液。

3. 自体输血。

(1)术中失血回输:脾切除、宫外孕等手术,将腹腔内的血液经血液回收装置进行回输。

(2)术前预存自体血:在手术前 2～3 周内,定期反复采集血液保存,待手术需要时再回输。

(二)成分血

1. 红细胞。

(1)浓缩红细胞:适用于携氧功缺陷和血容量正常的贫血者。

(2)洗涤红细胞:适用于免疫性溶血性贫血患者、脏器移植术后、需反复输血的患者等。

(3)红细胞悬液:适用于战地急救和中、小手术患者。

2. 白细胞浓缩悬液:保存于 4 ℃环境,48 h 内有效。适用于粒细胞缺乏合并严重感染的患者。

3. 血小板浓缩悬液:保存于 22 ℃环境,24 h 内有效。适用于血小板减少或功能障碍所致的出血患者。

4. 血浆:主要成分为血浆蛋白,不含血细胞,也无凝集原,且保存期较长。

(1)新鲜血浆:含全部凝血因子,适用于凝血因子缺乏的患者。

(2)保存血浆:适用于低血容量、低血浆蛋白的患者。

(3)冰冻血浆:−30 ℃低温下保存,保存期 1 年,应用时先放在 37 ℃温水中融化,严禁加热。

(4)干燥血浆:保存期 5 年,使用时可加适量生理盐水或 0.1%枸橼酸钠溶液进行溶解。

三、方法

（一）输血前准备

（1）备血：填写申请单，采集血标本，作血型鉴定和交叉配血试验。静脉输全血、红细胞、白细胞、血小板等血制品必须作血型鉴定和交叉配血试验；输入血浆前须作血型鉴定。

（2）取血：根据医嘱凭取血单取血，同时应与血库人员共同进行"三查八对"。

①"三查"，即查对血液制品的有效期、血液制品的质量、输血装置是否完好。

②"八对"，即对患者床号、姓名、住院号、血袋（瓶）号、血型、交叉配血试验结果、血制品的种类及剂量。查对准确无误，护士在交叉配血单上签全名，方可取回使用。

（3）取血后：

① 勿剧烈震荡，以免红细胞大量破坏而引起溶血；

② 血制品不能加温，以免血浆蛋白凝固变性而导致输血反应；

③ 在室温下放置 15～20 min 后再输入，一般应在 4 h 内输完。

输血前应与另一护士再次核对。

（二）间接输血法

1. 先输入少量 0.9 %氯化钠溶液。

2. 调节输血速度，开始宜慢，应少于 20 滴／分；然后观察 10～15 min，如无不良反应，再根据病情需要调节滴速，成人一般 40～60 滴／分，老人及儿童酌情减少。

（三）注意事项

1. 采集血标本时每次只能为一位患者采集，严禁同时采集两位以上患者的血标本。

2. 正常库存血分为两层，上层为血浆呈淡黄色、半透明，下层为红细胞呈均匀暗红色，两层界限清楚，无凝块；如血细胞呈暗紫色，血浆变红，血浆与血细胞的界限不清，有明显血凝块，提示血液可能溶血，不可再使用。

3. 输血前、后及输两袋血液之间，输入少量 0.9%氯化钠溶液。

4. 血制品中不能随意加入其他药物，如钙剂、高渗或低渗溶液、酸性或碱性药物。

5. 加压输血时，必须有专人看护，以防血液输完后导致空气栓塞。

6. 输血过程中，应加强巡视，注意倾听患者的主诉，观察有无输血反应。如发生严重反应，必须立即停止输血，及时通知医生，并保留余血以备检查分析原因。

7. 冷藏血制品不能加温，以免血浆蛋白凝固变性而引起不良反应。应自然复温，在室温下放置 15～20 min 再输入，一般在 4 h 内输完。

8. 输血后血袋保留 24 h。

四、常见输血不良反应及护理

（一）发热反应（最常见）

1. 原因：致热原引起。

2. 表现：输血期间或输血后 1～2 h 内发生，畏寒或寒战、发热，体温可达 38 ℃～41
℃以上，可伴有皮肤潮红、头痛、恶心、呕吐等全身症状。

3. 症状轻的患者可减慢输血速度或暂停输血，症状较严重的患者应立即停止输血，
及时通知医生处理；对症处理，保留余血及输血器等，以便查明原因。

（二）过敏反应

1. 原因。

（1）如果患者为过敏体质或所输入的血液中含有致敏物质。

（2）多次输血的患者，体内已产生过敏性抗体，当再次输血时可发生。

2. 表现。

轻者只出现单纯荨麻疹或颜面部血管神经性水肿（比较多见）；重者可发生会厌水肿、
支气管痉挛、广泛性皮疹、过敏性休克等（比较少见）。

3. 处理。

（1）发生过敏反应，轻者可减慢滴速，重者应立即停止输血，及时通知医生。

（2）对症处理，有呼吸困难者应给予氧气吸入，严重喉头水肿进行气管切开等。

（3）皮下注射 0.1%盐酸肾上腺素 0.5～1 mL，或给予苯海拉明、地塞米松等抗过敏
药物。

（4）保留余血及输血器等，以便查明原因。

（二）溶血反应（最严重）

1. 原因。

（1）输入异型血（ABO 血型）：一般反应迅速，症状发生快，后果也较严重。

（2）输入变质血，血液中加入药物等。

（3）Rh 血型不合所致溶血。

2. 表现。

通常输入 10～15 mL 血后，患者即可出现症状。

（1）开始阶段：红细胞凝集成团，阻塞部分小血管，从而造成组织缺血缺氧，患者表现
为头胀痛、四肢麻木、胸闷、腰背部剧烈疼痛等。

（2）中间阶段：由于凝集的红细胞发生溶解，大量血红蛋白散布到血浆中，患者出现
黄疸和血红蛋白尿（酱油色），并伴有寒战、高热、呼吸急促、血压下降等。

（3）最后阶段：由于大量的血红蛋白从血浆进入肾小管，阻塞肾小管，患者出现急性
肾衰竭症状，表现为少尿、无尿，严重者可致死亡。

3. 处理

（1）立即停止输血，并通知医生，重新作血型鉴定及交叉配血试验。

（2）保护肾脏：可行双侧腰部封闭，或用热水袋在双侧肾区进行热敷，以解除肾血管痉挛，
保护肾脏。

（3）碱化尿液：遵医嘱口服或静脉注射碳酸氢钠溶液，使尿液碱化，增加血红蛋白的溶解

度,以减少结晶,防止阻塞肾小管。

(4)密切观察并记录患者生命体征及尿量的变化,一旦出现尿少、尿闭,应按急性肾衰竭处理;如出现休克症状,立即配合医生进行抗休克抢救。

(三)大量输血后反应

大量输血是指 24 h 内紧急输血量大于或相当于患者的血液总量。常见的有肺水肿、出血倾向、枸橼酸钠中毒反应、酸中毒和高钾血症等。

1. 出血倾向。

(1)原因:由于长期反复输入库存血或短时间大量输入库存血所引起。

(2)表现:输血过程中或输血后,患者皮肤、黏膜出现瘀点、瘀斑,如静脉穿刺部位的皮肤出现大块瘀斑、手术伤口或切口处渗血、牙龈出血等。

(3)护理:密切观察患者出血倾向,注意观察患者生命体征、意识状态的改变。每输库存血 3 ~ 5 单位,应补充 1 个单位的新鲜血;根据凝血因子缺乏的情况补充有关成分。

2. 枸橼酸钠中毒反应。

(1)原因:库存血中含有枸橼酸钠,随患者静脉输血而进入体内,如患者肝功能不全,枸橼酸钠未完全氧化,即可与血中游离钙结合,使血钙下降,导致凝血功能障碍、毛细血管张力降低、血管收缩不良、心肌收缩无力等。

(2)表现:患者出现手足抽搐、出血倾向、心率缓慢、血压下降,甚至心脏骤停等。

(3)护理:每输入库存血超过 1 000 mL 时,可遵医嘱给予 10%葡萄糖酸钙或氯化钙 10 mL 静脉注射,以补充钙离子,减少低血钙的发生。

3. 酸中毒和高钾血症。

因库存血随保留时间的延长,会出现酸性增加,钾离子浓度升高,故大量输入库存血,可导致酸中毒和高钾血症。

第三节　输血反应

一、发热反应

发生率为 2% ~ 10%。

(一)原因

常见多次接受输血的人,体内已经存在抗体,再次输血时发生抗原、抗体反应而发热。

(二)临床表现

多发生在输血后 15 min 至 2 h 内,畏寒、寒战,继以高热 38 ℃ ~ 40 ℃,可伴恶心、呕吐,少数患者可出现抽搐、呼吸困难,血压下降,昏迷等。

（三）治疗

减慢输血速度或停止输血；应用解热镇痛药，异丙嗪 25 mg 肌内注射，或地塞米松 5～10 mg 静脉注射；抗过敏治疗，畏寒时注意保暖，高热时可物理降温。

（四）预防

1. 严格检查输血器具，提倡使用一次性用品。
2. 对多次输血者可输入不含白细胞和血小板的血。

二、过敏反应

发生率约为 3%。

（一）原因

1. 过敏体质者对血中蛋白质过敏。
2. 受血者多次输入血浆制品，产生抗血清抗体。

（二）临床表现

1. 只输入几毫升血液或血浆后就会出现皮肤瘙痒或荨麻疹。
2. 严重时可出现咳嗽、气喘、呼吸困难、神志不清、过敏性休克等。

（三）治疗

1. 皮肤瘙痒或荨麻疹：减慢输血速度，应用抗组胺药如异丙嗪、苯海拉明，静注地塞米松 5～10 mg。
2. 反应严重者立即停输血，皮下注射肾上腺素 0.5～1.0 mg。
3. 喉头水肿、呼吸困难者：应适时气管插管或气管切开。

（四）预防

1. 有过敏史者：输血前半小时口服抗过敏药物，如苯海拉明 25 mg 和静脉注射皮质激素。
2. 多次输血者：可输洗涤红细胞。

三、溶血反应

溶血反应是输血极其严重的并发症，是输血后受血者体内红细胞发生非生理性破坏的一种输血反应，死亡率高达 20%～60%。

（一）原因

1. 血型不合：引起以红细胞破坏为主的免疫反应。
2. 非免疫性溶血：输入有缺陷的红细胞引起，如过期、过度预热或加了不等渗溶液。

（二）临床表现

1. 输入少量血后，一般输血 25～50 mL 后，出现头痛、腰背酸痛、寒颤、高热、呼吸急促、血压下降和休克。

2. 手术中出现不明原因的广泛渗血，血压下降，应想到溶血反应的可能，出现血红蛋白尿、溶血性黄疸，DIC。

（三）治疗

1. 立即停止输血。

2. 早期应用皮质激素：地塞米松或氢化可的松，减轻免疫反应。

3. 抗休克：扩充血容量，对休克严重及有出血倾向者，输新鲜同型血或冰冻血浆。

4. 保护肾脏：静脉输入 5% 碳酸氢钠溶液，碱化尿液，防止肾小管阻塞。用利尿药加快游离血红蛋白的排出。肾衰患者可行透析。

（四）预防

1. 严格执行配血和输血的核查，杜绝错误输血。

2. 严格遵守输血操作规程，不向血内加药物，严格掌握输血预热温度。

四、细菌污染反应

发生率低，后果很严重。

（一）原因

采血、贮存血环节的细菌污染血液。

（二）临床表现

输入毒力小、污染少的血液，可只出现发热反应。反之，输入毒性大的，可立刻发生休克和 DIC。主要表现为烦躁不安、寒战、高热、呼吸困难、发绀、腹痛、全身出血点、休克、血红蛋白尿、急性肾衰等。

（三）治疗

1. 立即停止输血。

2. 对所输血液送检，做细菌学检查。

3. 采用抗感染和抗休克措施。

（四）预防

1. 严格遵守无菌操作制度，按无菌要求采血、贮血、输血。

2. 输血前要检查血液，发现颜色改变、透明度变浊或产气增多时不得使用。

第四节　输血传播的疾病

一、病毒型肝炎

发生率为 2.4 %～27.3 %，主要为乙肝和丙肝。

二、艾滋病（AIDS）

由人免疫缺陷病毒（HIV）引起，输血是重要的传播途径。

三、巨细胞病毒

一般症状轻，新生儿、器官移植、免疫缺陷者感染严重。

四、人 T 细胞白血病病毒 I 型

可经血液传播。

五、梅毒

因输入二期梅毒患者的血引起。

六、寄生虫病

如疟疾、丝虫病、弓形体虫病。

第五节　成分输血

随着医学的发展和输血观念的进步，传统输全血的方法已经被改变。成分输血受到重视。

成分输血是将供血者的血液成分（红细胞、白细胞、血小板、血浆、血浆蛋白）用科学的方法分离，依据患者的实际需要，分别输入相关的血液成分。

成分输血是临床输血的主要形式。按照"缺什么，补什么"的原则，不仅可以充分利用全血，而且可以减少各种输血反应。

一、全血

每袋 200～400 mL。保存期依保存液和温度不同而不同。4 ℃以下保存 20～35 天。用于补充血容量，主要是急性出血。

输血的原则：

1. 血红蛋白大于 100 g/L，可以不输血。

2. 血红蛋白小于 60 g/L，则需要输血。

3. 血红蛋白在 60～100 g/L 之间，要根据情况决定是否输血；结合患者的肺功能和

是否继续出血来决定。

二、红细胞

1. 浓缩红细胞：最常用，容量小，疗效高，不良反应小。每袋 110～120 mL，含 200 mL 全血中的全部红细胞，保存期同全血。适用于各种急性失血和慢性贫血，特别是有心功能不全的老人和小孩。

2. 少白红细胞：是一种去除白细胞的红细胞制品，保存期为 4 ℃ 24 h。适用于输血产生抗体发热患者。

3. 洗涤红细胞：将全血去除血浆及白细胞，用生理盐水洗涤 3～4 次，最后用生理盐水悬浮。适用于对血浆蛋白有过敏反应的患者。

4. 冰冻红细胞：去血浆的红细胞加甘油保护剂，在 −80 ℃ 下可保存 10 年，适用于稀有血型的患者或备以后自身使用。

三、白细胞

白细胞悬液从单个供血者循环血液中采集。在 22 ℃ 以下，保存 24 h。作用是提高机体的抗感染能力。适用于粒细胞低下、抗生素治疗无效的重症感染患者。

四、血小板

浓缩血小板可以由全血手工分离制备或用细胞分离单采技术从单个供血者循环血液中采集。22 ℃，普通袋保存期为 24 h，专用袋为 5 天。适用于血小板减少或功能障碍伴有出血倾向的患者。

五、血浆

新鲜血浆含有全部凝血因子。保质期为 4 ℃ 以下，24 h。作用是补充凝血因子和扩充血容量。适用于多种凝血因子缺乏引起的出血倾向。

血浆包括：

1. 新鲜冰冻血浆：含有全部凝血因子、在 −20 ℃ 以下的保质期为 1 年，作用适应症同新鲜血浆。

2. 普通冰冻血浆：为保存 1 年后的新鲜冰冻血浆，在 −20 ℃ 以下保质期为 4 年。可补充稳定的凝血因子和血浆蛋白。

3. 冷沉淀：为新鲜冰冻血浆融化后的沉淀物，含有凝血因子Ⅷ和纤维蛋白原。在 −20 ℃ 以下的保存期为 1 年。

六、血浆蛋白

包括白蛋白制剂、免疫球蛋白及浓缩凝血因子。

1. 白蛋白制剂：分为 5%、20%、25% 三种浓度。常用者为 20% 的浓缩白蛋白，可在室温下保存。适用于营养不良性水肿、肝硬化及低蛋白血症。

2. 免疫球蛋白：人免疫球蛋白（肌肉、静脉注射用），针对各种疾病的免疫球蛋白（如抗乙肝、抗破伤风等）。

3. 浓缩凝血因子：包括抗血友病因子（AHF）、凝血酶原复合物（IX因子复合物）等。用于治疗血友病及各种凝血因子缺乏，其中XII因子复合物有利于促进伤口愈合。

第六节　自身输血

自身输血（亦称自体输血），是指采集患者自身的血液，满足患者需要时的一种输血疗法。可以避免血源传播的疾病和输血反应。

一、方法

1. 预存式自体输血：手术前采集患者自身血液进行保存，供手术期间输用，也可制成冰冻红细胞长期保存。

2. 稀释式自体输血：麻醉前后，抽取患者一定量的血液，同时用胶体液和晶体液补充血容量，使血液适度稀释，减少手术中的出血，然后根据手术中失血情况将自体血回输给患者。

3. 回收式自体输血：手术中，通过回收系统或"洗血细胞机"实现，经肝素抗凝、生理盐水洗涤和浓缩，从而得到浓缩红细胞，再回输给患者。

二、优点

1. 避免输血反应。
2. 无发生传染病的危险。
3. 不需检测血型和交叉配血。
4. 节约血液资源。
5. 解决稀有血型患者急需用血。

第七节　医护人员用血的职责

一、临床医师在用血时的责任

1. 临床医师必须严格掌握输血指证，做到能不输血者坚决不输；能少输血者决不多输；如有输血指证要开展成分输血，尽可能不输全血。若患者符合自身输血条件，则应积极开展自身输血，不输或少输同种异体血。

2. 临床医师要熟悉采供血机构所提供的血液及其成分的规格、性质、适应证、剂量及用法。

3. 输血治疗时，临床医师须向家属或患者说明输血目的及可能会产生输血不良反应和经血液传播的疾病，征得家属或患者同意并签订输血同意书。输血同意书必须与病历同时存档。

4. 在输血过程中临床医师必须严密观察患者的病情变化,如有异常反应,严重者要立即停止输血,迅速查明原因并作相应处理。所有输血不良反应及处理经过均应在病历中作详细记录。严重输血不良反应要及时向输血科及医务科报告。

5. 输血治疗后,临床医师要对输血的疗效作出评价,还应防治可能出现的迟发性溶血性输血反应。

二、临床护士在输血过程中的责任

1. 在输血前由 2 名医护人员对输血申请单、交叉配血试验报告单和血袋标签上的内容仔细核对,并检查血袋有无破损或渗漏,血袋内的血液有无溶血、混浊及凝块等。

2. 临输血前,护士应到患者床边核对受血者床号、住院号、呼唤患者姓名以确认受血者。如果患者处于昏迷、意识模糊或语言障碍时,输血申请单不能认证患者。这就需要在患者入院时将写有患者姓名和住院号的标签系在患者的手腕上,保留至出院为止;

3. 核对及检查无误之后,遵照医嘱,严格按照无菌操作技术将血液或血液成分用标准输血器输给患者;

4. 输血时要遵循先慢后决的原则,输血开始前 15 min 要慢(每 min 约 2 mL)并严密观察病情变化,若无不良反应,再根据需要调整速度。一旦出现异常情况应立即减慢输血速度,及时向医师报告;

5. 输血结束后,认真检查静脉穿刺部位有无血肿或渗血现象并作相应处理。若有输血不良反应,应记录反应情况,并将原袋余血妥善保管,直至查明原因。护士还应将输血有关化验单存入病历。

第二篇

外科疾病护理

第六章
手术患者的护理

第一节　手术前护理

手术前准备与患者手术的轻重缓急、范围大小以及患者生理状况有密切关系。患者的手术可分为三种。① 择期手术：如胃、十二指肠溃疡病的胃大部切除术；② 限期手术：如恶性肿瘤的手术；③ 急诊手术：如外伤脾破裂手术。可能影响患者手术耐受能力的各种潜在因素包括心、肺、肝、肾、内分泌、血液、免疫系统功能以及营养和代谢状态等。据此可将患者分为手术耐受力良好和手术耐受力不良两种。

一、一般准备

包括心理方面准备和生理方面准备。

1. 心理方面准备。包括医务人员和患者及家属两方面。

2. 生理方面准备。使患者能够维持良好的生理状态，以安全度过手术。

（1）适应手术后变化的锻炼：如练习床上大小便，练习正确的咳嗽和咳痰方法，术前2周开始停止吸烟等。

（2）备血和补液：纠正术前水、电解质代谢和酸碱平衡失调及贫血状态，术前做好血型鉴定及交叉配血试验，备好一定量的血液制品，有条件患者可预采自体血。

（3）预防感染：应包括患者避免交叉感染，医务人员注意无菌原则和术中轻柔操作以减少组织损伤。预防性使用抗生素的指证有：① 涉及感染病灶或切口接近感染区的手术；② 胃肠道手术；③ 操作时间长的大手术；④ 污染的创伤清创时间较长或难以彻底清创者；⑤ 癌症手术和血管手术。

（4）胃肠道准备：主要针对胃肠道手术，患者应在手术前1～2 d开始进流质饮食，如果行胃部手术，术前应清洁洗胃。如果行结直肠手术，则应行清洁灌肠，并于术前2～3 d开始口服肠道杀菌药物，以减少术后感染机会。其他手术，患者从手术前12 h开始禁食，从术前4 h开始禁水，以防因麻醉或手术过程中呕吐引起误吸、窒息或吸入性肺炎。

（5）热量、蛋白质和维生素：择期手术最好在术前1周左右，经口服或静脉提供充分的热量、蛋白质和维生素，以利于术后组织的修复和创口的愈合，提高防御感染的能力。

（6）其他：手术前一天或手术当日早晨，检查一次患者，若有发热或女患者月经来潮，应延迟手术日期；手术前夜给予镇静剂，保证患者的充分睡眠；进手术室前排空尿液，必要时留置导尿管；手术前取下义齿，以防误咽等。

二、特殊准备

对耐受力不良的患者，除了要做好一般准备，还需做各种特殊准备。

1. 营养不良：营养不良患者蛋白质缺乏，耐受失血和休克等的能力降低，易引起组织水肿，影响愈合，且易并发严重感染，应在手术前予以纠正，争取达到正氮平衡状态。

2. 高血压患者血压在 21.33/13.33 kPa（160/100 mmHg）以上时，可能在诱导麻醉或手术时出现脑血管意外或急性心力衰竭危险，需应用降压药，使血压降到上述范围以下，但不必降到正常后才做手术。

3. 心脏病：心脏病患者的手术死亡率是一般患者的 2.8 倍。心脏病的类型不同，其耐受力也各不相同。

（1）耐受力良好的心脏病包括：非发绀型先天性心脏病、风湿性和高血压心脏病。

（2）耐受力较差的心脏病包括：冠状动脉粥样硬化性心脏病，房室传导阻滞易发生心脏停搏。

（3）耐受力甚差的心脏病包括：急性心肌炎、急性心肌梗死和心力衰竭，除急症抢救外，手术应推迟。手术前准备的注意事项：① 长期使用低盐饮食和利尿药物、水和电解质失调的患者，手术前需纠正；② 贫血患者携氧能力差，手术前可少量多次输血矫正；③ 有心律失常者，根据不同原因区别对待，对偶发室性期前收缩，一般无需特别处理；④ 急性心肌梗死患者，6 个月内不施行择期手术。心力衰竭患者，最好在心力衰竭控制 3～4 周后再施行手术。

4. 呼吸功能障碍：呼吸功能不全的主要表现是稍微活动就发生呼吸困难，哮喘和肺气肿是最常见的两种慢性病。对严重肺功能不全者，术前应做血气分析和肺功能检查，对伴有感染者，必须得到控制方可手术。术前准备如下：

（1）停止吸烟 2 周，鼓励患者深呼吸和咳嗽。

（2）应用麻黄素、氨茶碱或异丙肾上腺素雾化吸入。经常咳脓痰的患者，手术前 3～5 d 开始应用抗菌药物，并做体位引流。

（3）经常发作哮喘的患者，可给口服地塞米松。

（4）麻醉前给药量要少。

5. 肝脏疾病：常见的是肝炎和肝硬化。肝功轻度损害，不影响手术耐受力；肝功损害较严重或濒于失代偿者，手术耐受力显著减弱，必须经过长时间严格准备，方可施行择期手术；肝功能有严重损害，表现有明显营养不良、腹水、黄疸及凝血功能障碍者，一般不宜施行任何手术。急性肝炎患者，除急症手术外，多不宜施行手术。

6. 肾脏疾病：凡有肾病患者，均应进行肾功能检查，肾功能损害程度可根据 24 h 内生肌酐清除率和血尿素氮测定值判断。分为轻、中、重度，轻、中度肾功能损害，经过内科处理,都能较好地耐受手术;重度肾功能损害者,只要在有效的透析疗法处理下,仍然能相当安全地耐受手术。

7. 肾上腺皮质功能不足:除慢性肾上腺皮质功能不足患者外,凡是正在应用或在 6～12 个月内曾用激素治疗超过 1～2 周者,可在手术前、当日、术后给予氢化可的松,直至手术应激过去后,便可停用。

8. 糖尿病患者手术耐受力差,手术前应适当控制血糖,纠正体液和酸碱平衡失调,改善营养状态。凡施行有感染可能的手术,术前都应使用抗菌药物。施行大手术前,要将患者血糖稳定于正常或轻度升高状态(5.6～11.2 mmol/L)。如果患者应用降糖药物或长效胰岛素,均改为短效胰岛素。

第二节 手术后护理

一、心理护理

根据患者麻醉和手术的具体情况,做好患者的接收工作及患者和家属的解释工作。避免各种不良刺激,缓解不良心理反应,做好针对性的心理疏导;创造安静、舒适的病区环境,保证患者有足够的休息和睡眠,以利早日康复。

二、观察生命体征

1. 血压:大手术后或有内出血倾向者必要时可每 15～30 min 测血压 1 次,病情稳定后改为每 1～2 h 1 次;中、小手术后每小时测血压 1 次,直至平稳,并作好记录。

2. 体温变化是人体对各种物理、化学、生物刺激的防御。术后患者体温会略有升高,但一般低于 38 ℃。1～2 d 后恢复正常体温。

3. 脉搏:随体温而变化。失血、失液引起循环容量不足时,脉搏可增快、细弱、血压下降、脉压变小;若脉搏增快、呼吸急促,可为心力衰竭的表现。

4. 呼吸:随体温升高而加快,有时可因胸、腹带包扎过紧而受影响。若术后患者出现呼吸困难或急促时,应先检查胸、腹带的松紧度是否适当,同时应警惕肺部感染和急性呼吸窘迫综合征发生的可能。

三、体位

全麻尚未清醒者,取平卧位,头转向一侧,避免口腔分泌物或呕吐物误吸入气道,清醒后且血压平稳者可取半卧位;椎管内麻醉者,应平卧 6～8 h,以防因脑脊液外渗而出现头痛;局部麻醉者,可视手术和患者需求安置体位。颅脑手术后,无休克或昏迷,可取 15°～30° 头高脚低斜坡卧位;颈、胸部手术后,多采用高半坐卧位,便于呼吸和有效引流;脊柱或臀部手术后,可采用俯卧或仰卧位;腹部手术后,多采用低半坐卧位或斜坡卧位,既能降低腹壁张力,减轻切口疼痛,又利于呼吸;腹腔内有感染者,若病情许可,应尽早改为半坐位或头高脚低位,以利有效引流。

四、引流管护理

多置于体腔(如胸、腹腔等)和空腔脏器(如胃、肠、膀胱等)。随时观察引流是否有效,引流管是否通畅,有无阻塞、扭曲、折叠和脱落,记录引流物的颜色、性状和量。乳胶引流片一般于术后1～2 d拔除;胃肠减压管一般在胃肠道功能恢复、肛门排气后,即可拔除。

五、饮食

视手术方式、麻醉方法和患者的反应决定开始饮食的时间和种类:① 局麻下实施手术,体表或肢体的手术,全身反应较轻者,术后即可进食;② 蛛网膜下腔阻滞和硬脊膜外腔阻滞者,术后3～6 h即可进食;③ 胃肠道手术,待肠蠕动恢复、肛门排气后开始进水、少量流食,逐步过渡到半流食、普食。

六、活动

原则上应该早期床上活动,并尽早离床活动,但有休克、心衰、严重感染、出血、极度衰弱或实施特殊的制动措施的患者则不宜早期活动。早期活动有利于增加肺活量,减少肺部并发症,改善全身血液循环,促进切口愈合,减少下肢静脉血流缓慢所致深静脉血栓形成,有利于肠道和膀胱功能恢复,减少腹胀和尿潴留的发生。

第七章
颈部疾病的护理

第一节　甲状腺功能亢进

甲状腺功能亢进症（（hyperthyroidism，简称甲亢），是指甲状腺本身的病变引发的甲状腺毒症。其病因主要是弥漫性毒性甲状腺肿（Graves 病）、多结节性毒性甲状腺肿和甲状腺自主高功能腺瘤（Plummer 病）。

一、病因

Graves 病的病因尚不十分清楚，但患者有家族性，约有 15％的患者亲属有同样疾病，其家属中约有 50％的人抗甲状腺抗体呈阳性反应。许多研究认为，Graves 病是一种自身免疫性疾病（AITD）。由于免疫功能障碍可以引起体内产生多淋巴因子和甲状腺自身抗体，抗体与甲状腺细胞膜上的 TSH 受体结合，刺激甲状腺细胞增生和功能增强。此种抗体称为甲状腺刺激免疫球蛋白（thyroid-stimulating immunoglobuLin，TSI）。血循环中 TSI 的存在与甲亢的活动性及其复发均明显相关，但引起这种自身免疫反应的确切因素还不清楚。OLpe 认为患者体内有免疫调节缺陷，抑制 T 淋巴细胞的功能丧失，使辅助 T 淋巴细胞不受抑制而自由地刺激淋巴细胞生成免疫球蛋白，直接作用于甲状腺。球蛋白中的 TSI 刺激甲状腺使甲状腺功能增强。Kriss 认为，Graves 病的浸润性突眼是由于眼眶肌肉内沉积甲状腺球蛋白抗甲状腺球蛋白免疫复合物，引起的免疫复合物炎症反应；另一种假说认为，眼肌作为抗原与辅助 T 淋巴细胞之间的相互作用引起自体的免疫反应。甲状腺患者发生皮肤病变的机制尚不清楚，可能也是自身免疫性病变在胫前等部位皮肤的体现。

二、临床表现

甲亢的临床表现可轻可重，可明显也可不明显，由于患者的年龄、病程以及产生病变不同，引起各器官的异常情况的不同，临床表现也不完全一样。甲亢可能是暂时的，也可能是持续存在的。其中最常见的是弥漫性毒性甲状腺肿。世界上讲英语国家称之为 Graves 病，欧洲大陆其他国家称之为 Basedow 病。这是甲亢最常见的原因，也是临床上最常见的甲状腺疾病。Graves病在20～40岁最常见，10岁以前罕见，极少数为"淡漠型"。临床主要表现包括弥漫性甲状腺肿、甲状腺毒症、浸润性眼病，偶尔有浸润性皮肤病。

1. 代谢增加及交感神经高度兴奋表现：患者身体各系统的功能均可能亢进。常见有怕热、多汗、皮肤潮湿，也可有低热；易饿、多食，而消瘦；心慌、心率增快，严重者出现心房纤维性颤动、心脏扩大以及心力衰竭；收缩压升高，舒张压正常或者偏低，脉压增大；肠蠕动增快，常有大便次数增多，腹泻；容易激动、兴奋、多语、好动、失眠、舌及手伸出可有细微颤动；很多患者感觉疲乏、无力、容易疲劳，多有肌肉萎缩，常表现在肢体的近躯干端肌肉受累，神经肌肉的表现常常发展迅速，早期严重，治疗后数月内能迅速缓解。

2. 甲状腺肿大：呈弥漫性，质地软，有弹性，引起甲状腺肿大原因是多方面的，其中和甲状腺生长抗体关系密切，此种抗体对甲状腺功能影响不大，故病时甲状腺肿大程度与病情不一定平行。在肿大的甲状腺上可以听到血管杂音或者扪及震颤。

3. 眼病：大部分患者有眼部异常或突眼，而眼突重者，甲亢症状常较轻。

4. 较少见的临床表现：小儿和老年患者病后临床表现多不明显。少数年龄较大的患者，只表现有少数1～2组症状，或只突出有某个系统的症状。有些年龄较大的患者，以心律不齐为主诉；也有的因为体重下降明显去医院检查。还有的诉说食欲不佳，进食减少；或以肢体颤抖作为主诉。极少数老年患者，表现身体衰弱、乏力、倦怠、情神淡漠、抑郁等，称之为"淡漠型甲亢"。有的儿童在患甲亢以后，体重并不减轻。有些患者的甲状腺不肿大，或非对称肿大。还有的患者指甲变薄、变脆或脱离。少数患者可分别伴有阵发性肢体麻痹、胫前局限性黏液水肿，白癜风、甲状腺性杵状指或有男性乳房增生等。Graves病可伴有先天性角化不良及耳聋，但很少见。有些患者出现甲状腺毒症表现，轻重程度可能不同，但持续存在。另外一些患者的临床表现时好时坏，可表现不同程度的缓解或加重。这种时轻时重的过程是不同的，常是不固定的，这对治疗来说是重要的。

三、诊断

（一）辅助检查

1. 血清游离甲状腺素（FT4）与游离三碘甲状腺原氨酸（FT3）：FT3、FT4是循环血中甲状腺激素的活性部分，它不受血中TBG变化的影响，直接反应甲状腺功能状态。近年来已广泛应用于临床，其敏感性和特异性均明显超过总T3（TT3）、总T4（TT4）。正常值FT4 9～25 pmol/L，FT3 3～9 pmol/L（RIA），各实验室标准有一定差异。

2. 血清甲状腺素（TT4）：是判定甲状腺功能最基本筛选指标，血清中99.95%以上的T4与蛋白结合，其中80%～90%与球蛋白结合称为甲状腺素结合球蛋白（简称TBG），TT4是指T4与蛋白结合的总量，受TBG等结合蛋白量和结合力变化的影响；TBG又受妊娠、雌激素、病毒性肝炎等因素影响而升高，受雄激素、低蛋白血症（严重肝病、肾病综合征）、泼尼松等影响而下降。

3. 血清总三碘甲状腺原氨酸（TT3）：血清中T3与蛋白结合达99.5%以上，也受TBG的影响，TT3浓度的变化常与TT4的改变平行，但甲亢复发的早期，T3上升往往很快,约高于正常 4 倍,TT4 上升较缓,仅为正常的 2.5 倍,故测 TT3 为诊断本病较为敏感的指标;对本病初起,治程中疗效观察与治后复发先兆,更为敏感,特别是诊断 T3 甲亢的特异指标,分析诊断时应注意老年淡漠型甲亢或久病者 TT3 也可能不高。

4. 血清反 T3（revrseT3,rT3）。rT3 无生物活性,是 T4 在外周组织的降解产物,其在血中浓度的变化与 T4、T3 维持一定比例,尤其与 T4 变化一致,也可作为了解甲状腺功能的指标,部分本病初期或复发早期仅有 rT3 升高而作为较敏感的指标。在重症营养不良或某些全身疾病状态时 rT3 明显升高,而 TT3 则明显降低,为诊断低 T3 综合征的重要指标。

5. TSH 免疫放射测定分析（sTSH IRMA）。正常血循环中 sTSH 水平为 0.4～3.0 或 0.6～4.0 μIU/mL。用 IRMA 技术检测,能测出正常水平的低限。本法的最小检出值一般为 0.03 μIU/mL,有很高的灵敏度,故又称 sTSH（"sensitive" TSH）。广泛用于甲亢和甲减的诊断及治疗监测。

6. 甲状腺激素释放激素（TRH）兴奋试验。甲亢血清 T4, T3 增高,反馈抑制 TSH,故 TSH 不受 TRH 兴奋,如静脉注射 TRH 200 U 后 TSH 升高者,可排除本病;如 TSH 不增高（无反应）则支持甲亢的诊断。应注意 TSH 不增高还可见于甲状腺功能正常的 Graves 眼病、垂体病变伴 TSH 分泌不足等。本试验副作用少,对冠心病或甲亢性心脏病者较 T3 抑制试验更为安全。

7. 甲状腺摄碘（^{131}I）率。本法诊断甲亢的符合率达 90%,缺碘性甲状腺肿也可升高,但一般无高峰的前移,可作 T3 抑制试验鉴别,本法不能反应病情严重度与治疗中的病情变化,但可用于鉴别不同病因的甲亢,如摄 ^{131}I 率低者可能为甲状腺炎伴甲亢,碘甲亢或外源激素引起的甲亢症。应注意本法受多种食物及含碘药物（包括中药）的影响,如抗甲状腺避孕药使之升高,估测定前应停此类药物 1～2 个月以上,孕妇和哺乳期禁用。正常值:用盖革计数管测定法,3 h 及 24 h 值分别为 5%～25% 和 20%～45%,高峰在 24 h 出现。甲亢者:3 h 25%,24 h 45%,且高峰前移。

8. 三碘甲状腺原氨酸抑制试验:简称 T3 抑制试验。用于鉴别甲状腺肿伴摄 ^{131}I 率增高系由甲亢或单纯性甲状腺肿所致。方法:先测基础摄 ^{131}I 率后,口服 T3 20 μg,每日 3 次,连续 6 d（或口服干甲状腺片 60 mg,每日 3 次,连服 8 d）,然后再摄 ^{131}I 率。对比两次结果,正常人及单纯甲状腺肿患者肿摄 ^{131}I 率下降 50% 以上,甲亢患者不能被抑制故摄 ^{131}I 率下降小于 50%。本法对伴有冠心病或甲亢心脏病者禁用,以免诱发心律不齐或心绞痛。

9. 甲状腺刺激性抗体（TSAb）测定:GD 患者血中 TSAb 阳性检出率可达 80%～95%,对本病不但有早期诊断意义,对判断病情活动,是否复发也有价值,还可作为治疗停药的重要指标。

（二）症状

典型病例经详细询问病史,依靠临床表现即可拟诊;早期轻症,小儿或老年表现不典型甲亢,常须辅以必要的甲状腺功能检查方可确认。血清 FT3、FT4、(TT3、TT4 增高者符合甲亢,仅 FT3 或者 TT3 增高而 FT4、TT4 正常者可虑为 T3 型甲亢,仅有 FT4 或 TT4 增高而 FT3、TT3 正常者为 T4 型甲亢,结果可疑者可进一步作 sTSH 测定和(或)TRH 兴奋试验。在确诊甲亢基础上,应排出其他原因所致的甲亢,结合患者眼征、弥漫性甲状腺肿等特征,必要时检测血清 TSAb 等,可诊断为 GD;有结节须与自主性高功能甲状腺结节,或多结节性甲状腺肿伴甲亢相鉴别,后者临床上一般无突眼,甲亢症状较轻,甲状腺扫描为热结节,结节外甲状腺组织功能受抑制。亚急性甲状腺炎伴甲亢症状者甲状腺摄 ^{131}I 率减低,桥本甲状腺炎伴甲亢症状者血中微粒体抗体水平增高;碘甲亢有碘摄入史,甲状腺摄 ^{131}I 率降低,有时具有 T4、rT3 升高,T3 不高的表现,其他如少见的异位甲亢,TSH 甲亢及肿瘤伴甲亢等均应想到,逐个排除。

四、治疗

1. 一般治疗。诊断后在甲亢病情尚未得到控制时,尽可能取得患者的充分理解和密切合作,合理安排饮食,需要高热量、高蛋白质、高维生素和低碘的饮食;精神要放松;适当休息,避免重体力活动,是必需的、不可忽视的。

2. 药物治疗。硫脲嘧啶类药物,是我国和世界不少国家目前治疗甲亢主要采取的治疗方法。本治疗方法的特点:为口服用药,容易被患者接受;治疗后不会引起不可逆的损伤;但用药疗程长,需要定期随查;复发率较高。即便是合理规则用药,治后仍有 20% 以上的复发率。硫脲嘧啶类药物的品种:临床选用顺序常为,甲硫咪唑(他巴唑,MMI)、丙基硫氧嘧啶(PTU)、卡比吗唑(甲亢平)和甲基硫氧嘧啶。PTU 和甲基硫氧嘧啶药效较其他小 10 倍,使用时应剂量大 10 倍。药物选择:不同地区不同医生之间依据其习惯和经验有其不同的选择。在美国常选用 PTU,而在欧洲首选 MMI 的更多。在我国,选用 PTU 和 MMI 都不少,选用前者考虑其可减少循环中的 T4 转换为 T3,孕妇使用更为安全,而选用后者则认为该药副作用更小,对甲状腺激素的合成具有较长时间的抑制作用,有经验显示该药每日给药 1 次即可,患者的依从性较好。辅助药物:普萘洛尔(心得安),碘剂以及甲状腺制剂的使用。

3. 手术治疗。药物治疗后的甲状腺次全切除,效果良好,治愈率达到 90% 以上,但有一定并发症的发生机率。

4. 放射性碘治疗。此法安全,方便,治愈率达到 85% ～ 90%,复发率低,在近年来越来越多的国家开始采用此种方法治疗甲亢。治疗后症状消失较慢,约 10% 的病患发生永久的甲状腺功能减退。这是安全的治疗,全世界采用此种治疗方法的几十年中,对选用的患者尚未发现甲状腺癌和白血病。

5. 甲状腺介入栓塞治疗。20 世纪 90 年代以来治疗 Graves 病的一种新方法,自从 1994 年首例报道以后,我国部分地区已开展此种治疗。方法是在数字减影 X 线的电视之下,经股动脉将导管送入甲状腺上动脉,缓漫注入与造影剂相混合的栓塞剂量——聚乙烯醇、明胶海绵或白芨粉,至血流基本停止。一般甲状腺栓塞的面积可过 80% ～ 90%,这与次全手术切除的甲状腺的量相似。此种治疗方法适应证是甲状腺较大,对抗甲状腺药疗效欠佳或过敏者;不宜采用手术或放射性碘者;也可用于甲状腺非常肿大时的手术前治疗。而初发的甲亢,甲状腺肿大不明显,有出血倾向及有明显的大血管硬化者应为禁忌之列。

6. 传统中医治疗。传统的中医中药及针灸疗法对一些甲亢也有较好的效果。由于医家对病情认识的辨证不同,各家采用的治法也有差别,疗效也不相同。对用硫脲嘧啶类药治疗有明显血象改变的甲亢患者,也可选用传统中医中药治疗。

五、护理

(一)病情观察

1. 患者有无自觉乏力、多食、消瘦、怕热、多汗及排便次数增多等异常改变。

2. 心理社会情况:患者有无情绪改变,如敏感、急躁易怒、焦虑,家庭人际关系紧张等改变,产生自卑心理,部分老年患者可有抑郁、淡漠,重者可有自杀倾向。

(二)症状护理

1. 重症浸润性突眼的护理:注意保护角膜和球结膜,可用眼罩防止光、风、灰尘刺激。结膜水肿,眼睑不能闭合者,涂以抗生素眼膏或用生理盐水纱布湿敷,抬高床头,限制水及盐的摄入,防止眼压增高,并训练眼外肌活动。

2. 甲亢危象的护理:要严密观察体温、脉搏、呼吸、血压,是否精神异常,是否电解质紊乱,每班详细记录病情及出入量,并做好床边交接班。

(三)一般护理

1. 每日有充分的休息,避免过度疲劳,生病或有心功能不全或心律失常者应卧床休息。环境要安静,室温稍低。

2. 给予高热量、高蛋白、富含维生素和钾、钙的饮食。限制高纤维素饮食,如粗粮、蔬菜等。避免吃含碘丰富的食物,如海带、紫菜等。

3. 甲亢患者代谢高,产热多,经常出汗烦躁,需予以理解和关心,室内宜通风,室温保持在20 ℃左右,以减少出汗。多补充水分,但避免给浓茶、咖啡。让患者勤洗澡常换内衣,对个人卫生舒适的要求,尽量给予满足。

4. 护士接触患者应关心体贴,态度和蔼,避免刺激性语言,仔细耐心做好解释疏导工作,解除患者的焦虑。

第二节　单纯性甲状腺肿

单纯性甲状腺肿是甲状腺功能正常的甲状腺肿,是以缺碘、致甲状腺肿物质或相关酶缺陷等原因所致的代偿性甲状腺肿大,不伴有明显的甲状腺功能亢进或减退,故又称非毒性甲状腺肿。其特点是散发于非地方性甲状腺肿流行区,且不伴有肿瘤和炎症,病程初期甲状腺多为弥漫性肿大,以后可发展为多结节性肿大。

一、病因

1. 碘缺乏。碘是合成甲状腺激素的必需元素,碘元素不足,机体不能合成足够的甲状腺激素,反馈刺激垂体 TSH 升高,升高的 TSH 促使甲状腺增生,引起甲状腺肿。我国是碘缺乏严重的国家,国家推行的"全民加碘盐"政策是防止碘缺乏病的最有效的措施。

2. 酶缺陷。甲状腺激素合成过程中某些酶的先天性缺陷或获得性缺陷可引起单纯性甲状腺肿,如碘化物运输酶缺陷、过氧化物酶缺陷、去卤化酶缺陷、碘酪氨酸耦联酶缺陷等。

3. 药物。碘化物、氟化物、氨基比林、氨鲁米特、磺胺类、保泰松、胺碘酮、磺胺丁脲、甲巯咪唑、丙基硫氧嘧啶等药物可引起单纯性甲状腺肿。这些药物通过不同的机制,干扰或抑制甲状腺激素合成过程中的各个环节,最终影响甲状腺激素合成,反馈引起 TSH 升高,导致甲状腺肿。

4. 吸烟。吸烟可引起单纯性甲状腺肿,因为吸入物中含硫氰酸盐,这是一种致甲状腺肿物质,吸烟者血清甲状腺球蛋白水平要高于非吸烟者。

5. 遗传因素。目前发现与散发性甲状腺肿发病有关的遗传因素有 14 q、多结节性甲状腺肿基因——1、3q26、Xp22、甲状腺球蛋白基因等。流行病学资料表明,甲状腺肿常常有家族聚集性。

6. 其他疾病。皮质醇增多症、肢端肥大症及终末期肾脏疾病患者可发生单纯性甲状腺肿。

二、临床表现

(一)甲状腺肿大或颈部肿块

甲状腺肿大是非毒性甲状腺肿特征性的临床表现,患者常主诉颈部变粗或衣领发紧。甲状腺位于颈前部,一旦肿大容易被患者本人或家人发现,有时甲状腺肿可向下延伸进入胸腔,这可能是由于胸腔内负压和肿瘤重量下坠所致;偶见甲状腺肿发生于迷走甲状腺组织。病程早期为弥漫性甲状腺肿大,查体可见肿大甲状腺表面光滑,质软,随吞咽上下活动,无震颤及血管杂音。随着病程的发展,逐渐出现甲状腺结节性肿大,一般为不对称性、多结节性,多个结节可聚集在一起,表现为颈部肿块。结节大小不等、质地不等、位置不一。甲状腺肿一般无疼痛,若有结节内出血则可出现疼痛。如体检发现甲状腺结节质硬、活动度欠佳,应警惕恶变可能。

(二)压迫症状

压迫症状是非毒性甲状腺肿最重要的临床表现,压迫症状在病程的晚期出现,但胸骨后甲状腺肿早期即可出现压迫症状。

1. 压迫气管。轻度气管受压通常无症状,受压较重可引起喘鸣、呼吸困难、咳嗽。胸骨后甲状腺肿引起的喘鸣和呼吸困难常在夜间发生,可随体位改变而发生(如患者上肢上举)。

2. 压迫食管。食管位置较靠后，一般不易受压，如甲状腺肿向后生长并包绕食管，可压迫食管引起吞咽不畅或困难。

3. 压迫喉返神经。单纯性甲状腺肿很少压迫喉返神经，除非合并甲状腺恶性肿瘤，肿瘤浸润单侧喉返神经可引起声带麻痹、声音嘶哑，双侧喉返神经受累还可引起呼吸困难。出现喉返神经受压症状时，要高度警惕恶变可能。

4. 压迫血管。巨大甲状腺肿，尤其是胸骨后甲状腺肿可压迫颈静脉、锁骨下静脉甚至上腔静脉，引起面部水肿，颈部和上胸部浅静脉扩张。

5. 压迫膈神经。胸骨后甲状腺肿可压迫膈神经，引起呃逆，膈膨升。膈神经受压较少见。

6. 压迫颈交感神经链。胸骨后甲状腺肿可压迫颈交感神经链，引起 Horners 综合征。

三、诊断

（一）辅助检查

1. 血清 TSH，T3，T4 检测。单纯性甲状腺肿患者血清 TSH，T3，T4 水平正常。

2. 碘（^{131}I）摄取率。碘（^{131}I）摄取率正常或升高。

3. 血清 TPOAb、TgAb。一般为阴性，少数可为轻度升高，可提示其将来发生甲减的可能性较大。

4. 细针穿刺细胞学检查。对于 B 超显示为低回声的实质性结节、钙化点直径≥1 mm 的结节、质地较硬结节或生长迅速的结节应行细针穿刺细胞学检查，细针穿刺细胞学检查是术前评价甲状腺结节良、恶性最有效的方法，敏感性为 65％～98％，特异性为 72％～100％。

5. 颈部 X 线检查。对病程较长、甲状腺肿大明显或有呼吸道梗阻症状或胸骨后甲状腺肿的患者应摄气管 X 片，以了解有无气管移位、气管软化，并可判断胸骨后甲状腺肿的位置及大小。

6. 颈部超声检查。颈部 B 超是诊断甲状腺肿方便、可靠的方法。B 超能检测出直径为 2～4 mm 的小结节，因此 B 超能发现体检触不到的结节，通常体检发现成人甲状腺结节的发生率为 4％～7％，而 B 超检查发现成人近 70％有甲状腺结节。彩色多普勒检查时可发现正常甲状腺血流信号无明显增加，呈散在的少许血流信号。

7. 核素显像。核素显像可以评价甲状腺形态及甲状腺结节的功能。弥漫性甲状腺肿可见甲状腺体积增大，放射性分布均匀，结节性甲状腺肿可见热结节或冷结节。

8. 颈部 CT 和 MRI。颈部 CT 或 MRI 并不能提供比 B 超更多的信息且价格较高，但对于胸骨后甲状腺肿有较高的诊断价值。

9. 呼吸功能检测。巨大甲状腺肿或胸骨后甲状腺肿应行肺功能检测以对气道受压情况做出功能性评价。

（二）鉴别诊断

非地方性甲状腺肿流行区域的居民，甲状腺弥漫性肿大或结节性肿大，在排除甲亢、甲减、桥本甲状腺炎、急性甲状腺炎、亚急性甲状腺炎、无痛性甲状腺炎、甲状腺癌等疾病后可诊断为单纯性甲状腺肿。诊断非毒性甲状腺肿必须证实甲状腺功能处于正常状态及血清 T3、T4 水平正常。甲状腺功能状态有时在临床上难以评价，因为有些甲亢患者，尤其是老年人临床表现轻微或不典型。

四、治疗

（一）治疗指证

下列情况需要治疗：

1. 有局部症状，从颈部不适到严重压迫症状；
2. 影响美观；
3. 甲状腺肿进展较快；
4. 胸骨后甲状腺肿；
5. 结节性甲状腺肿不能排除恶变者；
6. 伴甲状腺功能异常者（包括临床甲亢）。

（二）治疗原则

单纯性甲状腺肿患者临床表现轻重不一，差异较大，因此，治疗方案应个体化。因为单纯性甲状腺肿的甲状腺功能是正常的，不需要治疗，除非患者有美容要求或有压迫甚至怀疑肿瘤的情况下，采取放射性 ^{131}I 治疗或手术治疗。

（三）不治疗、临床随访

许多单纯性甲状腺肿患者甲状腺肿生长缓慢，局部无症状，甲状腺功能正常，可不予特殊治疗，临床密切随访，定期体检、B 超检查。另外，要定期检测血清 TSH 水平，以及早发现亚临床甲亢或甲减。若有明显的致甲状腺肿因素存在，应予去除。

（四）TSH 抑制治疗

部分单纯性甲状腺肿的发病机制与 TSH 的刺激有关，用外源性甲状腺激素可以抑制内源性 TSH 的分泌，从而防治甲状腺肿的生长，TSH 抑制治疗已被广泛应用于单纯性甲状腺肿的治疗。

（五）放射性 ^{131}I 治疗

放射性 ^{131}I 在毒性甲状腺肿的治疗中已广泛应用，在非毒性甲状腺肿的治疗中尚未广泛应用。近年来情况有所改变，^{131}I 治疗单纯性甲状腺肿已被越来越重视。近 10 年来，有多篇文献报告采用一次性大剂量 ^{131}I 治疗单纯性甲状腺肿取得了较好的疗效，可使 80%～100% 患者甲状腺体积缩小 40%～60%。

（六）手术治疗

手术治疗可以迅速解除局部压迫症状，因此，手术治疗单纯性甲状腺肿具有不可替代的优势。

（七）穿刺抽吸或注射无水酒精

对于囊性结节可行穿刺抽吸或注射无水酒精,能起到使结节退缩的疗效。

五、护理

1. 在单纯性甲状腺肿流行地区推广加碘食盐,告知居民勿因价格低廉而购买和食用不加碘食盐。

2. 告知患者碘是甲状腺素合成的必需原料,食用高碘食品有助于增加体内甲状腺素的合成,防止或延缓甲状腺肿大症状的发生。

3. 告知患者结节性甲状腺肿有继发甲亢及恶变的可能。对单发结节、放射性 ^{131}I 扫描表明为凉结节或冷结节,或短期内肿块增大迅速,均可疑恶变,应建议手术切除。

第三节　甲状腺功能减退

甲状腺功能减退(简称甲减),是由于甲状腺激素合成及分泌减少,或其生理效应不足所致机体代谢降低的一种疾病。按其病因分为原发性甲减、继发性甲减及周围性甲减三类。

一、病因

病因较复杂,以原发性者多见,其次为垂体性者,其他均属少见。

二、临床表现

1. 面色苍白,眼睑和颊部虚肿,表情淡漠,痴呆,全身皮肤干燥、增厚、粗糙多脱屑,非凹陷性水肿,毛发脱落,手脚掌呈萎黄色,体重增加,少数患者指甲厚而脆裂。

2. 神经精神系统:记忆力减退,智力低下,嗜睡,反应迟钝,多虑,头晕,头痛,耳鸣,耳聋,眼球震颤,共济失调,腱反射迟钝,跟腱反射松弛时间延长,重者可出现痴呆,木僵,甚至昏睡。

3. 心血管系统:心动过缓,心输出量减少,血压低,心音低钝,心脏扩大,可并发冠心病,但一般不发生心绞痛与心衰,有时可伴有心包积液和胸腔积液。重症者发生黏液性水肿性心肌病。

4. 消化系统:厌食、腹胀、便秘。重者可出现麻痹性肠梗阻。胆囊收缩减弱而胀大,半数患者有胃酸缺乏,导致恶性贫血与缺铁性贫血。

5. 运动系统:肌肉软弱无力、疼痛、强直,可伴有关节病变如慢性关节炎。

6. 内分泌系统:女性月经过多,久病闭经,不育症;男性阳痿,性欲减退。少数患者出现泌乳,继发性垂体增大。

7. 病情严重时,由于受寒冷、感染、手术、麻醉或镇静剂应用不当等应激可诱发黏液性水肿昏迷或称"甲减危象"。表现为低体温（T<35 ℃），呼吸减慢，心动过缓，血压下降，四肢肌力松弛，反射减弱或消失，甚至发生昏迷、休克、心肾功能衰竭。

8. 呆小病：表情呆滞，发音低哑，颜面苍白，眶周浮肿，两眼距增宽，鼻梁扁塌，唇厚流涎，舌大外伸，四肢粗短、鸭步。

9. 幼年型甲减：身材矮小，智力低下，性发育延迟。

三、诊断

（一）辅助检查

1. 甲状腺功能检查。血清 TT4，TT3，FT4，FT3 低于正常值。

2. 血清 TSH 值

（1）原发性甲减症 TSH 明显升高同时伴游离 T4 下降。亚临床型甲减症血清 TT4，TT3 值可正常，而血清 TSH 轻度升高，血清 TSH 水平在 TRH 兴奋剂试验后，反应比正常人高。

（2）垂体性甲减症血清 TSH 水平低或正常或高于正常，对 TRH 兴奋试验无反应。应用 TSH 后，血清 TT4 水平升高。

（3）下丘脑性甲减症血清 TSH 水平低或正常，对 TRH 兴奋试验反应良好。

（4）周围性甲减（甲状腺激素抵抗综合征）中枢性抵抗者 TSH 升高，周围组织抵抗者 TSH 低下，全身抵抗者 TSH 有不同表现。

3. X 线检查。心脏扩大，心搏减慢，心包积液，颅骨平片示蝶鞍可增大。

4. 心电图检查。示低电压，Q-T 间期延长，ST-T 异常。超声心动图示心肌增厚，心包积液。

5. 血脂、肌酸磷酸激酶活性增高，葡萄糖耐量曲线低平。

（二）鉴别诊断

最重要的是鉴别继发性与原发性甲状腺功能减退；继发性甲状腺功能减退少见，常常由于下丘脑－垂体轴心病变影响其他内分泌器官。已知甲状腺功能减退妇女，继发性甲状腺功能减退的线索是闭经（而非月经过多）和在体检时有些体征提示区别。继发性甲状腺功能减退皮肤和毛发干燥，但不粗糙；皮肤常苍白；舌大不明显；心脏小心包无渗出浆液积贮；低血压；因为同时伴有肾上腺功能不足和 GH 缺乏，所以常常出现低血糖。

四、治疗

1. 甲状腺制剂终身替代治疗。早期轻型病例以口服甲状腺片或左甲状腺素为主。检测甲状腺功能，维持 TSH 在正常值范围。

2. 对症治疗。中、晚期重型病例除口服甲状腺片或左旋甲状腺素外，需对症治疗如给氧、输液、控制感染、控制心力衰竭等。

五、护理

1. 饮食护理。甲减患者多为虚寒性体质故不宜食生、凉、冰食物。高热量、高蛋白、高维生素、适量脂肪,适量地节制饮食。注意食物与药物之间的关系,如服中药忌饮茶。多吃水果、新鲜蔬菜和海带等含碘丰富的食物。

2. 情志护理。了解患者常有的思想顾虑:有病乱投医;恨病求速效;惜钱不就医等。帮助患者消除思想顾虑,树立自信。

3. 病情观察。一般亚临床型甲减在临床上无明显症状表现,临床型甲减,特别是发展到成人黏液性水肿时,症状才逐渐表现出来,早期观察有无精神萎靡,智力减退,疲乏,嗜睡,大便秘结等。其次,观察有无低基础代谢率综合征,黏液性水肿面容及神经系统、心血管系统、消化系统、血液系统、生殖系统、运动系统、呼吸系统、内分泌系统有无异常,嗜睡状态下则应注意防止昏迷的发生。

4. 对症护理。如并发严重急性感染,有重症精神症状,胸、腹水及心包积液,顽固性心绞痛、心力衰竭、黏液性水肿性昏迷,应立即送医院治疗。

5. 服药护理。甲减患者属虚寒性体质,寒凉性药物应禁用或慎用。使用安眠药物时应注意剂量、时间,防止诱发昏迷。使用利尿剂易间歇使用,注意观察尿量,是否有电解质紊乱,防止发生低钾血症等。

6. 黏液性水肿昏迷患者护理。密切观察病情变化,测呼吸、脉搏、血压,每 15 min 1 次,注意保暖,保持呼吸道通畅,准确记录出入量,专人看护。

第八章
乳房疾病的护理

第一节　急性乳腺炎

一、病因

急性乳腺炎大多由金黄色葡萄球菌引起的急性化脓性感染。临床表现主要有乳房胀痛、畏寒、发热，局部红、肿、热、痛，触及硬块，白细胞升高。大多数有乳头损伤、破裂或积乳病史。本病常发生产后 1～2 个月的哺乳期妇女，尤其是初产妇。病菌一般从乳头破口或皲裂处侵入，也可直接侵入引起感染。本病虽然有特效治疗，但发病后痛苦，乳腺组织破坏引起乳房变形，影响喂奶。因此，对本病的预防重于治疗。

二、临床表现

1. 患侧乳房肿胀、疼痛或畏寒发热。
2. 局部红、肿、热痛，触及痛性硬块，脓肿形成后可有波动感。
3. 同侧腋窝淋巴结肿大、压痛。

三、诊断

1. 哺乳期，有乳汁淤积情况，继而乳房胀痛，畏寒发热，局部红、肿、热痛，触及硬块或波动感，同侧腋淋巴结肿大。
2. 白细胞总数和中性粒细胞明显升高。
3. 超声波检查有液性暗区，穿刺抽出脓液。

四、治疗

1. 注意休息，清洁乳头，吸出乳汁，托起乳房，严重时暂停喂奶，早期炎症局限者以肌注青、链霉素及局部物理治疗为主，炎症范围较广，全身中毒症状明显者，应大剂量静滴青霉素或红霉素，可给予清热解毒中药口服。
2. 局部热敷、理疗，一旦形成脓肿，宜行切开引流。

3. 全身应用抗生素。

4. 中药治疗。

五、护理

1. 一般护理。

（1）饮食：高蛋白、高热量、高维生素、低脂肪食物，保证足够液体入量。

（2）休息：保证充足的休息，并适当运动。

（3）个人卫生：养成良好的哺乳期卫生习惯，保持乳房清洁，勤更衣，定期沐浴。

2. 急性乳腺炎患者的护理。

（1）病情观察：定时测量体温、脉搏、呼吸，了解血白细胞计数及分类变化，必要时作细菌培养及药物过敏试验。

（2）防止乳汁淤积：患乳暂停哺乳定时用吸乳器吸空乳汁，或用手、梳子背沿乳管方向加压按摩。

（3）促进局部血循环：局部热敷或用宽松的胸罩托起两侧乳房，以减轻疼痛、促进血液循环。

（4）对症处理：高热者，予以物理降温，必要时应用解热镇痛药物。

（5）引流护理：脓肿切开后，保持引流通畅，及时更换敷料。

第二节　乳　癌

一、病因

病因尚未完全阐明，但许多研究资料表明，乳腺癌的发生除去出生地的因素外，还与下列因素有关。

1. 内源性或外源性雌激素的长期刺激：雌激素的活性对乳癌的发生有重要作用。月经过早来潮（小于 12 岁）或绝经晚（迟于 55 岁），未生育，晚育（第一胎在 35 岁以后）或生育后不哺乳，乳癌的发生率较高。

2. 病毒：致癌性 RNA 病毒可能与乳腺癌相关。

3. 乳腺非典型增生：有乳腺导管和小叶非典型增生者发生乳腺癌的危险性增加。

4. 遗传和家族史：乳癌在家族中的多发性也在统计中获得证实。具有乳腺癌家族史（一级直系亲属患乳腺癌）的女性，发生乳腺癌的危险性是一般人群的 2～3 倍。

5. 营养因素：高脂物质摄入过多与乳腺癌的发生有一定的相关性。

6. 放射线：接受高水平电离辐射，尤其是因其他疾病使胸部接受过多放射线照射的妇女，发生乳腺癌的危险性增加。

二、临床表现

1. 乳房肿块：是乳腺癌最常见的表现。

2. 乳头改变:乳头溢液多为良性改变,但对 50 岁以上,有单侧乳头溢液者应警惕发生乳癌的可能性;乳头凹陷;乳头瘙痒、脱屑、糜烂、溃疡、结痂等湿疹样改变常为乳腺佩吉特病(Paget 病)的临床表现。

3. 乳房皮肤及轮廓改变:肿瘤侵犯皮肤的 Cooper 韧带,可形成"酒窝征";肿瘤细胞堵塞皮下毛细淋巴管,造成皮肤水肿,而毛囊处凹陷形成"橘皮征";当皮肤广泛受侵时,可在表皮形成多数坚硬小结节或小条索,甚至融合成片,若病变延伸至背部和对侧胸壁可限制呼吸,形成铠甲状癌;炎性乳腺癌会出现乳房明显增大,皮肤充血红肿、局部皮温增高;另外,晚期乳腺癌会出现皮肤破溃形成癌性溃疡。

4. 淋巴结肿大:同侧腋窝淋巴结可肿大,晚期乳腺癌可向对侧腋窝淋巴结转移引起肿大;另外有些情况下还可触到同侧和/或对侧锁骨上肿大淋巴结。

三、诊断

1. 乳腺钼靶:是一种经典的检查手段,是通过专门的钼靶 X 线机摄片进行实现的。乳腺癌在 X 线片中病灶表现形式常见有较规则或类圆形肿块、不规则或模糊肿块、毛刺肿块、透亮环肿块四类。另外,乳腺钼靶对于细小的钙化敏感度较高,能够早期发现一些特征性钙化(如簇状沙粒样钙化等)。

2. 乳腺 B 超:B 超扫描能够鉴别乳腺的囊性与实性病变。乳腺癌 B 超扫描多表现为形态不规则、内部回声不均匀的低回声肿块,彩色超声可显示肿块内部及周边的血流信号。目前,国际公认乳腺钼靶 X 线摄像是最有效的乳腺普查手段。但是钼靶 X 线摄像诊断乳腺疾病的准确性会受乳腺致密程度影响。年轻女性因为腺体致密、纤维组织丰富,常表现为整个乳房呈致密性阴影,缺乏层次对比。因此 35 岁以下的年轻女性,可将乳房 B 超当成首选的普查方法。另外,B 超扫描对观察腋窝淋巴结方面具有优势。

3. 动态增强核磁共振:核磁检查是软组织分辨率最高的影像检查手段,较 X 线和 B 超有很多优势,如对多中心性病灶的诊断可靠;敏感性、特异性均达 90% 以上;致密型乳腺深方及高位将影响钼靶评价,而 MRI 则不受这些因素的影响;图像可以旋转或进行任意平面的切割,可以清晰显示微小肿瘤;肿瘤微血管分布数据可以提供更多肿瘤功能参数和治疗反应;新辅助化疗后的肿瘤坏死、纤维组织增生等情况,触诊和 B 超难以真实反映残留肿瘤范围,而核磁在这方面具有其他检查方式无可比拟的优势。但对于带有心脏起搏器和体内金属的患者不适用。

四、治疗

乳腺癌的治疗手段包括手术治疗、放射治疗、化学治疗、内分泌治疗和分子靶向治疗。在科学和人文结合的现代乳腺癌治疗新理念指导下,乳腺癌的治疗趋势包括保留乳房和腋窝的微创手术、更为精确的立体定向放疗和选择性更好的靶向药物治疗。现代医学需要脱离传统的经验医学模式而遵照循证医学证据。基于国际上大规模的临床研究和荟萃分析结果,目前在乳腺癌治疗领域国际上有影响力并被临床普遍接受的有欧洲的St. GaLLen 早期乳癌治疗专家共识和美国国家癌症网(NCCN)治疗指南。

（一）手术治疗

手术切除一直是乳腺癌主要的治疗手段。目前的手术方式正在朝着缩小切除范围的方向发展，包括保乳术和前哨淋巴结活检术。

1. 保乳术：可手术切除的早期乳腺癌患者，具有安全切缘的保乳术加术后放疗，疗效与全乳切除相当，但患者形体良好，患者本人和家人的生活质量大不一样，治疗指南并不强调一定要保乳，但医生应该提供患者和家人选择保留乳房的机会。针对局部肿瘤较大的患者还可以进行新辅助化疗后使肿瘤降期保乳。

2. 前哨淋巴结活检术：以往乳腺癌手术，在切除乳房的同时或即使保留乳房，都要进行腋窝淋巴结清扫。现在越来越多的研究表明，如果前哨淋巴结没有转移，就可以不进行腋窝淋巴结清扫。前哨淋巴结活检预测腋窝淋巴结阳性的准确率可达90%～98%，而假阴性率可以控制在5%～10%，同时由于手术创伤小，术后上肢水肿的发生率为1%，目前在美国已经成为常规的处理。

（二）放疗

乳腺癌术后的辅助放疗的适应证及治疗原则如下。

1. 乳腺癌改良根治术后的辅助放疗。照射部位：胸壁和锁骨上下淋巴结区域。腋窝：腋窝淋巴结未清扫或清扫不彻底的患者；内乳：不做常规放疗。

2. 乳腺癌保乳术后的辅助放疗：所有保乳手术患者，包括浸润性癌、原位癌早期浸润和原位癌的患者，均应予术后放疗。但对于年龄＞70岁，T1N0M0且ER阳性的患者可考虑术后单纯内分泌治疗，不做术后放疗。

照射部位：① 全乳腺：所有患者；② 锁骨上下区：T3，T4患者或腋窝淋巴结转移数＞4个的患者；③ 腋窝：腋窝淋巴结未清扫或前哨淋巴结活检阳性未做腋窝清扫的患者；④ 内乳：不做常规放疗。

（三）化疗

乳腺癌的化疗药物从20世纪70年代的环磷酰胺、甲氨蝶呤、氟尿嘧啶，到80年代的蒽环类药物阿霉素、表阿霉素，再到90年代的紫杉类药物紫杉醇、多西紫杉醇的问世，已经成为乳腺癌治疗中重要的治疗方式，无论是在乳腺癌的术前新辅助、术后的辅助治疗还是复发转移患者的解救治疗中都占有非常重要的位置。目前蒽环类和紫杉类仍然是乳腺癌治疗中非常重要的两大类药。其他常用乳腺癌化疗药物还有长春瑞滨、吉西他滨、卡培他滨、铂类、烷化剂、氨甲喋呤等。

（四）内分泌治疗

乳腺癌的内分泌治疗是肿瘤内分泌治疗中研究历史最久、最成熟，也是最有成效的。最主要的包括雌激素拮抗剂（如三苯氧胺）和芳香化酶抑制剂（现在常用的为第三代芳香化酶抑制剂，如来曲唑、阿那曲唑和依西美坦）。三苯氧胺既可以应用在绝经前女性也可以应用在绝经后的女性，但对于绝经后的女性，芳香化酶抑制剂的疗效更好。另外还有可以代替手术和放疗的药物去势药物(如诺雷德),在绝经前(包括围绝经期)的患者应用或与三苯氧胺、芳香化酶抑制剂联用。

(五)分子靶向治疗

人类的基因组计划的研究成果给肿瘤分子诊断和分子靶向治疗带来了巨大的影响,人类可以在分子水平上设计针对不同靶点的新型药物。针对乳腺癌的靶向药物主要包括以 HER 受体家族为靶点的药物(如曲妥珠单抗/赫赛汀、拉帕替尼等)和血管生成抑制剂(贝伐单抗/阿瓦斯汀)已在临床应用,其他一些靶点的药物如针对 RAS 家族、法尼基转移酶抑制剂、泛素—蛋白酶通路等的药物还在临床研究阶段。2002 年就在我国上市的赫赛汀(曲妥珠单抗)是乳腺癌治疗领域的第一个分子靶向药物,也是目前在中国乳腺癌治疗中应用最广的一个靶向药物,其应用适应证是 HER2 阳性的患者。

五、护理

1. 密切观察生命体征(血压、脉搏、呼吸):扩大根治术患者注意呼吸,及时发现气胸(胸闷、呼吸困难),鼓励患者深呼吸,有效咳嗽,防止肺部并发症。

2. 防止皮瓣下积血积液:用弹力绷带加压包扎伤口,使皮瓣与胸壁贴合紧密。注意松紧合适,注意患侧手臂血液循环情况。如包扎过紧,可出现脉搏扪不清,皮肤发紫、发冷等;引流管接负压吸引,妥善固定,保持通畅及有效负压。术后 3 d 内患肢肩关节制动,防止腋窝皮瓣移动而影响伤口愈合。

3. 术后引导患者尽早正视现实,观看伤口。

4. 介绍有关整形、修饰弥补缺陷的方法。

第九章

腹部疾病的护理

第一节　急性阑尾炎

急性阑尾炎俗称"盲肠炎",这是在解剖部位上的一种误解,实际阑尾是在盲肠末端的一个废用性器官。其诱因可能来自粪石梗阻、淋巴增生、寄生虫侵入等。该病根据发病急缓和轻重可分为:急性、亚急性、慢性,可发生脓肿、坏疽和穿孔导致腹膜炎等并发症。一般诊断治疗并不困难,予后良好。但由于阑尾的末端几乎可以位于腹部的任何一个部位,所以,其体征可能有极大差异。因此,须和其他急腹症进行认真的鉴别,以免误诊。

一、病因

1. 梗阻:阑尾为一细长的管道,仅一端与盲肠相通,一旦梗阻,可使管腔内分泌物积存,内压增高,压迫阑尾壁阻碍远侧血运,在此基础上管腔内细菌侵入受损黏膜,易致感染,有人发现坏疽性阑尾炎几乎都有梗阻存在,常见的梗阻原因为:① 堵塞阑尾腔的粪石,干结的粪块,食物碎屑,异物,蛔虫等。② 阑尾壁曾被破坏而致管腔狭窄或粘连。③ 阑尾系膜过短而形成的阑尾扭曲,阻碍管道通畅。④ 壁内淋巴组织增生或水肿引起管腔变狭窄。⑤ 阑尾开口于盲肠部位的附近有病变,如炎症、息肉、结核、肿瘤等,使阑尾开口受压,排空受阻,其中粪石梗阻最为常见,约占 1/3。梗阻为急性阑尾炎发病常见的基本因素,因此急性阑尾炎发病初期经常先有剑突下或脐部绞痛,这是阑尾管腔受阻、内压增高引起的症状。此外,切除阑尾的标本中常可见到粪石梗阻管腔,远端明显炎症甚至坏疽穿孔。

2. 感染:也有无梗阻而发病者,其主要因素为阑尾腔内细菌所致的直接感染,阑尾腔因与盲肠相通,因此具有与盲肠腔内相同的以大肠杆菌和厌氧菌为主的菌种和数量,若阑尾黏膜稍有损伤,细菌侵入管壁,引起不同程度的感染,少数患者发生于上呼吸道感染后,因此也被认为感染可由血运传至阑尾,还有一部分感染起于邻近器官的化脓性感染,侵入阑尾。

3. 其他:被认为与发病有关的其他因素中有因胃肠道功能障碍(腹泻、便秘等)引起内脏神经反射,导致阑尾肌肉和血管痉挛,一旦超过正常强度,可以产生阑尾管腔狭窄,血供障碍,黏膜受损,细菌入侵而致急性炎症。此外,也有人认为急性阑尾炎发病与饮食习惯和遗传有关,多纤维素饮食的地区发病率低,可能与结肠排空加快、便秘减少有关,因便秘而习惯性应用缓泻药可能使肠道黏膜充血,也可影响阑尾;有人认为遗传因素与阑尾先天性畸形有关,过度扭曲,管腔细小,长度过长,血运不佳等都是易发生急性炎症的条件。

二、临床表现

1. 急性发病,腹痛多起于上腹或脐周,开始痛不重,位置不固定,数小时后腹痛转移并固定于右下腹,持续性加重。部分患者病起即出现右下腹痛。

2. 早期出现恶心、呕吐和腹泻或便秘。尚有乏力,头痛,畏寒发热,腹胀等全身症状。

3. 右下腹压痛:是急性阑尾炎常见的重要体征,压痛点通常在麦氏点,可随阑尾位置变异而改变,但压痛点始终在一个固定的位置上。病变早期腹痛尚未转移至右下腹时,压痛已固定于右下腹部。当炎症扩散到阑尾以外时,压痛范围也随之扩大,但仍以阑尾部位压痛最为明显。

4. 强迫体位:患者来诊时常见弯腰行走,且往往以双手按在右下腹部。在床上平卧时,其右髋关节常呈屈曲位。

5. 腹膜刺激征象:有腹肌紧张、反跳痛(Blumberg 征)和肠鸣音减弱或消失等,这是壁层腹膜受到炎性刺激的一种防御反应,常提示阑尾炎已发展到化脓、坏疽或穿孔的阶段。但小儿、老人、孕妇、肥胖、虚弱患者或盲肠后位阑尾炎时,腹膜刺激征象可不明显。

6. 其他体征:① 结肠充气试验(Rovsing 试验):用一手压住左下腹降结肠部,再用另一手反复压迫近侧结肠部,结肠内积气即可传至盲肠和阑尾部位,引起右下腹痛感者为阳性;② 腰大肌试验:左侧卧位后将右下肢向后过伸,引起右下腹痛者为阳性,说明阑尾位置较深或在盲肠后位靠近腰大肌处;③ 闭孔内肌试验:仰卧位,将右髋和右膝均屈曲 90°,并半右股向内旋转,如引起右下腹痛者为阳性,提示阑尾位置较低,靠近闭孔内肌;直肠指诊:当阑尾位于盆腔或炎症已波及盆腔时,直肠指诊有直肠右前方的触痛。如发生盆腔脓肿时,可触及痛性肿块。

7. 腹部包块:阑尾周围脓肿形成时,右下腹可触到有触痛的包块。

8. 皮肤感觉过敏:早期(尤其阑尾腔有梗阻时)可出现右下腹皮肤感觉过敏现象,范围相当於第 10～12 胸髓节段神经支配区,位于右髂嵴最高点、右耻骨嵴及脐构成的三角区,也称 Sherren 三角,它并不因阑尾位置不同而改变。如阑尾坏疽穿孔,则该三角区皮肤感觉过敏现象消失。

三、诊断

1. 急性发病,转移性右下腹痛或初起即为右下腹痛;恶心呕吐等胃肠道症状。

2. 右下腹固定压痛、反跳痛、肌紧张。

3. 直肠右前方触痛或结肠充气征或腰大肌征或闭孔内肌征或咳嗽和触痛试验征阳性。

4. 白细胞总数及中性粒细胞不同程度增高。

5. 尿常规检查：尿检查一般无阳性发现，但盲肠后位阑尾炎可刺激邻近的右输尿管，尿中可出现少量红细胞和白细胞。

6. 大便常规检查：盆位阑尾炎和穿孔性阑尾炎合并盆腔脓肿时，大便中也可发现血细胞。

7. 超声发现阑尾肿胀，积液或包裹积液（脓）。

8. X 线检查：胸腹透视列为常规。急性阑尾炎在腹部平片上也可出现阳性结果：5%～6%的患者右下腹阑尾部位可见一块或数块结石阴影，1.4%患者阑尾腔内有积气。急性阑尾炎合并弥漫性腹膜炎时，为除外溃疡穿孔、急性绞窄性肠梗阻等，立位腹部平片是必要的，如出现膈下游离气体，阑尾炎基本上可以排除。

四、治疗

（一）非手术治疗

主要适应于单纯性阑尾炎、阑尾脓肿、妊娠早期和后期阑尾炎及高龄合并主要脏器病变的阑尾炎。

1. 基础治疗：卧床休息，控制饮食，适当补液和对症处理。

2. 抗菌治疗：可选用广谱抗生素（如氨苄青霉素）和抗厌氧菌的药物（如灭滴灵）静脉滴注。

3. 针刺治疗：可取足三里、阑尾穴，强刺激，留针 30 min，每日 2 次，连续 3 d。

4. 中药治疗：外敷适用于阑尾脓肿，可选用"四黄散"；内服主要是清热解毒、行气活血及通里攻下，可选"大黄牡丹皮汤"。

（二）手术治疗

1. 手术原则：急性阑尾炎诊断明确后，应早期外科手术治疗，既安全，又可防止并发症的发生。早期手术系指阑尾还处于管腔阻塞或仅有充血水肿时手术切除，此时操作简易。如化脓或坏疽后再手术，操作困难且术后并发症显著增加。

2. 手术选择：各种不同临床类型急性阑尾炎的手术方法亦不相同。

（1）急性单纯性阑尾炎，行阑尾切除术，切口一期缝合。近年对这种类型开展了经腹腔镜行阑尾切除，但须掌握熟练的技术。

（2）急性化脓性或坏疽性阑尾炎，行阑尾切除术；如腹腔内已有脓液，可清除脓液后关闭腹膜，切口置乳胶片作引流。

（3）阑尾周围脓肿，若无局限趋势，行切开引流，视术中具体情况决定是否可切除阑尾；如阑尾已脱落，尽量取出，闭合盲肠壁，以防造成肠瘘。若脓肿已局限在右下腹，病情又平稳时，不要强求作阑尾切除术，给予抗生素，并加强全身支持治疗，以促进脓液吸收、脓肿消退。

3. 手术方法。

（1）麻醉：一般采用硬脊膜外麻醉。

（2）切口：宜选择在右下腹部压痛最明显的部位，一般情况下采用右下腹斜切口

（McBurney 切口）或右下腹横斜切口。皮肤沿皮纹方向切开，对血管和神经损伤少。这种斜切口，因三层腹壁肌的纤维方向不同，术后切口愈合牢固，不易发生切口疝。但因这种切口不便探查腹腔其他部位脏器，故对诊断不明的探查性手术，宜选用右下腹直肌旁切口，且切口不宜太小。

（3）寻找阑尾：用纱布垫将小肠推向内侧，先找到盲肠，再沿三条结肠带向盲肠顶端追踪，即能找到阑尾。如仍未找到，应考虑盲肠后位阑尾的可能，再剪开侧后腹膜，内翻盲肠寻找阑尾。寻到阑尾后，用阑尾钳夹住阑尾或用止血钳夹住阑尾系膜，将阑尾提到切口外切除。如不能提出，也需严格保护好切口各层组织后，切除阑尾。

（4）处理阑尾系膜：阑尾动脉一般在阑尾系膜的游离缘，感染加剧时系膜脆弱较易钳断，故尽可能在阑尾根部切断结扎阑尾动脉。如果系膜较阔又很肥厚时，应将系膜逐段分别切断结扎。

（5）处理阑尾根部：在距盲肠 0.5 cm 处的阑尾根部轻轻钳夹后用丝线结扎之，在扎线远处切断阑尾，残端用碘酒、酒精涂擦处理后，用荷包缝合将其包埋入盲肠壁内。荷包缝合不宜过大，防止残留肠壁内死腔。最后，用阑尾系膜或邻近脂肪结缔组织覆盖加固。

（6）特殊情况下的阑尾切除术。

① 阑尾在腹膜后并粘连固定，不能按常规方法勉强切除，而宜行逆行切除方法，即先在根部切断阑尾，残端包埋后再分段切断阑尾系膜，切除整个阑尾。

② 盲肠壁炎性水肿严重，不能按常规将阑尾残端埋入荷包缝内，可在阑尾根部切断阑尾，用间断丝线浆肌层内翻缝合方法埋入阑尾残端。如仍无法埋入时，则用阑尾系膜或附近的脂肪结缔组织覆盖残端。

③ 阑尾炎性水肿很重，脆弱易于撕碎，根部又无法钳夹结扎时，可用盲肠壁的荷包缝合，将未能结扎的阑尾残端内翻埋入盲肠腔内，外加间断丝线浆肌层内翻缝合。

五、护理

1. 饮食：手术当天禁食，术后第一天流质，第二天进软食，在正常情况下，第 3～4 d 可进普食。

2. 观察生命体征，每小时测量血压、脉搏一次，连续测量三次，至平稳。如脉搏加快或血压下降，则考虑有出血，应及时观察伤口，采取必要措施。

3. 术后根据不同麻醉，选择适当卧位，如腰椎麻醉患者应去枕平卧 6～12 h，防止脑脊液外漏而引起头痛。硬膜外麻醉患者可低枕平卧。

4. 单纯性阑尾炎切除术后 12 h，或坏疽性或穿孔性阑尾炎切除术后，如置有引流管，待血压平稳后应改为半卧或低姿半卧位，以利于引流和防止炎性渗出液流入腹腔。

5. 减轻或控制疼痛：根据疼痛的程度，采取非药物或药物方法止痛。

6. 控制感染：遵医嘱应用抗菌药物，以有效控制感染，达到减轻疼痛的目的。

7. 并发症的预防和护理。

（1）内出血：多因阑尾系膜结扎线松脱所致，常发生在术后 24 h 内，故手术后当天应严密观察脉搏、血压。如患者有面色苍白、脉速、血压下降等内出血的表现，或是腹腔引流管有血液流出,应立即将患者平卧,静脉快速输液、输血,报告医生并做好手术止血的准备。

(2)切口感染:是术后最常见的并发症。表现为术后1～5 d体温升高,切口疼痛且局部有红肿、压痛或波动感。应给予抗生素、理疗等治疗,如已化脓应拆线引流。

(3)腹腔脓肿:炎症渗液积聚于膈下、肠间、盆腔而形成。表现为术后5～7 d体温升高,或下降后又上升,并有腹痛、腹胀、腹部包块或排便排尿改变等,应及时和医生取得联系进行处理。

第二节　肠梗阻

指肠内容物通过障碍,通俗地讲就是肠道不通畅。这里肠道通常是指小肠(空肠、回肠)和结肠(升结肠、横结肠、降结肠、乙状结肠)。急性肠梗阻是最常见的外科急腹症之一,在急诊室可经常遇到。由于种种原因,死亡率仍较高,为5%～10%;若再发生肠绞窄,死亡率可上升到10%～20%。

一、病因

(一)按肠梗阻的原因

可分为以下三类。

1. 机械性肠梗阻:常见病因如下。

(1)肠内异物:肠石,寄生虫,大的胆石及粪块堵塞或嵌顿。

(2)肠道内息肉,新生物,良恶性肿瘤或淋巴瘤堵塞。

(3)肠套叠。

(4)肠先天性异常:包括先天性肠道内闭锁,肠道有先天性的纤维幕或蹼形成,梅克尔憩室狭窄等,肠先天性异常一般较少见。

(5)肠道或腹膜炎症性病变:如肠结核,克罗恩病,结核性腹膜炎,放射性肠炎及NSAIDs等药物导致的肠道炎性溃疡所致的狭窄等。

(6)肠粘连:常因腹腔或盆腔手术后,或腹腔内慢性炎症性病变(如结核性腹膜炎,克罗恩病等)所致,手术后发生肠粘连以小肠粘连者为多。

(7)疝:如腹股沟斜疝,腹内疝,包括网膜囊内疝,股疝等发生嵌顿。

(8)肠扭转:扭转多见于肠系膜肿瘤或其基底部狭窄等原因所致。

(9)肠管外肿瘤等压迫:如腹腔内、网膜、肠系膜的巨大肿瘤,腹膜后巨大肿瘤,胰腺假性囊肿等均可使肠管受压,严重者发生肠梗阻,近年来肠管外压迫所致的肠梗阻有增多的趋势。

2. 运动障碍性肠梗阻:运动障碍性肠梗阻是因肠壁肌肉活动紊乱,导致肠内容物不能运行,而非肠腔内外有机械性因素引起肠梗阻,因此也称为假性肠梗阻,其病因如下。

(1)手术后麻痹性肠梗阻。常见于手术后。

（2）非手术麻痹性肠梗阻。常见于：① 电解质紊乱（尤以血钾、钠、镁异常多见）；② 多种全身性或腹腔内炎症，如败血症，腹腔内脓肿，重症胰腺炎及肾盂肾炎，肺炎等；③ 重金属中毒；④ 尿毒症；⑤ 脊髓炎；⑥ 甲状腺功能减退。

3. 由于肠平滑肌病变或肌间神经丛等病变导致肠肌肉活动障碍所致的肠梗阻，常称为慢性假性肠梗阻，多见于下列病变：

（1）肠平滑肌病变。如进行性系统性硬化症，结缔组织病，淀粉样变性，放射性损害及线粒体肌病等，患原发性家族性内脏性肌病者也常伴有慢性假性肠梗阻。

（2）肠肌间神经丛病变。可见于：① 神经源性肠发育异常，孤立性肠道发育异常伴神经纤维瘤病，或伴多发性内分泌瘤及肌强直性营养不良等；② 多种隐性及显性遗传性疾病；③ 散发性内脏神经性病变（包括非炎症性变性病及变性的炎性疾病，如美洲锥虫病，巨细胞病毒感染等）；④ 肠神经或神经丛发育异常，如肌间神经丛成熟障碍（常伴有中枢神经发育异常及神经元异常），全结肠神经节细胞缺乏症等。

（3）神经元性疾病。可见于帕金森病，EB 病毒感染后选择性乙酰胆碱功能不全及脑干肿瘤等。

（4）代谢内分泌疾病。见于黏液性水肿、嗜铬细胞瘤、甲状旁腺功能减退、急性间歇性卟啉病等。

（5）小肠憩室病。见于小肠憩室病伴类似进行性全身性肌硬化症，伴内脏神经元性疾病和神经细胞核内包涵体等。

（6）药物性因素。见于应用吩噻嗪类、三环类抗抑郁药物，可乐宁，阿片制剂，长春新碱后及麻醉剂性肠综合征（narcoticbowel syndrome）。

4. 急性缺血性肠梗阻：系肠管的血供发生障碍所致，常可造成肠壁肌肉活动消失，如肠管血供不能恢复，则肠管极易发生坏死，尤其是经终末支供血的肠管，肠管血供发生障碍多见于各种原因所致的肠系膜动脉血栓形成或栓塞，以及肠系膜静脉血栓形成等。

（二）按肠管血供情况

可分为以下两类。

1. 单纯性肠梗阻：仅表现肠内容物通过困难，而无肠管血液供应障碍，但单纯性肠梗阻可演变为绞窄性肠梗阻。

2. 绞窄性肠梗阻：表现为肠内容物通过受阻，并伴有肠管血运障碍。

（三）按梗阻的程度

可分为以下 2 类。

1. 完全性肠梗阻：肠内容物完全不能通过。

2. 不完全性肠梗阻：部分肠内容物仍可通过梗阻部，不完全性肠梗阻可演变为完全性肠梗阻。

（四）按梗阻部位

可分为以下 3 类。

1. 高位性小肠梗阻：一般指发生于十二指肠及空肠的梗阻。

2. 低位性小肠梗阻：一般指发生于远端回肠的梗阻。

3. 结肠性梗阻：一般好发于左半结肠，尤以乙状结肠或乙状结肠与直肠交界处好发。

（五）按起病的缓急

可分为以下 2 类。

1. 急性肠梗阻：绞窄性肠梗阻一般都是急性肠梗阻，也是完全性的。

2. 慢性肠梗阻：慢性肠梗阻一般是不完全性的，不完全性肠梗阻一般也是单纯性肠梗阻，慢性肠梗阻亦可演变为急性。

二、临床表现

肠梗阻最主要的临床症状是腹痛、呕吐、腹胀、停止排气排便四大症状。

1. 腹痛：机械性肠梗阻因肠蠕动增强，常有阵发性腹绞痛。腹痛发作时患者常自感腹内有气体窜行，可见到或扪到肠型，听到高亢肠鸣音；如果是不完全肠梗阻，当气体通过梗阻后，疼痛骤然减轻或消失；肠扭转和肠套叠时，因肠系膜过度受牵拉，疼痛为持续性并阵发性加重；到病程晚期由于梗阻以上肠管过度扩张、收缩乏力，疼痛的程度和频率都减轻；当出现肠麻痹后，腹痛转变为持续性胀痛。

2. 呕吐：呕吐的频度、呕吐量及呕吐物性状随梗阻部位的高低而有所不同。高位梗阻（主要指十二指肠和空肠近侧）呕吐出现较早、较频繁，呕吐量较多；低位梗阻呕吐出现较晚，次数也较少，呕吐量较少，低位梗阻由于细菌繁殖的作用，呕吐物还具有粪臭味。

3. 腹胀：梗阻时因肠管扩张而引起腹胀。腹胀程度因梗阻是否完全及梗阻部位而异。梗阻越完全，部位越低，腹胀越明显；有时梗阻虽完全，但由于肠管贮存功能丧失，呕吐早而频繁，亦可不出现腹胀；若不注意这一情况，可导致漏诊、误诊。闭袢型肠梗阻常表现出不对称性腹部膨胀，有时可在该处扪到扩张的肠管。

4. 停止排气排便：肠梗阻因为肠内容物运送受阻，不能排出体外，故肛门停止排气排便。但必须注意，梗阻部位远端的肠内容物仍可由蠕动下送。因此，即使完全梗阻，在这些内容物排净之前，患者可继续有排气排便，只是在排净之后才不再有排气排便。当然，在不完全性梗阻，排气排便现象不会完全消失。

此外，肠梗阻的临床表现还有水、电解质和酸碱平衡紊乱，遇有绞窄性梗阻、肠坏死，可出现休克、腹膜炎和胃肠出血等表现。

三、症状体征

（一）症状

1. 腹部膨胀。多见于低位小肠梗阻的后期。闭袢性肠梗阻常有不对称的局部膨胀，而麻痹性肠梗阻则有明显的全腹膨胀。在腹部触诊之前，最好先作腹部听诊数分钟。

2. 肠鸣音（或肠蠕动音）亢进或消失。在机械性肠梗阻的早期，当绞痛发作时，在梗阻部位经常可听到肠鸣音亢进，如一阵密集气过水声。肠腔明显扩张时，蠕动音可呈高调金属音性质。在麻痹性肠梗阻或机械性肠梗阻并发腹膜炎时,肠蠕动音极度减少或完全消失。

3. 肠型和蠕动波。在慢性肠梗阻和腹壁较薄的病例,肠型和蠕动波特别明显。

4. 腹部压痛。常见于机械性肠梗阻,压痛伴肌紧张和反跳痛主要见于绞窄性肠梗阻,尤其是并发腹膜炎时。

5. 腹块。在成团蛔虫、胆结石、肠套叠或结肠癌所致的肠梗阻,往往可触到相应的腹块;在闭袢性肠梗阻,有时可能触到有压痛的扩张肠段。

（二）体征

1. 心率:单纯性肠梗阻,失水不重时,心率正常。心率加快是低血容量与严重失水的表现。绞窄性肠梗阻,由于毒素的吸收,心率加快更为明显。

2. 体温:正常或略有升高。体温升高是肠管绞窄或肠管坏死的征象。

3. 腹部体征:应注意是否有手术瘢痕,肥胖患者尤其应注意腹股沟疝及股疝,因为皮下脂肪过多容易忽略。膨胀的肠管有压痛、绞痛时伴有肠型或蠕动波。若局部压痛伴腹肌紧张及反跳痛,为绞窄性肠梗阻的体征。听诊时应注意肠鸣音音调的变化,绞痛时伴有气过水声,肠管高度扩张,可闻及"丁丁"的金属音(高调)。

4. 直肠指诊:注意直肠是否有肿瘤,指套是否有鲜血。有鲜血应考虑到肠黏膜病变、肠套叠、血栓等病变。

四、诊断

（一）辅助检查

直立位腹部平片可显示肠袢胀气,空肠黏膜的环状皱襞在肠腔充气时呈"鱼骨刺"样,结肠可显示结肠袋,肠腔充气的肠袢是在梗阻以上的部位。小肠完全性梗阻时,结肠将不显示。左侧结肠梗阻,右侧结肠将有充气。低位结肠梗阻时,左半结肠可以有充气。

（二）疾病诊断

肠梗阻的诊断实际上是件比较复杂的工作,必须回答下面几个问题,以便决定处置方案。

1. 明确是否存在肠梗阻。

2. 了解梗阻是否完全:完全性肠梗阻与不完全性肠梗阻的处理不同,后者有较充裕的时间作比较深入细致的检查。

3. 梗阻部位:属高位还是低位。腹部 X 线片对梗阻部位判断有重要意义,必要时行胃肠造影或钡剂灌肠、腹部 CT 检查,更有助于确诊梗阻部位。

4. 梗阻的性质:是单纯性或绞窄性。鉴别单纯性和绞窄性肠梗阻非常重要,因为后者有发生肠坏死穿孔的危险。但绞窄性肠梗阻无任何绞窄征象占 3% ~ 13%。因临床表现和 X 线检查都难以准确鉴别是单纯性或绞窄性,所以有主张 3 d 机械性肠梗阻宜早期手术,但意见尚不一致。

5. 梗阻的病因：肠梗阻最常见原因为粘连,因此,凡有腹部手术史、腹部外伤史以及腹腔与盆腔炎史者,均有发生粘连性肠梗阻的可能;如结核病者有患肠结核及结核性腹膜炎所致粘连梗阻之可能;经常低热、腹痛、大便不规则的患者,发生肠梗阻应想到克罗恩病的可能;腹外疝、肠扭转肠套叠、先天性肠道畸形亦是肠梗阻常见病因。凡有机械性肠梗阻应常规检查腹外疝好发部位,尤其是肥胖女性患者注意有无股疝,曾有肠梗阻患者到手术台上皮肤消毒时,方发现嵌顿的疝块。新生儿肠梗阻多为肠道先天性狭窄或闭锁;2 岁以下幼儿以肠套叠多见;儿童则以蛔虫肠梗阻多见。青壮年饱餐后做剧烈活动以肠扭转常见;老年人以结肠癌或粪便阻塞多见;腹内复发癌或转移癌伴肠梗阻,大多是癌肿所致;如有心房纤颤、心瓣膜病变,肠系膜可能出现血管栓塞所致的血管性肠梗阻。因此,肠梗阻诊断成立,除了对梗阻部位、病因诊断外,必须对病情进行分析,即对梗阻的程度和性质做出诊断,提出处理对策。病情诊断包括确定是完全性或部分性、机械性或动力性、单纯性或绞窄性肠梗阻。原则上动力性肠梗阻不需手术治疗,机械性完全性肠梗阻需手术治疗,绞窄性肠梗阻更需急诊手术治疗。

五、治疗

肠梗阻的治疗包括非手术治疗和手术治疗,治疗方法的选择根据梗阻的原因、性质、部位以及全身情况和病情严重程度而定。不论采用何种治疗均首先纠正梗阻带来的水、电解质与酸碱紊乱,改善患者的全身情况。

肠梗阻的治疗原则：纠正水、电解质、酸碱平衡失调;补充循环血量;降低肠内张力;使用抗生素,防治感染;解除梗阻原因,恢复肠道通畅;手术处理肠绞窄。

（一）非手术治疗

1. 胃肠减压治疗：胃肠减压抽出积聚在梗阻上端的气体和液体,降低肠内张力,有利于改善肠壁血循环,减轻全身中毒症状,改善呼吸、循环功能。有效的胃肠减压对单纯性肠梗阻和麻痹性肠梗阻可达到解除梗阻的目的,对于需要手术者也是一种良好的术前准备。

2. 液体治疗：重点在纠正水、电解质、酸碱平衡失调,肠绞窄时因丢失大量血浆和血液,故在适当补液后应输全血或血浆。

3. 营养支持治疗：肠梗阻时手术或非手术治疗都有相当一段时间不能进食,所以营养支持很重要。一般的外周静脉输液通常达不到营养支持的要求,可采用全胃肠外营养,也就是通过静脉途径输注身体所必需的营养液。肠梗阻时采用全胃肠外营养,既可作为术前的准备,也可作为非手术治疗或术后不能及早进食的支持治疗。若肠梗阻解除和肠功能恢复,最好尽早口服。不能进正常饮食的患者,可进要素膳食。

4. 抗生素治疗：肠梗阻时,在梗阻上端肠腔内细菌可迅速繁殖。肠梗阻患者应使用针对需氧和厌氧的抗生素。

（二）手术治疗

对绞窄性肠梗阻经短期术前准备,补足血容量,应尽早手术。但若伴有休克,则需待休克纠正或好转后手术比较安全。有时估计已有肠坏死存在,而休克又一时难以纠正,则一面抗休克,一面手术,将坏死肠段切除,休克才会缓解。

肠梗阻的手术目的是解除梗阻原因,恢复肠道通畅,但具体手术方式应根据梗阻的原因、部位、性质、病程早晚以及全身状况来决定。如粘连性肠梗阻手术方式就很多,难易程度相差甚远,轻者仅需切断一条纤维束带,重者令术者难以操作,不得不被迫切除大量肠袢,或行短路吻合,或作肠造口减压术以求缓解梗阻症状,更有甚者因粘连过重未能施行任何其他操作而中止手术,可见要处理好粘连性肠梗阻手术并非易事,需要在术前有完善的手术方案与良好的技术准备。

六、护理

(一)非手术疗法的护理

1. 饮食:肠梗阻者应禁食,待梗阻缓解后 12 h 方可进少量流食,但忌甜食和牛奶,以免引起肠胀气,48 h 后可试进半流食。

2. 胃肠减压:以减轻腹痛、腹胀。保持减压通畅,做好减压期间相关护理。

3. 解痉、止痛:单纯性肠梗阻可应用阿托品类解痉药缓解疼痛,禁用吗啡类止痛药,以免掩盖病情而延误诊断。

4. 液体疗法的护理:保证输液通畅,记录 24 h 出入液体量,观察水、电解质失衡纠正情况等。

5. 防治感染和中毒:遵医嘱应用抗生素,以减少毒素吸收,减轻中毒症状。

6. 病情观察:严密观察病情变化,以及时发现绞窄性肠梗阻的体征。出现下列情况时应考虑到有绞窄性肠梗阻的可能,应及早采取手术治疗。

(1)腹痛:发作急剧,起始即为持续性腹痛,或在阵发性加重之间仍有持续性腹痛。肠鸣音可不亢进。

(2)呕吐:早、剧烈而频繁。

(3)腹胀:不对称,腹部有局限性隆起或触及压痛性包块(胀大的肠袢)。

(4)有明显的腹膜刺激征,体温上升,脉率增快,白细胞计数增高。

(5)呕吐物、胃肠减压抽出液、肛门排出物为血性,或腹腔穿刺抽出血性液体。

(6)腹部 X 线检查:见到孤立、固定的肠袢,且不受体位、时间的影响。

(7)经积极的非手术治疗无效而症状无明显改善者。

(二)手术疗法的护理

术前准备:除上述非手术护理措施外,按腹部外科常规术前准备。

(三)术后护理

1. 卧位:回病房后根据麻醉给予适当的卧位;麻醉清醒后,血压、脉搏平稳给予半卧位。

2. 饮食:禁食、胃肠减压,待肛门排气,拔出胃管后当日每 1～2 h 饮 20～30 mL 水,第2日喝米汤,第3日流食,一周后改半流食,两周后软饭。忌生冷、油炸及刺激性食物。

3. 活动:鼓励患者早期活动,以利于肠功能恢复,防止肠粘连。

4. 防治感染:遵医嘱应用抗生素。

5. 病情观察:观察生命体征、伤口敷料及引流情况,及时发现术后并发症。

(四)健康教育

1. 注意饮食卫生:不食不洁净的食物,不暴饮暴食,多吃易消化的食物,进食后不做剧烈运动。

2. 保持大便通畅:老年及肠功能不全者有便秘现象应及时给予缓泻剂,必要时灌肠,促进排便。

3. 有腹痛等不适,及时前来医院就诊。

第三节 急性化脓性腹膜炎

急性化脓性腹膜炎按发病机制分为原发性腹膜炎和继发性腹膜炎。原发性腹膜炎(又称为自发性腹膜炎),腹腔内无原发性病灶。致病菌多为溶血性链球菌、肺炎双球菌或大肠杆菌。继发性腹膜炎是最常见的腹膜炎,腹腔内空腔脏器穿孔、外伤引起的肝脾或内脏破裂,是急性继发性化脓性腹膜炎最常见的原因。

一、病因

1. 原发性腹膜炎:细菌进入腹腔的途径一般为:血行播散、上行性感染、直接扩散、透壁性感染。

2. 继发性腹膜炎:由腹内脏器穿孔、炎症、损伤、破裂或手术污染引起的。其主要的原因是急性阑尾炎,其次是胃、十二指肠溃疡穿孔。病原菌以大肠杆菌最多见,其次为厌氧类杆菌、肠球菌、链球菌、变形杆菌等,一般多为细菌性混合感染,毒性强。

二、临床表现

(一)症状

急性化脓性腹膜炎的主要临床表现早期为腹膜刺激症状,如腹痛、压痛、腹肌紧张和反跳痛等;后期由于感染和毒素吸收,主要表现为全身感染中毒症状。

1. 腹痛:腹痛是最主要的症状,其程度随炎症的程度而异,但一般都很剧烈,不能忍受,且呈持续性。深呼吸、咳嗽、转动身体时都可加剧疼痛,故患者不变动体位。疼痛多自原发灶开始,炎症扩散后蔓延及全腹,但仍以原发病变部位较为显著。

2. 恶心、呕吐等消化道症状:此为早期出现的常见症状。开始时因腹膜受刺激引起反射性的恶心呕吐,呕吐物为胃内容物;后期出现麻痹性肠梗阻时,呕吐物转为黄绿色内含胆汁液,甚至为棕褐色粪样肠内容物。由于呕吐频繁,可呈现严重脱水和电解质紊乱。

3. 发热:原发病的腹膜炎,开始时体温可以正常,之后逐渐升高。老年衰弱的患者,体温不一定随病情加重而升高。脉搏通常随体温的升高而加快。如果脉搏增快而体温反而下降,多为病情恶化的征象,必须及早采取有效措施。

4. 感染中毒症状:当腹膜炎进入严重阶段时,常出现高热、大汗、口干、脉快、呼吸浅促等全身中毒表现。后期由于大量毒素吸收,患者则表现为表情淡漠、面容憔悴、眼窝凹陷、口唇发绀、肢体冰冷、舌黄干裂、皮肤干燥、呼吸急促、脉搏细弱、体温剧升或下降、血压下降、休克、酸中毒。若病情继续恶化,终因肝肾功能衰弱及呼吸循环衰竭而死亡。

(二)体征

1. 腹式呼吸减弱或消失,并伴有明显腹胀。腹胀加重常是判断病情发展的一个重要标志。

2. 肌紧张、压痛、反跳痛是腹膜炎的重要体征,始终存在,通常是遍及全腹而以原发病灶部位最为显著。腹肌紧张程度则随病因和患者全身状况的不同而有轻重不一。

3. 腹部叩诊可因胃肠胀气而呈鼓音。胃肠道穿孔时,叩诊时常发现肝浊音界缩小或消失。腹腔内积液过多时,可以叩出移动性浊音。

4. 听诊常发现肠鸣音减弱或消失。

5. 直肠指诊时,如直肠前窝饱满及触痛,则表示有盆腔感染存在。

三、诊断

1. 腹痛是最主要的症状,恶心、呕吐是最早出现的常见症状。腹膜刺激征为压痛、反跳痛和腹肌紧张。

2. 实验室检查:白细胞计数和中性粒细胞比例增多,或有中毒颗粒。

3. X线检查:小肠普遍胀气,并有多个小液平面的肠麻痹征象;胃肠穿孔时多数可见膈下游离气体。

4. B超检查:可显示腹内有积液,有助于原发病的诊断。

5. 诊断性腹腔穿刺或腹腔灌洗:腹腔穿刺可判断原发病变,明确病因,如胃十二指肠溃疡穿孔时穿刺液呈黄色、浑浊、无臭味,有时可抽出食物残渣;急性重症胰腺炎时抽出液为血性,胰淀粉酶含量高。如果腹腔穿刺抽出不凝固血液,说明有腹腔内实质脏器损伤破裂。腹腔内液体少于 100 mL 时,腹腔穿刺往往抽不出液体,注入一定量的生理盐水后再行抽液检查。

四、治疗

(一)保守治疗

对病情较轻,或病程较长超过 24 h 且腹部体征已减轻或有减轻趋势者,或伴有严重心肺等脏器疾患不能耐受手术者,可行非手术治疗。主要措施有:① 一般取半卧位,休克患者取平卧位或头、躯干和下肢各抬高约 20° 的体位;② 禁食、胃肠减压;③ 纠正水、电解质紊乱;④ 应用抗生素;⑤ 补充热量和营养支持;⑥ 镇静、止痛、吸氧。

（二）手术治疗

1. 手术适应证。

（1）经上述非手术治疗 6～8 h 后（一般不超过 12 h），腹膜炎症状及体征不缓解反而加重。

（2）腹腔内原发病严重，如胃肠道穿孔或胆囊坏疽、绞窄性肠梗阻、腹腔内脏器损伤破裂、胃肠道手术后短期内吻合口瘘所致的腹膜炎。

（3）腹腔内炎症较重，有大量积液，出现严重的肠麻痹或中毒症状，尤其是有休克表现者。

（4）腹膜炎病因不明确且无局限趋势者。

2. 手术处理原则。

① 积极处理原发病；② 彻底清洁腹腔；③ 充分引流，放置腹腔引流管的指证为：坏死病灶未能彻底清除或有大量坏死组织无法清除者；为预防胃肠道穿孔修补等术后发生渗漏部位有较多的渗液或渗血者；已形成局限性脓肿者。④ 术后继续禁食、胃肠减压、补液、应用抗生素和营养支持治疗，保证引流管通畅。

五、护理

1. 观察病情：即腹部症状体征、胃肠道症状、中毒症状、生命体征、实验检查结果等。急性化脓性腹膜炎无论非手术治疗或手术治疗，均有形成腹腔脓肿的机会。在无休克的情况下，应采取半卧位，以利腹腔内渗出液、脓液等积聚在盆腔，使炎症局限。因为盆腔腹膜吸收能力较上腹部差，可减少毒素吸收，并可防止形成更加严重的膈下脓肿。

2. 体位：外科急症患者一般采取平卧位或患者感觉最舒适的体位。如有急性腹膜炎，应采用半卧位；处于休克状态的患者，可采用躯干和下肢各抬高 10°～30° 的体位。

3. 四禁：外科急腹症患者在没有明确诊断之前，应严格执行四禁，即：① 禁用吗啡类止痛剂，以免掩盖病情；② 禁饮食；③ 禁服泻药；④ 禁止灌肠，以免造成炎症扩散。

如胆结石阵痛发作时，可适当用解痉止痛剂。

4. 胃肠减压：胃肠减压可以减轻腹胀，缓解消化道梗阻，对消化道穿孔或破裂的患者可避免消化液进一步漏入腹腔。

5. 补液输血：在禁食观察期间，需要通过补液维持水与电解质的平衡，供给营养。要保持补液的通畅，必要时作好静脉切开及输血的准备，以免延误病情。

6. 抗感染：无论是原发的细菌感染或继发于胃肠道梗阻或破裂的感染，都需要用抗菌药物。腹腔内炎症通常以革兰氏阴性杆菌感染为主，大部分合并厌氧菌感染，一般先给常用的抗生素，待细菌培养及药物敏感试验报告后再调整用药。

7. 做好术前准备：外科急腹症患者大多需要紧急手术，因此在观察期中必须作好急诊手术的术前准备，迅速收集各项化验的标本送验，及时收取报告单，做好家属的思想工作。一旦决定手术，要尽速做好皮肤准备，按时给术前用药，充分作好送手术室前的一切准备。

8. 书写记录：在急症观察期中，除常规记录外，需将观察所见、各项检验结果和相应的处理及时记录，特别要写明时间，文字简明，内容正确。护理记录既是诊断治疗的重要资料，又是法律的重要依据，不可疏忽。

第四节 腹外疝

典型的腹外疝由疝环、疝囊、疝内容物和疝外被盖组成。疝内容物是进入疝囊的腹内脏器或组织，以小肠最为多见，大网膜次之。

一、病因及分类

（一）病因

腹壁强度降低和腹内压力增高是腹外疝发病的两个主要原因。

1. 腹壁强度降低：发生腹外疝的局部腹壁均为强度减弱的区域。

2. 腹内压力增高：腹内压力增高既可引起腹壁解剖结构的病理性变化，利于疝的形成，又可直接或促进腹腔内脏器官经腹壁薄弱区或缺损处突出形成疝。

（二）分类

根据疝的可复程度和血供情况等，腹外疝可分以下 4 种类型。

1. 易复性疝：凡疝内容物很容易回纳入腹腔的，称为易复性疝。

2. 难复性疝：疝内容物不能或不能完全回纳入腹腔内，称难复性疝。

3. 嵌顿性疝：疝环较小而腹内压突然增高时，疝内容物可强行扩张疝囊颈而进入疝囊，随后因疝囊颈的弹性收缩，将内容物卡住，使其不能回纳，称为嵌顿性疝。

4. 绞窄性疝：嵌顿若未能及时解除，肠管及其系膜受压程度不断加重，可使动脉血流减少，最后导致全阻断，即为绞窄性疝。嵌顿性疝和绞窄性疝实际只是一个病理过程的两个阶段，临床很难截然区分。

二、临床表现

（一）腹股沟斜疝

1. 易复性斜疝：除腹股沟区有肿块和偶有胀痛外，并无其他症状。常在站立、行走、咳嗽或用力时出现肿块，肿块多呈带蒂柄的梨形，可降至阴囊或大阴唇。如患者平卧休息用手将肿块推送向腹腔回纳而消失。

2. 难复性斜疝：除胀痛稍重外，主要特点是疝块不能完全回纳。滑动性斜疝多见于右侧腹股沟区，除了疝块不能完全回纳外，尚有"消化不良"和便秘等症状。

3. 嵌顿性疝：多发生于斜疝，其主要原因是强体力劳动或用力排便等腹内压骤增。表现为疝块突然增大，伴有明显疼痛，平卧或用手推送不能使之回纳。肿块紧张发硬，且有明显触痛，还可伴有腹部绞痛、恶心、呕吐、腹胀、停止排便排气等机械性肠梗阻的临床表现。若为大网膜,局部疼痛常较轻微。疝一旦嵌顿,自行回纳的机会较少。多数患者的症状逐步加重,若不及时处理,终将发展成绞窄性疝。

4. 绞窄性疝:临床症状多较严重,因疝内容物发生感染,侵及周围组织,会引起疝块局部软组织的急性炎症和腹膜炎的表现,严重者可发生脓毒症。但在肠袢坏死穿孔时,可因疝内压力骤降而使疼痛暂时有所缓解,因此疼痛减轻但肿块仍存在者,不可当作是病情好转。

(二)腹股沟直疝

患者站立时,在腹股沟内侧端、耻骨结节外上方出现一半球形肿块,不伴有疼痛或其他症状;因疝囊颈宽大,平卧后肿块多能自行消失;直疝不进入阴囊,故极少发生嵌顿。常见于年老体弱者。

(三)脐疝

婴儿脐疝多属于易复性疝,极少发生嵌顿和绞窄。

(四)股疝

多见 40 岁以上妇女,最易嵌顿。妊娠导致的腹内压增高是引起股疝的主要原因。一旦嵌顿迅速发展为绞窄性疝,伴有急性肠梗阻的症状。

四、治疗原则

(一)非手术治疗

因为婴幼儿腹肌可随生长逐渐强壮,疝有自行消失的可能,故半岁以下婴幼儿可暂不手术。可采用棉线束带或绷带压住腹股沟管深环,防止疝块突出,并给发育中的腹肌以加强腹壁的机会。

年老体弱或伴有其他严重疾病而不能手术者,白天可在回纳疝块后,将医用疝带一端的软压垫对着疝环顶住,阻止疝块突出。长期使用疝带可使疝囊颈受到反复摩擦而增厚,易致疝囊与疝内容物粘连,增加疝嵌顿的发病率。

(二)手术治疗

腹股沟疝一般应及早施行手术治疗。手术方法可归纳为单纯疝囊高位结扎术和疝修补术。

五、护理措施

(一)术前护理

1. 消除导致腹内压升高的因素,有咳嗽、便秘、排尿困难等腹内压升高因素者,给予对症处理,术前 2 周戒烟,预防感冒,保持大便通畅。

2. 疝块较大者,减少活动或活动时用疝带压住疝环口,防止发生嵌顿。

3. 术前备皮、备血,前一天晚灌肠,进入手术室前排空小便或留置尿管。嵌顿疝和绞窄疝应予禁食、胃肠减压,但未发生嵌顿和绞窄者,不必插胃管、胃肠减压。

(二)术后护理

1. 体位:术后平卧 3 d,髋关节微屈,腘窝下垫枕,以减轻腹股沟切口的张力和腹内压力,同时利于切口愈合和减轻伤口疼痛。

2. 饮食:术后无恶心、呕吐 6～12 h 可进流食,次日可进软食或普食;肠切除患者术后禁食,胃肠道功能恢复后进流食。

3. 活动:年老体弱,复发性疝,绞窄性疝,巨大性疝的患者不宜早期下床活动,可适当延长下床活动时间。行无张力疝修补术的患者可早期离床活动。

4. 防止腹内压升高:术后注意保暖,防止受凉造成咳嗽,咳嗽时指导患者用手掌按压保护切口。保持排便通畅,防止便秘。

5. 预防阴囊水肿:斜疝修补术后,预防阴囊肿胀最主要的措施是沙袋压迫伤口 12～24 h,用丁字带将阴囊托起。

6. 预防切口感染:切口感染是疝复发的主要原因,术前应做好阴囊及会阴部的皮肤准备,术后应用抗生素预防感染,注意观察切口情况。

六、健康教育

1. 活动。出院后逐渐增加活动量,3 个月内应避免重体力劳动或提举重物。

2. 避免腹内压升高的因素。需注意保暖,防止受凉而引起咳嗽;指导患者在咳嗽时用手掌按压切口部位,以免缝线撕脱。保持排便通畅,给予便秘者通便药物,嘱患者避免用力排便。

3. 复诊和随诊。定期门诊复查。若疝复发,应及早诊治。

第十章
胸部疾病的护理

第一节 气 胸

气胸（pneumothorax）是指气体进入胸膜腔，造成积气状态，称为气胸。通常分为三大类：自发性气胸、创伤性气胸和人工气胸。自发性气胸是由于肺部疾病使肺组织和脏层胸膜破裂，或由于靠近肺表面的微小泡和肺大疱破裂，肺和支气管内空气进入胸膜腔所致。

一、病因

根据有无原发疾病，自发性气胸可分为原发性和继发性气胸两种类型。

诱发气胸的因素为剧烈运动，咳嗽，提重物或上臂高举，举重运动，用力解大便等，当剧烈咳嗽或用力解大便时，肺泡内压力升高，致使原有病损或缺陷的肺组织破裂引起气胸，使用人工呼吸器，若送气压力太高，就可能发生气胸。据统计，有50%～60%病例找不到明显诱因，有6%左右患者甚至在卧床休息时发病。

1. 原发性气胸，又称特发性气胸。它是指肺部常规X线检查未能发现明显病变的健康者所发生的气胸，好发于青年人，特别是男性瘦长者。根据国外文献报道，这种气胸占自发性气胸首位，而国内则以继发性气胸为主。

本病发生原因和病理机制尚未十分明确，大多数学者认为由于胸膜下微小泡（bleb）和肺大疱（bulla）的破裂所致，根据对特发性气胸患者肺大疱病理组织学检查发现，是以胸膜下非特异性炎症性瘢痕为基础，即细支气管周围非特异性炎症引起脏层胸膜和胸膜下的弹力纤维和胶原纤维增生而成瘢痕，可使邻近的肺泡壁弹性降低导致肺泡破裂，在胸膜下形成肺大疱，细支气管本身的非特异性炎症起着单向活瓣作用，从而使间质或肺泡产生气肿性改变而形成肺大疱。某些学者认为肺组织的先天性发育不全是肺大疱形成的原因，即由于弹力纤维先天性发育不良，而弹性低下，肺泡壁扩张形成大泡而破裂，Marfan综合征（一种先天性遗传性结缔组织缺乏疾病）好发自发性气胸即是典型的例子。国外有家族性自发性气胸报道，宫氏报道725例自发性气胸中有11例家族史；木村报道同胞兄弟同时发生自发性气胸，可能意味着遗传因素的存在。在本病的病因中，还有人提出"新膜理论"（neomembranetheory）、侧支通气障碍机制、大气污染学说等。

2. 继发性气胸,其产生机制是在其他肺部疾病的基础上,形成肺大疱或直接损伤胸膜所致,常为慢性阻塞性肺气肿或炎症后纤维病灶(如矽肺、慢性肺结核、弥漫性肺间质纤维化、囊性肺纤维化等)的基础上,细支气管炎症狭窄、扭曲,产生活瓣机制而形成肺大疱,肿大的气泡因营养、循环障碍而退行性变性,在咳嗽、打喷嚏或肺内压增高时,导致肺大疱破裂引起气胸。吴氏等报道的 179 例自发性气胸病因中,慢性支气管炎并发肺气肿者占首位(38.5%),其次为肺结核占 17.3%,特发性气胸为 13.4%(第 3 位),金黄色葡萄球菌性肺炎为 12.3%(第 4 位),余者为其他原因。金黄色葡萄球菌、厌氧菌或革兰阴性杆菌等引起的化脓性肺炎,肺脓肿病灶破裂到胸腔,产生脓气胸;真菌或寄生虫等微生物感染胸膜、肺,浸润或穿破脏层胸膜引起气胸;支气管肺囊肿破裂等可并发气胸。此外,食管等邻近器官穿孔破入胸膜腔,应用正压人工通气,长时间使用糖皮质激素等也可引起气胸。

二、临床表现

1. 症状:起病大多急骤,典型症状为突发胸痛、继而胸闷或呼吸困难,并可有刺激性干咳。也有发病缓慢,甚至无自觉症状。部分患者发病前有用力咳嗽、持重物、屏气或剧烈活动等诱因,也有不少患者在正常活动或安静休息时发病。症状轻重取决于起病急缓、肺萎缩程度、肺原发疾病以及原有心肺功能状况等。许多患者(特别是原发性气胸的患者)在症状出现前几天即已存在气胸,并且,这一阶段的时间越长,越容易发生复张性的肺水肿(re-expansion pulmonary oedema, RPO)。一般来讲,继发性气胸患者的症状要比原发性气胸患者严重,并且,患者呼吸苦难的程度并非与气胸的程度呈正比。当患者出现血流动力学障碍时,应考虑张力性气胸的存在。

2. 体征:气胸体征视积气多少而定。少量气胸可无明显体征,气体量多时患侧胸部饱满,呼吸运动减弱,触觉语颤减弱或消失,叩诊鼓音,听诊呼吸音减弱或消失。肺气肿并发气胸患者虽然两侧呼吸音都减弱,但气胸侧减弱更明显,即使气胸量不多也有此变化,因此叩诊和听诊时应注意左右对比和上下对比。大量气胸时纵隔向健侧移位。右侧大量气胸时肝浊音界下移,左侧气胸或纵隔气肿时在胸骨左缘处听到与心跳一致的咔嗒音或高调金属音(Hamman 征)。当患者出现紫绀、大汗、严重气促、心动过速和低血压时应考虑存在张力性气胸

三、诊断

根据临床表现、体征及影像学资料,气胸的诊断通常并不困难。尽管临床表现包括呼吸困难程度不是气胸量大小的可靠指标,但是根据症状和体格检查常常可以发现气胸。许多患者尤其是原发性气胸患者发病数天都因为症状轻微而不到医院就诊,46% 的气胸患者 2 d 后才就诊。这一临床特点很重要,因为肺再膨胀后发生的复张性肺水肿可能与肺被压缩的时间长短有关。

可通过测定胸内压来明确气胸类型(闭合性、开放性、张力性)的诊断。

四、鉴别诊断

1. 肺大疱：肺大疱起病缓慢，病程较长；而气胸常常起病急，病史短。X线检查肺大疱为圆形或椭圆形透光区，位于肺野内，其内仍有细小条状纹理；而气胸为条带状影，位于肺野外胸腔内。肺周边部位的肺大疱易误诊为气胸，胸片上肺大疱线是凹面向侧胸壁；而气胸的凸面常朝向侧胸壁，胸部CT有助于鉴别诊断。经较长时间观察，肺大疱大小很少发生变化，而气胸形态则日渐变化，最后消失。

2. 急性心肌梗死：有类似于气胸的临床表现，如急性胸痛、胸闷、呼吸困难、休克等临床表现，但患者常有冠心病、高血压病史，心音性质及节律改变，无气胸体征，心电图或胸部X线检查有助于鉴别。

3. 肺栓塞：有栓子来源的基础疾病，无气胸体征，胸部X线检查有助于鉴别。

4. 慢性阻塞性肺疾病和支气管哮喘：慢性阻塞性肺疾病呼吸困难是长期缓慢加重的，支气管哮喘有多年哮喘反复发作史。当慢性阻塞性肺疾病和支气管哮喘患者呼吸困难突然加重且有胸痛时，应考虑并发气胸的可能，胸部X线检查可助鉴别。

五、辅助检查

1. 影像学检查：X线检查是诊断气胸的重要方法。胸片作为气胸诊断的常规手段，若临床高度怀疑气胸而后前位胸片正常时，应该进行侧位胸片或者侧卧位胸片检查。气胸胸片上大多有明确的气胸线，为萎缩肺组织与胸膜腔内气体交界线，呈外凸线条影，气胸线外为无肺纹理的透光区，线内为压缩的肺组织。大量气胸时可见纵隔、心脏向健侧移位。合并胸腔积液时可见气液面。局限性气胸在后前位X线检查时易漏诊，侧位胸片可协助诊断，X线透视下转动体位也可发现。若围绕心缘旁有透光带应考虑有纵隔气肿。胸片是最常应用于诊断气胸的检查方法，CT对于小量气胸、局限性气胸以及肺大疱与气胸的鉴别比X线胸片敏感和准确。气胸的基本CT表现为胸膜腔内出现极低密度的气体影，伴有肺组织不同程度的压缩萎陷改变。

2. 气胸的容量：就容积而言，很难从X线胸片精确估计。并且，X线胸片存在低估气胸量的趋势，因为它是一个二维图像，而胸膜腔是三维结构。1993年英国胸腔学会指南将气胸分为三类。小量：肺周边缘少量气体；中量：肺被压缩至距心缘的一半；大量：肺不含气体，并从膈肌分离。用该法估计气胸量往往低于实际大小。

3. 胸内压测定：有助于气胸分型和治疗。

4. 血气分析和肺功能检查：多数气胸患者的动脉血气分析不正常，有超过75%的患者PaO_2低于80 mmHg。16%的继发性气胸患者$PaO_2<55$ mmHg，$PaCO_2>50$ mmHg。肺功能检查对检测气胸发生或者容量的大小帮助不大，故不推荐采用。

5. 胸腔镜检查：可明确胸膜破裂口的部位以及基础病变，同时可以进行治疗。

六、治疗

COPD是继发性气胸患者中最为常见的疾病，必须留意此类患者并进行积极的治疗，因为他们对气胸的耐受性较差。试验表明对 50 岁以上的气胸患者,同原有肺部疾病的患者一样,单纯抽气治疗往往不能奏效。因此,在考虑治疗方案时,50 岁以上的原发性气胸应该等同于继发性气胸对待。另一个需要考虑的因素是有无呼吸困难。胸腔气体自然吸收的比率是每 24 h 吸收半侧胸廓的 1.25%～2.2%。因此,气胸后若让其自然吸收,则需要 6 周以上的时间,如果存在漏气,这一时间会更长。气胸的治疗目的是促进患侧肺复张、消除病因及减少复发。基本治疗措施包括保守治疗、排气疗法、防止复发措施、手术疗法及防治并发症等。

(一)保守治疗

包括卧床休息,氧疗以及酌情镇痛、镇静、止咳、通便等以祛除诱因。体弱、营养状态欠佳者适当给予支持治疗。对住院治疗的患者都应该给予高流量吸氧,吸入高浓度的氧气可能可以降低胸膜毛细血管气体总压力,使胸膜毛细血管压与胸腔内压的压力差增加,从而促进胸腔气体的吸收;此外,还可以提高血中 PO_2,使氮分压(PN)下降,从而增加胸膜腔与血液间的 PN 差,促使胸膜腔内的氮气向血液转递(氮-氧交换),促进肺复张。自发性气胸患者每 24 h 气体吸收率为半胸气体容量的 1.25%～2.2%,肺压缩 15% 者需要 8～12 d 才能完全复张,进行高流量吸氧可使气胸的吸收速度增加 4 倍。但要注意氧中毒的发生,避免持续吸入高浓度氧。具体方法,氧流量为 10 L/min,每天 2 次,每次 20 min。

1. 症状轻微的原发性气胸。对症状轻微的闭合性小量自发性气胸患者只需保守治疗。气胸量小于 15% 的患者中超过 80% 的患者进行临床观察即可,期间发生持续漏气的几率很低。并且,单纯观察的气胸病例的复发率低于行胸腔穿刺干预者。

2. 症状轻微的继发性气胸。对于小量继发性气胸或者没有临床症状的孤立性肺尖部气胸患者可考虑进行保守治疗,但是建议住院观察。

3. 症状性原发性或者继发性气胸。这些患者不适合保守治疗,需要积极治疗,包括抽气或者胸腔插管引流。小量气胸患者出现明显呼吸困难可能提示为张力性气胸。

(二)手术治疗

1. 开胸手术。为了预防气胸复发,在胸膜漏气的部位进行烧灼、结扎或缝合并发的肺大疱以关闭漏口是必要的。开胸手术的术后气胸复发率很低。肺大疱结扎／切除、开胸胸膜剥脱术以及肺尖或全肺壁层胸膜切除术的失败率均低于 0.5%。气胸患者胸廓切开术并发症的综合发生率为 3.7%,大多数为痰液潴留和术后感染。一般而言,开胸手术采用单侧肺通气,在外侧胸廓切开进行脏层胸膜切除术、肺切除术、肺大疱结扎或胸膜剥脱术。

2. 外科化学性胸膜固定术。由于滑石粉便宜且作为硬化剂治疗复杂性气胸的成功率(85%～90%)与胸腔镜治疗相似,因此,目前滑石粉胸膜固定术再次激起了人们的兴趣。滑石粉胸膜固定术治疗气胸成功率为 91%。与四环素胸膜固定术相比,滑石粉胸膜固定术是一个难度不大或疼痛不严重的手术,虽然滑石粉剂量的范围从 2～10 g 不等,但是没有对照试验能证明较大剂量会取得更好的疗效。在确切的剂量确定之前,建议用较低剂量(2～5 g)进行治疗。滑石粉粉剂和悬液的成功率相似,可选用其中一种。与外科胸膜剥脱术相比,滑石粉胸膜固定术的失败率(9%)相对较高,因此滑石粉胸膜固定术不能作为需要手术治疗的原发性自发性气胸的首选治疗方法。对于不愿意手术治疗或身体虚弱不能耐受常规麻醉的患者,可考虑采用通过肋间插管注入四环素或滑石粉进行胸膜固定术。

滑石粉胸膜固定术的副作用包括:① 成人呼吸窘迫综合征,其发生与所用滑石粉颗粒的大小有关;② 脓胸,正确使用消毒的滑石粉极少发生此并发症;③ 肺炎和呼吸衰竭。

3. 经腋前线的小口胸廓切开术。Becker 等于 20 世纪 70 年代提出经腋前线的小口胸廓切开术(切口长为 5～6 cm),通过该切口可进行肺尖胸膜切除术或剥脱术,还可仔细检查肺尖的胸膜下肺大疱,必要时结扎这些肺大疱。该手术平均住院时间为 6 d,复发率为 0.4%,并发症发生率为 10%,绝大多数并发症都是轻微的。上述资料使这项手术成为治疗复杂性自发性气胸理想的选择。

4. 电视辅助胸腔镜手术(VATS)。与外科手术相比,VATS 治疗自发性气胸的资料较少,就并发症、住院时间而言,VATS 比开胸手术有优势。最小创伤性手术的并发症发生率可能与开胸手术相似,为 8%～12%。VATS 术后气胸的复发率为 5%～10%,高于开胸手术的 1%。尽管在胸腔镜下进行肺大疱切除术、胸膜切除术、胸膜剥脱术以及外科性胸膜固定术成功率都很高,然而有人担心在吸入一氧化氮局部麻醉下进行 VATS 会引起进行性单侧肺通气困难,并且还会增加检查整个脏层胸膜表面的难度,以及增加遗漏漏气肺大疱的风险。

有研究表明,VATS 可能更适合年轻复杂性或复发性原发性气胸患者,而对继发性气胸则不太适合。对于继发性气胸患者,开胸手术并进行胸膜修补仍是目前推荐的方法,而VATS 应该作为由于肺功能太差不能耐受开胸手术患者的备选方案。

七、护理

1. 一般护理。提供舒适安静的休养环境,保持室内空气新鲜,阳光充足。如果胸腔内气体量少,一般无明显呼吸困难,可不用吸氧,应限制活动,以卧床休息为主。如有明显的呼吸困难,应给予半坐卧位,并给予吸氧,必要时排气治疗。饮食方面应给予蔬菜和水果及含粗纤维的食物,以保持大便通畅,减少大便用力引起的胸膜腔内压力升高、延误胸膜裂口愈合。对于剧烈咳嗽者应给予镇咳剂。

2. 排气治疗。根据症状、体征及 X 线所见,判断气胸类型,是否需要进行排气治疗。

(1)闭合性气胸。闭合性气胸气量少于该侧胸腔容积 20% 时,气体可在 2～3 周自行吸收,可不抽气,但宜定期作胸部 X 线检查,直到气胸消失。气量较多时,可行胸腔闭式引流排气。

(2)开放性气胸。紧急处理的原则是将开放性气胸转变为闭合性气胸。可使用无菌敷料,如凡士林纱布加棉垫盖住伤口,以绷带包扎固定;在紧急时也可利用手边任何物品,如手帕、围巾等将胸壁伤口紧密盖住,直到拿来凡士林纱布为止。然后行胸腔穿刺抽气减压。当凡士林纱布密闭伤口后,应严密观察患者有无张力性气胸的现象,如果出现严重呼吸困难,应立即将敷料打开。送至医院后应给予输血、补液纠正休克,给氧、清创、缝合伤口,并作胸腔闭式引流。

(3)张力性气胸。由于病情严重危急,必需紧急进行减压处理。为了有效地持续排气,一般安装胸腔闭式引流。

3. 病情观察。对于气胸患者应密切观察病情变化,如体温升高、寒战、胸痛加剧,血白细胞升高,则可能并发胸膜炎或脓气胸,应及时通知医师,取痰液标本及胸腔引流液进行细菌培养,遵医嘱给予有效抗生素抗感染治疗。对于原发疾病则应根据年龄、病情采取相应的治疗和护理。同时应注意血压、脉搏及呼吸的变化,如出现血压下降、呼吸困难、脉搏细弱等休克症状,应立即通知医师进行抢救。

4. 胸腔闭式引流及护理。

(1)胸腔闭式引流的目的。排除胸腔内液体、气体,恢复和保持胸膜腔负压,维持纵隔的正常位置,促使患侧肺迅速膨胀,防止感染。

(2)胸腔闭式引流的方法。胸腔闭式引流是胸腔内插入引流管,管的下端置于引流瓶水中,维持引流单一方向,避免逆流,以重建胸膜腔负压。引流气体时,一般选在锁骨中线第 2 肋间或腋中线第 3 肋间插管;引流液体时,选在腋中线和腋后线之间的第 6~8 肋间。

(3)胸腔引流的种类及其装置。① 单瓶水封闭式引流。一个容量 2 000~3 000 mL 的广口无菌引流瓶,内装无菌生理盐水,两根中空的管由橡皮塞上插入,短管为空气通路,下口远离液面,使瓶内空气与外界大气相通,长管一端插至水平面下 3~4 cm,另一端与患者的胸腔引流管连接。② 双瓶水封闭式引流。一个空瓶收集引流液,而另一个是水封瓶。空引流瓶介于患者和水封瓶之间,引流瓶的橡皮塞上插入两根短管,一根管子与患者胸腔引流管连接,另一根管子用一短橡皮管连接到水封瓶的长管上。

(4)胸腔引流装置的固定。引流管的长度约 100 cm,它可垂直降到引流瓶内,但不能垂下绕圈,以避免阻碍引流。可用橡皮筋或胶带条环绕引流管,以别针穿过橡皮筋或胶带条,再固定于床上;或将引流管两端的床单拉紧形成一凹槽,再用别针固定。引流瓶放置应低于胸腔引流出口 60 cm 以上,并妥善安置,以免意外翻倒。搬运患者前,先用止血钳夹住引流管,将引流瓶放在病床上以利搬运。在松开止血钳前需先把引流瓶放到低于胸腔的位置。

(5)维持引流通畅。引流管通畅时有气体或液体排出,或引流瓶长管中的水柱随呼吸上下波动。应注意检查引流管是否受压、折曲、阻塞、漏气等。引流液黏稠、有块状物时,应定时挤压引流管。

(6)体位与活动:最常采用的体位是半坐卧位。如果患者躺向插管侧,可在引流管两旁垫以砂袋或折叠的毛巾,以免压迫引流管。鼓励患者经常深呼吸与咳嗽,以促进肺膨胀,促使胸膜腔气体与液体的排出。当病情稳定,患者可在床上或下床活动。若引流瓶意外打破,应立即将胸侧引流管折曲夹闭。若引流管脱落,应迅速用无菌敷料堵塞、包扎胸壁引流管处伤口。搬动患者时用两把止血钳交叉夹紧胸腔引流管。

（7）胸腔引流的观察与记录。观察引流液量、性状。创伤后如出血已停止，引出胸液多呈暗红色。引流液呈鲜红色，伴有血块，考虑胸腔内有进行性出血，应当立即通知医师，并准备剖胸手术。

（8）拔管指证、方法及注意事项。① 拔管指证：24 h 引流液少于 50 mL，脓液小于 10 mL，无气体溢出，患者无呼吸困难，听诊呼吸音恢复，X 线检查肺膨胀良好，可去除引流管。② 拔管方法：患者坐在床边缘或躺向健侧，嘱患者深吸气后屏气拔管，并迅速用凡士林纱布覆盖，再盖上纱布，胶布固定。③ 注意事项：拔管后观察患者有无呼吸困难，引流管口处有无渗液、漏气，管口周围有无皮下气肿等。

第二节　肺　癌

肺癌发生于支气管黏膜上皮，亦称支气管肺癌。肺癌一般指的是肺实质部的癌症，通常不包含其他肋膜起源的中胚层肿瘤，或者其他恶性肿瘤如类癌、恶性淋巴瘤，或是转移自其他来源的肿瘤。肺癌占了肺实质恶性肿瘤的 90%～95%。根据世界卫生组织的数据，目前肺癌是全世界癌症死因的第一名，约占全部恶性肿瘤的 19%。全世界每年的新增病例超过 120 万。在男性肿瘤死因中已居首位，在女性中仅次于乳腺癌居第二位。男女患病率为 2.3∶1。目前中国肺癌死亡率为 40.57/10 万。在城镇地区，每死亡 4 人，即有 1 人死于癌症。而在因癌症死去的每 3～4 人中，即有 1 人是肺癌。到 2025 年，我国每年新增肺癌病例将超过 100 万，成为世界第一肺癌大国。本病多在 40 岁以上发病，发病年龄高峰在 55～65 岁之间。

一、病因

1. 吸烟。吸烟是引发心血管疾病和肺部疾病的高危险因素，而这两类疾病通常会有很高的死亡率。吸烟损伤肺细胞，引发细胞异常生长。目前证实大约 87% 的肺癌病例都与吸烟有关。患病风险主要是由吸烟的累计数量决定的，这又包括每天吸烟的平均数量然后乘以吸烟的年限。对于开始吸烟的年龄也非常重要，主要是决定了吸烟的年限。香烟内焦油和尼古丁的含量较高，特别是那些不带过滤器的香烟，香烟的吸入深度同样也是引起肺癌的高危因素。而对于戒烟的人来说，随着戒烟的年限的增长，肺癌的患病风险也在随之下降。目前普遍认为，吸烟的男性较女性患肺癌的风险更大，这需要进一步的考证。据统计，目前全球有 13 亿烟民，每年有 500 万人死于与吸烟有关的疾病。中国约有 3 亿吸烟者，却有 7.4 亿人正遭受被动吸烟，其中 15 岁以下儿童有 1.8 亿，每年死于被动吸烟的人数超过 10 万。世界卫生组织决定从 1989 年起将每年的 5 月 31 日定为世界无烟日。肺癌的发病率，吸烟者为不吸烟者的 10.8 倍；肺癌的年死亡率，不吸烟者为 12.8/10 万；每日吸烟 10 支以下者为 95.2/10 万；每日吸烟 20 支以上者为 235.4/10 万，比不吸烟者高 18.4 倍。

2. 大气污染。目前肺癌的发病率日益增高，非常重要的一个原因是全球工业化的发展，大气污染日益严重，空气质量下降，如煤和石油等工业燃料释放出 3,4-苯丙芘等可致癌的有害气体,大量汽车尾气等。工业发达国家肺癌的发病率高,城市比农村高,厂矿区比居住区高。氡是一种放射性元素,多存在于矿石中,现在也由于装修而进入家庭中对家庭造成污染。

3. 职业因素。建筑业、石棉矿开采、绝缘材料加工、汽车刹车维修等职业接触石棉物质,如果吸入石棉纤维,这些纤维会刺激损伤肺组织。石棉是一种最常用于建筑隔热的材料,许多研究显示石棉暴露明显增加患肺癌的风险。此外,目前已公认的致癌性工业化学物质包括:长期接触铀、镭等放射性物质及其衍化物,致癌性碳氢化合物、砷、铬、镍、铜、锡、铁、煤焦油、沥青、石油。

4. 肺部慢性疾病。肺部一些炎症性病变及肺纤维瘢痕病变,刺激肺组织,引起癌变率升高,如肺结核、矽肺、尘肺等,这些疾病经常与肺癌并存。

5. 人体内在因素。家族遗传及人体免疫机能降低、代谢活动、内分泌功能失调等也可能对肺癌的发病起一定的促进作用。肺癌是不会传染的。癌细胞生长繁殖需要人体内特异的环境,离开了这个环境,排出体外,会迅速死亡。科学研究中所使用的癌细胞系都是在各种特定的营养和条件中才培养成活的。

二、临床表现

(一)肺癌早期症状

1. 咳嗽,多为刺激性干咳,无痰或少量白黏痰,尤其对于 40 岁以上长期重度吸烟者,如果出现无明显诱因的刺激性干咳持续 2～3 周,治疗无效,或原来有慢性呼吸道疾病,咳嗽性质改变者需提高警惕。

2. 咯血,多为血丝痰或痰中带血。

3. 肺癌早期常有轻度胸闷,如累及壁层胸膜或直接侵犯胸壁时,可以引起该部位持续性疼痛。需要强调的是肺癌早期无特异症状,凡是超过 2 周治疗不愈的呼吸道症状或原有症状加重,都要警惕是否有肺癌存在的可能。

(二)肺癌的典型症状

肺癌的典型症状包括以下方面。

1. 咳嗽,多为刺激性干咳,无痰或少量白黏痰。

2. 咯血,多为血丝痰或痰中带血。

3. 胸痛,肺癌如累及壁层胸膜或直接侵犯胸壁时,可以引起该部位持续性疼痛。

4. 发热,肺癌发热多为持续性低热,迁延反复。

5. 胸闷气短,肿瘤在气管内生长直接引起气管狭窄或压迫主支气管,肿瘤转移至胸膜,产生大量胸水时也会造成胸闷气短。

(三)晚期肺癌患者的症状

肺癌晚期常见的症状有以下表现。

1. 胸痛:大多数已发生胸内区域性播散的肺癌患者均有胸痛的症状。

2. 呼吸困难、气促：肿瘤压迫大气道或产生大量胸腔积液时，出现呼吸困难。

3. 面、颈部水肿：若肿瘤侵及纵隔右侧压迫上腔静脉，上腔静脉回流受阻，引起面颈部及上肢前胸淤血和静脉曲张。

4. 声音嘶哑：肿瘤直接侵犯喉返神经或转移至纵隔淋巴结从而压迫喉返神经，可导致声音嘶哑。

5. 体重下降：消瘦是晚期恶性肿瘤最常见的症状之一。晚期患者，由于肿瘤毒素及消耗，合并感染、疼痛等所致的食欲下降，可引起消瘦或恶病质。

6. 肺癌远处转移引起的症状：如骨转移性疼痛，脑转移引起头痛、眩晕、一侧肢体无力等。肺癌最常见的转移部位有：脑、骨骼、肾上腺、对侧肺、肝脏。

（四）肺癌骨转移的症状

最常见的骨转移症状为局部疼痛；骨质破坏后可以在受到轻度外力后或自发性发生骨折；椎骨骨质破坏或骨折后可能压迫脊髓，可以引起一侧或两侧肢体的活动或感觉受限。

（五）肺癌脑转移的症状

发生脑转移时，可以产生以下症状：头痛、呕吐、眩晕、复视、耳鸣耳聋、嗅觉异常、一侧肢体无力或感觉异常、偏瘫、行走步态不稳、精神症状，严重时可以引起颅内高压，产生脑疝致呼吸停止，危及生命。

（六）肺癌淋巴转移的症状

肺癌转移至肺门淋巴结，可以压迫气道引起肺不张、肺炎及胸闷气促；转移至纵隔淋巴结，可以压迫喉返神经引起声音嘶哑，压迫气管引起呼吸困难；转移至锁骨上或颈部淋巴结，可以在颈部皮下触及质硬、融合的肿块，常无疼痛。

三、诊断

1. 刺激性咳嗽、干咳或白色泡沫痰、痰中带血点或血丝。
2. 胸闷、哮喘、气促。
3. 局限性哮鸣音，局限性肺气肿或肺不张的体征。
4. X线胸部平片：见肺内有密度均匀，边缘不整或分叶肿块、或肺内有圆形或椭圆形边缘有切迹或毛刺阴影，有时可见到局部肺气肿、肺不张等。
5. 痰细胞学检查找到癌细胞。
6. 支气管镜检查窥见癌源病变。

四、治疗

（一）化学治疗

1. 小细胞肺癌的化疗：由于小细胞肺癌所具有的生物学特点，目前公认除少数充分证据表明无胸内淋巴结转移者外,应首选化学治疗。

2. 非小细胞肺癌的化疗:对非小细胞肺癌虽然有效药物不少,但有效率低且很少能达到完全缓解。

(二)放射治疗

1. 治疗原则:放疗对小细胞癌最佳,鳞状细胞癌次之,腺癌最差。

2. 放疗并发症较多,甚至引起部分功能丧失;对于晚期肿瘤患者,放射治疗效果并不理想。同时患者体质较差,年龄偏大不适合放疗。

3. 放疗的适应证:根据治疗的目的分为根治治疗、姑息治疗、术前放疗、术后放疗及腔内放疗等。

(三)根治放射治疗

1. 有手术禁忌或拒作手术的早期病例,或病变范围局限在 15 cm 的 $Ⅲ_a$ 病例。

2. 心、肺、肝、肾功能基本正常,血象白细胞计数大于 3×10^9/L,血红蛋白大于 100 g/L 者。

3. KS>60 分事前要周密地制订计划,严格执行,不要轻易变动治疗计划,即使有放射反应亦应以根治肿瘤为目标。

(四)姑息治疗

其目的差异甚大。有接近根治治疗的姑息治疗,以减轻患者痛苦、延长生命、提高生活质量;亦有仅为减轻晚期患者症状,甚至起安慰作用的减症治疗。

(五)手术前放疗

旨在提高手术切除率、减少术中造成肿瘤播散的危险。

(六)手术后放疗

用于术前估计不足、手术切除肿瘤不彻底的病例。应于局部残留灶放置银夹标记,以便放疗时能准确定位。

(七)肺癌的外科治疗

肺癌的治疗方法中除 $Ⅲ_b$ 及 Ⅳ 期外应以手术治疗或争取手术治疗为主,依据不同期别和病理组织类型酌加放射治疗、化学治疗和免疫治疗的综合治疗。关于肺癌手术术后的生存期,国内有报道 3 年生存率为 40%~60%;5 年生存率为 22%~44%;手术死亡率在 3% 以下。

1. 手术指证。具有下列条件者一般可作外科手术治疗:① 无远处转移者,包括实质脏器如肝、脑、肾上腺、骨骼、胸腔外淋巴结等。② 癌组织未向胸内邻近脏器或组织侵犯扩散者,如主动脉、上腔静脉、食管和癌性胸液等。③ 无严重心肺功能低下或近期内心绞痛发作者。④ 无重症肝肾疾患及严重糖尿病者。

2. 剖胸探查术指证。凡无手术禁忌,明确诊断为肺癌或高度怀疑为肺癌者可根据具体情况选择术式,若术中发现病变已超出可切除的范围但原发癌仍可切除者宜切除原发灶,这称为减量手术,但原则上不作全肺切除以便术后辅助其他治疗。

3. 肺癌术式的选择。根据 1985 年肺癌国际分期法对Ⅰ,Ⅱ和Ⅲ期的肺癌病例,凡无手术禁忌证者皆可采用手术治疗。手术切除的原则为:彻底切除原发灶和胸腔内有可能转移的淋巴结,且尽可能保留正常的肺组织,全肺切除术宜慎重。

(1)手术固然能切除癌肿,但还有残癌、或区域淋巴结转移、或血管中癌栓存在等,复发转移几率非常高。多原发性肺癌的处理:凡诊断为多原发性肺癌者其处理原则按第二个原发灶处理。

(2)复发性肺癌的处理:所谓复发性肺癌是指原手术疤痕范围内发生的癌灶或是与原发灶相关的胸内癌灶复发,称为复发性肺癌。其处理原则应根据患者的心肺功能和能否切除来决定手术范围。

五、护理

(一)术前护理

1. 按介入手术术前护理常规。
2. 保持呼吸道通畅,改善呼吸状况。
3. 保持病室安静舒适,为患者营造一个良好的休息环境,使其保持心情舒畅。
4. 注意休息,减少活动,以减少耗氧量;取半卧位或坐位有利利于呼吸。
5. 必要时给予氧气吸入。
6. 胸腔积液者,若增长速度快,应定期抽取。
7. 积极控制呼吸道感染,遵医嘱按时用抗生素,并注意用药反应。
8. 饮食和营养护理。① 给予高蛋白、高热量、高维生素、营养丰富易消化食物,根据患者习惯进行烹调,少食多餐,以维持机体需要。② 保持口腔清洁,促进食欲,并创造一个清洁、舒适的进食环境。③ 遵医嘱静脉补液,准确记录出入量,防止脱水,维持水、电解质平衡。
9. 减轻疼痛及不适。① 取舒适卧位,指导患者做肌肉松弛运动。② 遵医嘱适当应用镇痛剂并观察用药后的反应。③ 剧烈咳嗽时,可用手按住胸部,以减轻胸痛的发生。
10. 心理护理:给予患者及其家属心理支持。

肺癌的患者当得知疾病的诊断结果后,往往心理冲击很大,加之身体的不适及对手术效果的不了解等,患者均会产生无所适从、焦虑等心理反应。护士应安慰体贴患者,耐心解释,介绍手术的必要性、重要性、安全性,用成功的病例鼓励患者。帮助患者作好术前心理准备,应将完善的治疗计划告诉患者,及时了解其心理状态。以真诚的态度关心、鼓励患者,使其树立战胜疾病的信心,配合治疗。

(二)术后护理

1. 按介入手术术后护理常规。

2. 监测生命体征的变化,心电监护 24 h。注意患者有无胸闷、咳嗽等反应,给予氧气吸入。

3. 遵医嘱静脉补充液体和电解质:应大量补液,同时指导患者多饮水或用利尿剂,促进造影剂的排泄和缓解药物毒副作用。

4. 预防感染:遵医嘱静脉滴注抗生素 3~5 日。

5. 饮食护理:化疗药物导致患者恶心、呕吐、食欲减退,应鼓励患者进食。① 提供良好的进餐环境,选择患者喜欢的食物,并根据患者口味进行烹饪。② 患者可进食高蛋白、高热量的饮食,少量多餐。避免进食辛辣刺激性食物,忌烟、酒。③ 口腔护理每日 2 次,饭后和呕吐后协助患者漱口。

6. 并发症的观察与护理。① 胃肠道反应:术中灌注的化疗药物均可引起不同程度的消化道症状。恶心、呕吐剧烈者,可遵医嘱静脉推注康泉 3 mg 或欧贝 8 mg,并进行静脉补充液体。同时加强基础护理,及时更换污染衣物,生活上给予患者必要帮助。② 脊髓损伤:是支气管动脉栓塞最严重的并发症,术后 2~3 h 患者出现剧烈背痛、感觉障碍、尿潴留、偏瘫、甚至截瘫;是脊髓动脉和支气管动脉存在交通所致。预防护理措施:推注造影剂时,应低浓度、小剂量、低流速;如发生脊髓损伤,可静脉滴注低分子右旋糖酐 500 mL、地塞米松 10 mg,或用等渗盐水置换脑脊液,可改善脊髓的缺血、水肿。

第十一章
神经外科疾病的护理

第一节　颅脑损伤

颅脑损伤(head injury)指暴力作用于头颅引起的损伤,包括头部软组织损伤、颅骨骨折和脑损伤。其中脑损伤后果严重,应特别警惕。病因常见于意外交通事故、工伤或火器操作。根据损伤部位分为颅伤和脑伤两部分,二者又分为开放性和闭合性损伤。脑损伤依据硬脑膜是否完整,分为开放性颅脑损伤(open craniocerebral injury)和闭合性颅脑损伤(closed craniocerebral injury)。前者的诊断主要依据硬脑膜破裂、脑脊液外流、颅腔与外界交通。颅底骨折合并脑脊液漏者又称之为内开放性脑损伤。闭合性脑损伤又可以分为原发性和继发性两类。

一、病因

颅脑损伤始于致伤外力作用于头部所导致的颅骨、脑膜、脑血管和脑组织的机械形变(mechanical distortion)。损伤类型则取决于机械形变发生的部位和严重程度。原发性脑损伤主要是神经组织和脑血管的损伤,表现为神经纤维的断裂和传出功能障碍,不同类型的神经细胞功能障碍甚至细胞的死亡。继发性脑损伤包括脑缺血、脑血肿、脑肿胀、脑水肿、颅内压升高等,这些病理生理学变化是由原发性损伤所导致的,反过来又可以加重原发性脑损伤的病理改变。

二、临床表现

(一)轻型

1. 伤后昏迷时间 0～30 min。
2. 有轻微头痛、头晕等自觉症状。
3. 神经系统和 CSF 检查无明显改变。主要包括单纯性脑震荡,可伴有或无颅骨骨折。

(二)中型

1. 伤后昏迷时间 12 h 以内。

2. 有轻微的神经系统阳性体征。

3. 体温、呼吸、血压、脉搏有轻微改变,主要包括轻度脑挫裂伤,伴有或无颅骨骨折及蛛网膜下腔出血,无脑受压者。

(三)重型

1. 伤后昏迷 12 h 以上,意识障碍逐渐加重或再次出现昏迷。
2. 有明显神经系统阳性体征。
3. 体温、呼吸、血压、脉搏有明显改变,主要包括广泛颅骨骨折、广泛脑挫裂伤及脑干损伤或颅内血肿。

(四)特重型

1. 脑原发损伤重,伤后昏迷深,有去大脑强直或伴有其他部位的脏器伤、休克等。
2. 已有晚期脑疝,包括双侧瞳孔散大,生命体征严重紊乱或呼吸已近停止。

三、护理

护理人员对护理颅脑损伤患者要高度重视。首先要全面了解受伤时情况,损伤程度,着力部位,有无骨折,昏迷时间长短、呕吐史、有否其他部位损伤。对开颅手术患者和钻颅引流者要详细了解术中情况、颅内出血的量和引流通畅情况。对体质虚弱患者及小儿、老年患者密切观察。

1. 意识状态观察:对神志清醒的患者,入院后如果出现剧烈头痛、频繁呕吐,或出现进行性意识障碍要考虑颅内血肿的形成。注意观察昏迷患者昏迷的深度变化,对各种刺激的反应,以判断病情的好坏。如原来烦躁不安的患者,突然转为安静则示意病情恶化。夜间患者应每 2 h 唤醒一次,以免把昏迷误作熟睡。总之,观察意识状态变化是早期发现脑血肿的主要手段。半小时内发现颅内血肿形成,及早手术是防止脑疝、降低死亡的关键。

2. 瞳孔观察:在意识状态观察同时,注意观察瞳孔是否等大等圆,有否瞳孔缩小。若出现瞳孔不等大,对光反射迟钝或消失,示意脑血肿形成;若出现双侧瞳孔针尖样大小改变,表示桥脑损伤,患者此时多伴较深度的昏迷。

3. 血压、呼吸观察:在了解患者的基础血压和有否高血压病史的基础上,定时测量血压。一般每小时测血压一次,危重患者每半小时测量一次。患者如出现血压升高,超过正常界限或血压有进行性升高,要考虑患者继发性颅内出血,及早作手术处理。患者呼吸平稳结合其他生命体征的观察,如没有重要变化,多示意病情稳定。如患者呼吸深大,伴有烦躁出现,多示意病情恶化。如出现潮式呼吸,多为脑干损伤,预后不佳。

4. 颅内血肿手术后护理:颅内血肿手术清除后,护理的重点是观察有否继发出血的发生,要对患者的意识、瞳孔、血压、呼吸等生命体征严密观察。每 0.5~1 h 测量一次,留有详细记录,以做对照。对每一项目的变化都要高度警惕。对术后口干、咽部不适、由于导尿引起不适以致患者不安,护理人员应向患者或亲属多作解释,解除患者和家属的疑虑,多能取得患者的合作。

5. 硬膜外血肿引流的护理:无菌引流袋要低于引流口,保持通畅,防止引流液逆流。对烦躁不安的患者要加约束带,防止牵拉和拔出引流管。观察引流液量、性质和颜色,准确记录 24 h 引流量。清除枕边一切杂物,防止引流感染发生。引流时间一般不超过 48 h,拔管前先夹管 24 h,观察有否颅内压升高的症状。拔管时先夹再拔管,以防管内液体逆流。

6. 对留置导尿管患者的护理:对颅脑手术后意识障碍患者留置导尿管,要按时测量排尿量、尿液颜色、注意导尿管是否通畅。患者意识恢复后,在患者膀胱充盈明显有排尿要求时,拔出导尿管,借助其已建立起的排尿反射稍加帮助,如轻轻按摩患者膀胱,便能主动排尿。第一次排尿成功了,以后的排尿就不存在问题。我们的经验是,患者膀胱充盈时拔出导尿管,有利于患者建立自主排尿意识。

第二节　颅内压增高

颅内压增高(increase dintracranial pressure)是神经外科常见临床病理综合征,是颅脑损伤、脑肿瘤、脑出血、脑积水和颅内炎症等所共有征象。由于上述疾病使颅腔内容物体积增加,导致颅内压持续在 2.0 kPa （200 mm H_2O)以上,从而引起的相应的综合征,称为颅内压增高。颅内压增高会引发脑疝危象,可使患者因呼吸循环衰竭而死亡,因此对颅内压增高及时诊断和正确处理,十分重要。

一、病因

引起颅内压增高的原因可分为三大类。

1. 颅腔内容物的体积增大,如脑组织体积增大(脑水肿),脑脊液增多(脑积水),颅内静脉回流受阻或过度灌注、脑血流量增加使颅内血容量增多。

2. 颅内占位性病变使颅内空间相对变小,如颅内血肿、脑肿瘤、脑脓肿等。

3. 先天性畸形使颅腔的容积变小,如狭颅症、颅底凹陷症等。

二、临床表现

1. 头痛:这是颅内压增高最常见的症状之一,程度不同,以早晨或晚间较重,部位多在额部及颞部,可从颈枕部向前方放射至眼眶。头痛程度随颅内压的增高而进行性加重。当用力、咳嗽、弯腰或低头活动时常使头痛加重。头痛性质以胀痛和撕裂痛为多见。

2. 呕吐:当头痛剧烈时,可伴有恶心和呕吐。呕吐呈喷射性,易发生于饭后,有时可导致水、电解质紊乱和体重减轻。

3. 视神经乳头水肿:这是颅内压增高的重要客观体征之一。表现为视神经乳头充血,边缘模糊不清,中央凹陷消失,视盘隆起,静脉怒张。若视神经乳头水肿长期存在,则视盘颜色苍白,视力减退,视野向心缩小,称为视神经继发性萎缩。此时如果颅内压增高得以解除,往往视力的恢复也并不理想,甚至继续恶化和失明。

4. 意识障碍:生命体征变化,疾病初期意识障碍可出现嗜睡,反应迟钝。严重病例,可出现昏睡、昏迷,终因呼吸循环衰竭而死亡。

5. 其他症状和体征:头晕、猝倒,头皮静脉怒张。在小儿患者可有头颅增大、颅缝增宽或分裂、前囟饱满隆起。头颅叩诊时呈破罐声及头皮和额眶部浅静脉扩张。

三、诊断

通过全面而详细地询问病史和认真的神经系统检查,可发现许多颅内疾病在引起颅内压增高之前已有一些局灶性症状与体征,由此可做出初步诊断。应及时地作以下辅助检查,以尽早诊断和治疗。

1. 电子计算机 X 线断层扫描(CT)。目前 CT 是诊断颅内占位性病变的首选辅助检查措施。它不仅能对绝大多数占位性病变做出定位诊断,而且还有助于定性诊断。CT 具有无创伤性特点,易于被患者接受。

2. 磁共振成像(MRI)。在 CT 不能确诊的情况下,可进一步行 MRI 检查,以利于确诊。MRI 同样也具有无创伤性。

3. 数字减影血管造影(DSA)。不仅使脑血管造影术的安全性大大提高,而且图像清晰,使疾病的检出率提高。

4. 头颅 X 线摄片。颅内压增高时,可见颅骨骨缝分离,指状压迹增多,鞍背骨质稀疏及蝶鞍扩大等。但单独作为诊断颅内占位性病变的辅助检查手段现已少用。

5. 腰椎穿刺。腰穿测压对颅内占位性病变患者有一定的危险性,有时引发脑疝,故应当慎重进行。

四、护理

(一)一般护理

1. 观察和记录意识、瞳孔、血压、脉搏、呼吸及体温的变化。

2. 床头抬高 15°～30°。

3. 高流量给氧。

4. 意识清醒者,给予普通饮食,但适当减少盐的摄入;不能进食者,给予静脉补液,但成人日补液量限制在 2 000 mL 以内(其中含盐溶液不超过 500 mL),输液速度不超过15～20 滴／分,保证尿量 24 h 不少于 600 mL 即可。

(二)症状护理

1. 高热者,采取降温措施。

2. 躁动者,不可强行约束,应查找原因对因处理,必要时给予镇静剂。

3. 呕吐者,及时清除呕吐物,防止误吸,并提供呕吐后清洁护理。

4. 视力障碍或肢体活动障碍者,提供生活护理,以防意外受伤。

5. 头痛严重者,给予镇静止痛剂。

6. 意识不清者,定时翻身、拍背和口腔护理,防止肺部并发症。

（三）防止颅内压突然增高．

1. 保持呼吸道通畅：及时清除呼吸道分泌物和呕吐物，防止误吸；安置合适卧位，防止颈部过屈或过伸；有舌后坠者，及时安置口咽通气道；不能有效排痰者，协助医生行气管切开。

2. 防止用力、剧咳和便秘；告知患者勿突然用力提取重物；进食时防止呛咳，并注意保暖，防止受凉；鼓励摄入粗纤维类食物，如2日不解大便应给予缓泻剂，已出现便秘者应先手法掏出干硬粪便，再给予缓泻剂或低压、小量灌肠。

3. 控制癫痫发作；遵医嘱给予抗癫痫药物，癫痫发作过或给予脱水药物。

第三节　脑　疝

颅腔内某一分腔有占位性病变时，该分腔内的压力高于邻近分腔，脑组织从高压区向低压区移位，从而引起一系列临床综合征，称为脑疝。

一、病因

颅内任何部位占位性病变发展到严重程度均可导致颅内各分腔压力不均而引起脑疝。

常见病因有：① 外伤所致各种颅内血肿，如硬膜外血肿、硬膜下血肿及脑内血肿。② 颅内脓肿。③ 颅内肿瘤尤其是颅后窝、中线部位及大脑半球的肿瘤。④ 颅内寄生虫病及各种肉芽肿性病变。

二、临床表现

不同类型的脑疝各有其临床特点，在此仅简述小脑幕切迹疝及枕骨大孔疝的临床表现。

1. 小脑幕切迹疝。

（1）颅内压增高的症状：表现为剧烈头痛，与进食无关的频繁的喷射性呕吐。头痛程度进行性加重伴烦躁不安。急性脑疝患者视神经乳头水肿可有可无。

（2）瞳孔改变：病初由于患侧动眼神经受刺激导致患侧瞳孔变小，对光反射迟钝，随病情进展患侧动眼神经麻痹，患侧瞳孔逐渐散大，直接和间接对光反射均消失，并有患侧上睑下垂、眼球外斜。如果脑疝进行性恶化，影响脑干血供时，由于脑干内动眼神经核功能丧失可致双侧瞳孔散大，对光反射消失，此时患者多已处于濒死状态。

（3）运动障碍：表现为病变对侧肢体的肌力减弱或麻痹，病理征阳性。脑疝进展时可致双侧肢体自主活动消失，严重时可出现去脑强直发作，这是脑干严重受损的信号。

（4）意识改变：由于脑干内网状上行激动系统受累，患者随脑疝进展可出现嗜睡、浅昏迷至深昏迷。

（5）生命体征紊乱：由于脑干受压，脑干内生命中枢功能紊乱或衰竭，可出现生命体征异常。表现为心率减慢或不规则，血压忽高忽低，呼吸不规则、大汗淋漓或汗闭，面色潮红或苍白，体温可高达 41 ℃以上或体温不升。最终因呼吸循环衰竭而致呼吸停止，血压下降，心脏停搏。

2. 枕骨大孔疝。

由于脑脊液循环通路被堵塞，颅内压增高，患者剧烈头痛，频繁呕吐，颈项强直，强迫头位。生命体征紊乱出现较早，意识障碍出现较晚。因脑干缺氧，瞳孔可忽大忽小。由于位于延髓的呼吸中枢受损严重，患者早期可突发呼吸骤停而死亡。

三、诊断

病史及临床体征，注意询问是否有颅内压增高症的病史或由慢性脑疝转为急性脑疝的诱因。颅内压增高症患者神志突然昏迷或出现瞳孔不等大，应考虑为脑疝。颅内压增高患者呼吸突然停止或腰椎穿刺后出现危象，应考虑可能为枕骨大孔疝。

诊断小脑幕切迹疝的瞳孔改变应注意下列各种情况。

1. 患者是否应用过散瞳或缩瞳剂，是否有白内障等疾病。

2. 脑疝患者如两侧瞳孔均已散大，不仅检查瞳孔，尚可检查两眼提睑肌肌张力是否有差异，肌张力降低的一侧，往往提示为动眼神经首先受累的一侧，常为病变侧。

3. 脑疝患者两侧瞳孔散大，如经脱水剂治疗和改善脑缺氧后，瞳孔改变为一侧缩小、一侧仍散大，则散大侧常为动眼神经受损侧，可提示为病变侧。

4. 脑疝患者，如瞳孔不等大，若瞳孔较大侧对光反应灵敏，眼外肌无麻痹现象，而瞳孔较小侧提睑肌张力低，这种情况往往提示瞳孔较小侧为病侧。这是由于病侧动眼神经的副交感神经纤维受刺激而引起的改变。

5. 腰椎穿刺：脑疝患者一般禁止腰椎穿刺。即使有时腰椎穿刺所测椎管内压力不高，也并不能代表颅内压力不高，由于小脑扁桃体疝可以梗阻颅内及椎管内的脑脊液循环。

6. CT：小脑幕切迹疝时可见基底池（鞍上池）、环池、四叠体池变形或消失。下疝时可见中线明显不对称和移位。

7. MRI：可观察脑疝时脑池的变形、消失情况，直接观察到脑内结构如钩回、海马旁回、间脑、脑干及小脑扁桃体。

四、护理

1. 体位：术后 6 h 内去枕平卧，头偏向健侧，去骨瓣处向上，头部垫枕抬高 15°～30°，以利颅内静脉回流。每 2 h 更换体位 1 次。术后 72 h 内，取头高半坡卧位，头部保持中位，避免前屈、过伸、侧转，以免影响脑部静脉回流，尽量避免过度刺激和连续性护理操作。昏迷患者头偏向一侧，以防止舌后坠及呼吸道分泌物增多，造成患者窒息。

2. 呼吸道管理：保持呼吸道通畅，定时更换体位，按时翻身叩背，促进痰液排出，及时清除口、鼻腔及气道内分泌物或血液。防止呼吸道感染。术后常规持续氧气吸入 3～5 d，氧流量 2～4 L/min，以供给脑细胞充足的氧。进行动脉血气监测，指导呼吸管理。加强人工气道管理，做好气管插管、气管切开及呼吸机的护理。加强气道湿化与促进排痰。给予雾化吸入、气管内滴药等。定期痰培养，并做药敏试验，选用有效抗生素。加强营养，提高机体抵抗力，减少探视，避免外来呼吸道疾病的传播引起交叉感染。

3. 引流管的护理：注意保持引流通畅，详细记录引流液的性质、颜色、量，避免引流管扭曲受压。留置脑室引流管的患者严格掌握引流管的高度和流量，引流管高于穿刺点15 cm 为宜，密切观察引流物的颜色、性质，并做好记录。

4. 输液量及速度控制：一般 20～30 滴／分为宜，成人每日补液 1 500～2 000 mL，应用高渗药液如 20% 甘露醇 250 mL，应在 20～30 min 内滴完，注意药液勿漏出血管，以免造成局部组织坏死。严格记录出入量，保持水、电解质、酸碱平衡。

5. 控制体温：术后 2～3 日吸收热过后，如患者体温超过 38.5 ℃，应警惕颅内感染和肺内感染。根据药敏应用有效的抗生素，及时采取降温措施，部分患者因丘脑下部受损，体温调节中枢失控，出现中枢性高热，我们对这类患者尽早应用人工冬眠疗法，以减轻脑组织的耗氧量，防止脑水肿。在冬眠期间，应严密观察病情变化，体温不可降得过快，体温控制在 32 ℃～34 ℃为宜，并避免皮肤冻伤。

6. 饮食护理：脑疝患者因昏迷不能进食，气管切开后体液消耗大，导致患者营养障碍。除静脉输液外，根据病情给予鼻饲，可鼻饲牛奶、鸡蛋、果汁等流质，以保证热量及营养的供给。清醒患者术后第 2 d 均鼓励进食。

7. 做好患者家属的安慰工作：减少家属陪护。多数患者家属表现焦虑、悲伤，有时不理解对患者的各种治疗和护理。所以应耐心地做好解释工作。告诉他们患者的恢复需要较长过程，要有心理准备。同时要树立配合医护人员治疗信心，这对我们的工作、患者的转归都有积极意义。

8. 积极预防，减少并发症。

（1）加强翻身拍背，注意皮肤护理，预防褥疮发生。术后 6 h 患者如血压平稳即可轻翻身，以后每 2 h 一次，保持床铺干燥，经常按摩受压部位。并在受压部位垫一海绵垫或气圈，减少局部皮肤受压状况。

（2）及时吸痰，保持呼吸道通畅，同时观察痰液性状、量、颜色，必要时做细菌培养，以防治肺部感染。

（3）颅脑损伤后能反射性引起胃黏膜糜烂、溃疡，导致出血，早期应用制酸药物，并留置胃管，一般伤后 24 h 内禁食，24 h 后可给易消化流质饮食，密切观察胃液颜色及排便情况，以及时发现消化道溃疡出血而及时处理。

（4）准确记录 24 h 出入量。对神志障碍者尽早留置导尿，每日更换一次引流袋，每日用稀碘伏棉球擦洗会阴部 2 次，男患者可利用接尿器接尿，以减少泌尿系感染机会。

（5）加强肢体活动及功能锻炼。病情稳定后开始做简单的上下肢功能锻炼，如掌指伸展，病情允许后再做大幅度运动，如肢体伸展，内外展逐渐到坐立、行走。虽然脑疝患者病情危重，但若能尽快解除脑受压，脑疝复位，患者也能恢复良好。因此，应竭尽全力进行抢救，而不应轻易放弃。脑疝患者即使生命得救，也有可能遗留不同程度的神经缺损，因此对颅脑损伤者必须密切观察病情变化，争取在脑疝未形成或脑疝早期做出判断和处理。同时加强健康教育，使患者和家属了解时间对患者的重要性，以争取抢救患者的最佳时机,从而减少病残率和死亡率,提高患者的生活质量。

在护理工作中,护士应熟练掌握本病临床特点及可能出现的并发症。加强责任心,细心观察,仔细护理,及时发现问题及时汇报,及时处理,才能做好脑疝的护理工作。

第十二章
泌尿外科疾病的护理

第一节　尿路感染

尿路感染（urinary tract infection，UTI），简称尿感，是指病原体侵犯尿路黏膜或组织引起的尿路炎症。根据感染部位，尿路感染可分为上尿路感染和下尿路感染，前者为肾盂肾炎，后者主要为膀胱炎。根据有无基础疾病，尿路感染还可分为复杂性尿感和非复杂性尿感感染。

一、病因

尿路感染95％以上是由单一细菌引起的。其中90％的门诊患者和50％左右的住院患者，其病原菌是大肠埃希杆菌。此菌血清分型可达140多种，致尿感型大肠埃希杆菌与患者粪便中分离出来的大肠埃希杆菌属同一种菌型，多见于无症状菌尿或无并发症的尿感；变形杆菌、产气杆菌、克雷白肺炎杆菌、铜绿假单胞菌、粪链球菌等见于再感染、留置导尿管、有并发症之尿感者；白色念珠菌、新型隐球菌感染多见于糖尿病及使用糖皮质激素和免疫抑制药的患者及肾移植后；金黄色葡萄球菌多见于皮肤创伤及吸毒者引起的菌血症和败血症；病毒、支原体感染虽属少见，近年来有逐渐增多趋向。多种细菌感染见于留置导尿管、神经源性膀胱、结石、先天性畸形和阴道、肠道、尿道瘘等。

二、临床表现

（一）易感因素

1. 尿道梗阻，膀胱输尿管反流。
2. 有创性操作。
3. 妊娠。
4. 糖尿病及高龄，免疫缺陷。

（二）疾病症状

本病好发于育龄女性，男女比例约为1∶8。临床表现包括以下四组。

1. 膀胱炎。通常所指的下尿路感染。成年妇女膀胱炎主要表现是尿路刺激,即尿频、尿急、尿痛,白细胞尿,偶可有血尿,甚至肉眼血尿,膀胱区可有不适。一般无明显的全身感染症状,但少数患者可有腰痛,低热(一般不超过 38 ℃),血白细胞计数常不增高。约 30％以上的膀胱炎为自限性,可在 7～10 d 内自愈。

2. 急性肾盂肾炎。表现包括以下两组症状群:① 泌尿系统症状:包括尿频、尿急、尿痛等膀胱刺激征,腰痛和(或)下腹部痛。② 全身感染的症状:如寒战、发热、头痛、恶心、呕吐、食欲不振等,常伴有血白细胞计数升高和血沉增快。一般无高血压和氮质血症。

3. 慢性肾盂肾炎。慢性肾盂肾炎的病程经过很隐蔽。临床表现分为以下三类:① 尿路感染表现:仅少数患者可间歇发生症状性肾盂肾炎,但更为常见的表现为间歇性无症状细菌尿,和(或)间歇性尿急、尿频等下尿路感染症状,腰腹不适和(或)间歇性低热。② 慢性间质性肾炎表现,如高血压、多尿、夜尿增加,易发生脱水。③ 慢性肾脏病的相关表现。

4. 不典型尿路感染。① 以全身急性感染症状为主要表现,而尿路局部症状不明显。② 尿路症状不明显,而主要表现为急性腹痛和胃肠道功能紊乱的症状。③ 以血尿、轻度发热和腰痛等为主要表现。④ 无明显的尿路症状,仅表现为背痛或腰痛。⑤ 少数人表现为肾绞痛、血尿。⑥ 完全无临床症状,但尿细菌定量培养,菌落 $>10^5$/mL。

三、护理

1. 高热、尿路刺激症状明显者应卧床休息,体温在 38.5 ℃以上者,可用物理降温或遵医嘱肌肉注射柴胡等降温药。按医嘱服用碳酸氢钠可碱化小便,以减轻尿路刺激症状。

2. 给予足够热量、维生素和易消化的食物,鼓励患者多饮水,必要时静脉输液以保证入量,使患者多排尿,达到冲洗尿路的目的。

3. 用药前,先做中段尿培养及药物敏感试验,以利合理使用抗生素。最好取清晨隔夜尿,以膀胱穿刺法取尿标本为最理想。

4. 注意观察药物毒副作用和过敏反应,发现问题及时向医生报告。

5. 做好患者的心理护理。患者往往对此病认识不足,有的不重视,不按医嘱要求治疗,有的过度紧张,精神压力大。护理人员对患者要关怀体贴,根据不同情况向患者做好解释工作,消除其影响治疗的心理因素,使之积极配合治疗。

6. 做好卫生宣教。向患者讲述疾病常识,急性尿路感染患者要坚持治疗,在症状消失、尿检查阴性后,仍要服药 3～5 d,并继续每周做尿常规检查,连续 2～3 周。慢性尿路感染急性发作者除按急性期治疗护理外,对反复发作者应协助寻找发作原因,对伴有糖尿病、肝病者应积极治疗,以提高机体抵抗力。对女婴、孕妇、经期妇女,向患者及家属讲清做好会阴部清洁护理的重要性,注意饮食营养,生活有规律,增强体质,以提高治疗效果。

第二节　膀胱癌

膀胱癌是指膀胱内细胞的恶性过度生长。最常见的过度生长位于膀胱腔内,也就是膀胱的黏膜上皮。人体内空腔脏器的表面通常由上皮细胞构成,例如脸颊内侧、胃、肠、胆囊,也包括膀胱均是由一层上皮细胞组成的。每个脏器都有它自己的一类上皮细胞。膀胱的黏膜上皮细胞称作尿路上皮细胞,由它生成的癌就称作尿路上皮细胞癌,占到了所有膀胱癌的90%～95%,是最常见的一类膀胱癌。其他不太常见的膀胱癌有鳞状细胞癌和腺癌。

一、病因

膀胱癌的发病是一个多因素混合、多基因参与、多步骤形成的过程,异常基因型的积累加上外在环境的作用最终导致恶性表型的出现。目前比较公认的观点是病毒或某些化学致癌物作用于人体,使原癌基因激活成癌基因,抑癌基因失活而致癌。80%以上的膀胱癌发病与致癌的危险因素相关。吸烟和职业接触芳香胺是目前明确的膀胱癌危险因素。吸烟者患膀胱癌的危险性是不吸烟者的2～4倍,发病危险与吸烟数量、持续时间和吸入程度有关。西方国家约一半的膀胱癌与吸烟有关。烟草中能导致膀胱癌的特异性致癌物尚未被确定,研究显示烟雾中存在的亚硝胺、2-萘胺和对氨基联苯增加了吸烟者尿中色氨酸的代谢产物。某些职业,如从事芳香胺、染料、橡胶、铝、皮革生产的工人,油漆工和经常使用染料者可以增加膀胱癌患病的危险性,主要原因之一是接触了2-萘胺和联苯胺等芳香胺物质。

除了上述两大因素外,其他与膀胱癌发病有关的危险因素包括以下方面。

1. 饮水中的致癌物:饮用经氯消毒并且含有氯化副产物的自来水,可使膀胱癌危险性增加;我国台湾和南美阿根廷的饮用水中的砷污染也与膀胱癌危险性增加有关。

2. 咖啡:饮咖啡者的膀胱癌危险性高于不饮者,但两者无剂量和时间趋势,流行病学研究的结果已排除咖啡与膀胱癌之间的强相关性,但不排除两者之间相关。

3. 尿道疾病:尿道上皮长期受到慢性刺激或人体代谢产物使尿中致癌物水平增高,可使尿路上皮增殖后癌变,例如膀胱鳞癌与埃及血吸虫感染或膀胱结石有关。

4. 药物:大量服用含非那西汀的止痛药可使膀胱癌危险性增加,目前该药已停售。用环磷酰胺治疗的淋巴瘤患者膀胱癌发病的危险性可增高几倍,且肿瘤常为浸润性。

5. 人工甜味剂:70年代末的研究报道甜味剂可使男性膀胱癌危险性增加60%,但此后的研究未能证实该相关性,故目前国际癌症研究机构已不再将甜味剂列入人类膀胱癌的致癌物质。

6. 家族史:膀胱癌患者的直系亲属患膀胱癌的危险性约为无家族史者的2倍,年轻膀胱癌患者的直系亲属危险性更高。此外,有研究显示大量摄入液体、蔬菜和水果,可使膀胱癌的发病危险降低。

我国人群膀胱癌发病的主要危险因素为吸烟、职业接触芳香胺、膀胱癌家族史、饮用酒精与咖啡以及性别。

二、临床表现

1. 血尿:无痛性肉眼血尿是最常见的症状,有80%以上的患者可以出现,其中17%

者血尿严重,但也有15%者可能开始仅有镜下血尿。血尿多为全程,间歇性发作,也可表现为初始血尿或终末血尿,部分患者可排出血块或腐肉样组织。血尿持续的时间、出血量与肿瘤恶性程度、分期、大小、数目、范围、形态有一定关系,但不一定成正比。原位癌常表现为镜下血尿,膀胱脐尿管癌血尿可以不明显。非尿路上皮来源的膀胱肿瘤如果病变没有穿透膀胱黏膜,可以没有血尿。

2. 膀胱刺激症状:尿频、尿急、尿痛,约占10%,与广泛分布的原位癌和浸润性膀胱癌有关,尤其病变位于膀胱三角区时。故长期不能痊愈的"膀胱炎"应警惕膀胱癌可能,尤其是原位癌。

3. 尿流梗阻症状:肿瘤较大、膀胱颈部位的肿瘤及血块堵塞均可引起排尿不畅甚至尿潴留。肿瘤浸润输尿管口可引起上尿路梗阻,出现腰痛、肾积水和肾功能损害。

4. 晚期肿瘤表现:晚期肿瘤侵犯膀胱周围组织、器官或有盆腔淋巴结转移时导致膀胱区疼痛、尿道阴道瘘、下肢水肿等相应症状,远处转移时也可出现转移器官功能受损、骨痛及恶液质等表现。

5. 肿瘤较大时,采用阴道或直肠双合触诊可扪及包块,但该方法不够精确,加上双合触诊未必能检查到膀胱所有部位,松弛不佳的腹壁更是难以检查清楚,近年随着影像学的进步,此项检查已少用。

三、护理

1. 观察生命体征:严密观察生命体征,保证输血、输液通畅。早期发现休克的症状和体征,及时进行治疗和护理。

2. 膀胱肿瘤电切术后常规冲洗1~3 d,应密切观察膀胱冲洗引流液的颜色,根据引流液颜色的变化,及时调整冲洗速度,防止血块堵塞尿管,确保尿管通畅,防止气囊破裂。停止膀胱冲洗后应指导患者多饮水,起到自家冲洗的作用。

3. 膀胱肿瘤电切术后6 h,患者即可进食,以营养丰富,粗纤维饮食为主,忌辛辣刺激食物,防止便秘。

4. 膀胱全切术后应持续胃肠减压,密切观察胃液的性质、颜色、量并做好记录。待胃肠功能恢复后拔除胃管开始进食,从糖水、米汤开始,逐渐过渡到流食、半流食,直至普食。密切观察患者进食后有无恶心、呕吐、腹泻、腹胀、腹痛、肠梗阻症状。

5. 回肠膀胱术后,应密切观察造瘘口的大小、形状、颜色,刚手术后正常造瘘口肿胀、鲜红、潮湿,如果灰暗且发绀,则可能是由于血液供应受阻碍造成的,需立即通知医生。保持伤口、造瘘口部位敷料清洁干燥。通常在造瘘口肿胀消退后,约术后第7 d即可测量造瘘口的大小,但在6~8周内造瘘口仍会持续地收缩。尿液颜色由血性逐渐变清澈,伴有黏性分泌物,这是尿液刺激肠黏膜所引起的正常现象。

6. 预防感染:定时测体温及血白细胞变化,观察有无感染发生。保持造瘘口周围皮肤清洁干燥,定时翻身、叩背、咳痰,若痰液黏稠,予雾化吸入,适当活动等措施可预防感染发生。

7. 引流管的护理:各种引流管,应贴标签分别记录引流情况,保持引流通畅。回肠膀胱或可控膀胱因肠黏膜分泌黏液,易堵塞引流管,注意及时挤压将黏液排出,有贮尿囊者可用生理盐水每 4 h 冲洗 1 次。回肠膀胱术后 10～12 d 拔除输尿管引流管和回肠膀胱引流管,改为佩戴皮肤造口袋;可控膀胱术后 8～10 d 拔除肾盂输尿管引流管,12～14 d 拔除贮尿囊引流管,2～3 周拔除输出道引流管,训练自行排尿。

第三节　前列腺增生

前列腺增生是老年男性常见疾病,其病因是由于前列腺的逐渐增大对尿道及膀胱出口产生压迫作用,临床上表现为尿频、尿急、夜间尿次增加和排尿费力,并能导致泌尿系统感染、膀胱结石和血尿等并发症,对老年男性的生活质量产生严重影响,因此需要积极治疗,部分患者甚至需要手术治疗。

一、病因

前列腺是男性特有的性腺器官。前列腺如栗子,底朝上,与膀胱相贴,尖朝下,抵泌尿生殖膈,前面贴耻骨联合,后面紧邻直肠,因此可以通过直肠指诊,触知前列腺的背面。人的前列腺自出生后到青春期前,前列腺的发育、生长缓慢;青春期后,生长速度加快,约至 24 岁发育至顶峰,30～45 岁间其体积较衡定,以后一部分人可趋向于增生,腺体体积逐渐增大,若明显压迫前列腺部尿道,可造成膀胱出口部梗阻而出现排尿困难的相关症状,即前列腺增生症。由于此种增生属良性病变,故其全称为良性前列腺增生(benign prostatic hyperplasia, BPH),旧称为前列腺肥大。前列腺增生症是老年男性的常见疾病,一般在 40 岁后开始发生增生的病理改变,50 岁后出现相关症状。

目前,前列腺增生症的病因仍不十分明了,但有四种理论颇值得重视。

1. 性激素的作用:功能性睾丸的存在为前列腺增生发生的必要条件,其发病率随年龄增高而增高。前列腺增生发生发展变化中存在着雌、雄激素的相互协同作用,雌、雄激素的平衡改变是前列腺增生发生的原因。

2. 前列腺细胞为胚胎再唤醒。前列腺增生结节的形成是某个前列腺间质细胞在生长过程中自发地转为胚胎发育状态的结果。

3. 多肽类生长因子。多肽类生长因子为一类调节细胞分化,生长的多肽类物质,有研究表明多肽类生长因子可直接调节前列腺细胞的生长,而性激素只起间接的作用。

4. 生活方式:肥胖与前列腺体积呈正相关,即脂肪越多,前列腺体积越大。

二、临床表现

前列腺增生主要表现为两组症状:一类是膀胱刺激症状;另一类是因增生前列腺阻塞尿路产生的梗阻性症状。

1. 膀胱刺激症状。尿频、尿急、夜尿增多及急迫性尿失禁。尿频是前列腺增生的早期信号,尤其夜尿次数增多更有临床意义。原来不起夜的老人出现夜间 1～2 次的排尿,常常反映早期梗阻的来临,而从每夜 2 次发展至每夜 4～5 次甚至更多,说明了病变的发展和加重。

2. 排尿无力、尿线变细和尿滴沥。由于增生前列腺的阻塞,患者排尿要使用更大的力量克服阻力,以至排尿费力;增生前列腺将尿道压瘪致尿线变细;随着病情的发展,还可能出现排尿中断,排尿后滴沥不尽等。当感到有尿意时,要站在厕所里等好一会儿,小便才"姗姗"而来,且尿流变细,排出无力,射程也不远,有时竟从尿道口线样滴沥而下。

3. 血尿。增大的前列腺表明有许多血管,这些血管在压力增高的情况下,会发生破裂,使得尿液中带血即为血尿,又称尿血。正常情况下,尿液中是没有红细胞的。医学上把患者尿液离心沉淀后,用显微镜来检查,如果每个高倍视野中有 5 个以上的红细胞,就叫血尿。

4. 尿潴留。前列腺增生较重的晚期患者,梗阻严重时可因受凉、饮酒、憋尿时间过长或感染等原因导致尿液无法排出而发生急性尿储留。

三、护理

1. 术前注意心理护理。

2. 戒烟、忌酒、防便秘,以免诱发急性尿潴留。

3. 改善肾功能,有尿路感染时使用抗生素。

4. 加强营养,适当活动,提高机体对手术的耐受力。

5. 术后保持导尿管和膀胱造瘘管引流通畅,根据需要作膀胱冲洗。

6. 观察和防止术后出血(术后护理重点),注意密切观察血压、脉搏、引流尿量和尿色变化、气囊内充液情况、术后 1 周内禁止肛管排气和灌肠、术后 10 d 左右拔除气囊导尿管。

7. 耻骨上膀胱造瘘管术后 2 周左右拔除。

8. 预防感染,加强基础护理。

第十三章
四肢骨折的护理

第一节　锁骨骨折

锁骨呈"S"型,是人体上肢与躯干的唯一骨性连接。锁骨不仅是重要的上肢骨,也是美丽性感的象征。然而锁骨很容易受伤,形成骨折。多数情况下的锁骨骨折为间接暴力导致,常见的情形为跌倒后上肢撑地,暴力上传冲击锁骨形成骨折。另外,新生儿产伤导致的锁骨骨折也很常见。

一、病因

间接与直接暴力均可引起锁骨骨折,但间接暴力较多。摔伤是锁骨骨折的主要原因,以儿童最为多见,大约50％的锁骨骨折发生于7岁以下的儿童。直接外力,如从前方打击、撞击锁骨,或摔倒时肩部直接着地,均可造成锁骨骨折。摔倒时手掌着地,外力通过前臂、上臂传导至肩,再传至锁骨,遭受间接外力和剪切应力也可造成骨折,因着力点不同而异,多为粉碎或横行,幼儿多为青枝骨折。锁骨骨折的典型移位多表现为:近端受胸锁乳突肌牵拉向上后移位,远端因肢体重量及胸大肌牵拉向前、下、内侧移位,形成断端短缩重叠移位。

二、临床症状

受伤后,如果锁骨部出现下列症状,就要考虑是否有锁骨骨折了。

1. 疼痛。
2. 肿胀、淤青。
3. 锁骨外观畸形、异常。
4. 患侧上肢活动障碍;婴幼儿哭闹等。

三、诊断

1. 患者有上肢外展跌倒或局部被暴力直接打击等外伤史,伤后肩部出现疼痛,上肢不敢活动,X线片可确诊,并显示骨折移位及粉碎情况。

2. X 线:绝大多数的锁骨骨折通过 X 线都能检查出来,明确诊断并指导治疗。

3. 其他:其他检查如 CT,MRI 等可以检查锁骨及周边软组织情况,明确有无韧带损伤等。如合并神经血管损伤,则需要做肌电图等进一步检查。

四、护理

(一)非手术治疗及术前护理

1. 心理护理:青少年及儿童锁骨骨折后,因担心肩、胸部畸形,影响发育和美观,常会发生焦虑、烦躁心理。应告知其锁骨骨折只要不伴有锁骨下神经、血管损伤,即使是在叠位愈合,也不会影响患侧上肢的功能,局部畸形会随着时间的推移而减轻甚至消失,治疗效果较好,以消除患者心理障碍。

2. 饮食:给予高蛋白、高维生素、高钙及粗纤维饮食。

3. 体位:局部固定后,宜睡硬板床,取半卧位或平卧位,避免侧卧位,以防外固定松动。平卧时不用枕头,可在两肩胛间垫上一个窄枕,使两肩后伸外展;在患侧胸壁侧方垫枕,以免悬吊的患肢肘部及上臂下坠。患者初期对去枕不习惯,有时甚至自行改变卧位,应向其讲清治疗卧位的意义,使其接受并积极配合。告诉患者日间活动不要过多,尽量卧床休息,离床活动时用三角巾或前臂吊带将患肢悬吊于胸前,双手叉腰,保持挺胸、提肩姿势,可缓解对腋下神经、血管的压迫。

4. 病情观察:观察上肢皮肤颜色是否发白或青紫,温度是否降低,感觉是否麻木,如有上述现象,可能系"8"字绷带包扎过紧所致。应指导患者双手叉腰,尽量使双肩外展后伸,如症状仍不缓解,应报告医生适当调整绷带,直至症状消失。"8"字绷带包扎时禁做肩关节前屈、内收动作,以免腋部血管神经受压。

5. 功能锻炼。

(1)早、中期:骨折急性损伤经处理后 2～3 日,损伤反应开始消退,肿胀和疼痛减轻,在无其他不宜活动的前提下,即可开始功能锻炼。准备:仰卧于床上,两肩之间垫高,保持肩外展后伸位。第 1 周做伤肢近端与远端未被固定的关节所有轴位上的运动,如握拳、伸指、分指,腕屈伸、绕环、肘屈伸,前臂旋前、旋后等主动练习,幅度尽量大,逐渐增大力度。第 2 周增强肌肉的收缩练习,如捏小球、抗阻腕屈伸运动。第 3 周增强抗阻的肘屈伸与前臂旋前、旋后运动。

(2)晚期:骨折基本愈合,外固定物去除后进入此期。此期锻炼的目的是恢复肩关节活动度,常用的方法有主动运动、被动运动、助力运动和关节主动牵伸运动。第 1～2 日患肢用三角巾或前臂吊带悬挂胸前站立位,身体向患侧侧屈,做肩前后摆动;身体向患侧侧屈并略向前倾,做肩内外摆动。应努力增大外展与后伸的运动幅度。第 3～7 日开始做肩关节各方向和各轴位的主动运动、助力运动和肩带肌的抗阻练习,如双手握体操棒或小哑铃,左右上肢互相做肩的前上举、侧后举和体后上举。每个动作 5～20 次。第 2 周增强肩外展和后伸主动牵伸:双手持棒上举,将棒棍放颈后,使肩外展、外旋,避免做大幅度和用大力的肩内收与前屈练习。第 3 周增强肩前屈主动牵伸,肩内外旋牵伸:双手持棒体后下垂将棍棒向上提,使肩内旋。以上练习的幅度和运动量以不引起疼痛为宜。

（二）术后护理

1. 体位：患侧上肢用前臂吊带或三角巾悬吊于胸前，卧位时去枕，在肩胛区垫枕使两肩后伸，同时在患侧胸壁侧方垫枕，防止患侧上肢下坠，保持上臂及肘部与胸部处于平行位。

2. 症状护理。

（1）疼痛：疼痛影响睡眠时，适当给予止痛、镇静剂。

（2）伤口：观察伤口有无渗血、渗液情况。

3. 一般护理：协助患者洗漱、进食及排泄等，指导并鼓励患者做些力所能及的自理活动。

4. 功能锻炼：在术后固定期间，应主动进行手指握拳、腕关节的屈伸、肘关节屈伸及肩关节外展、外旋和后伸活动，不宜做肩前屈、内收的动作。

（三）出院指导

1. 休息：早期卧床休息为主，可间断下床活动。

2. 饮食：多食高蛋白、高维生素、含钙丰富、刺激性小的食物。

3. 固定：保持患侧肩部及上肢于有效固定位，并维持 3 周。

4. 功能锻炼：外固定的患者需保持正确的体位，以维持有效固定，进行早、中期的锻炼，避免肩前屈、内收动作。解除外固定后则加强锻炼，着重练习肩的前屈、内旋转活动，如两臂做划船动作。值得注意的是应防止两种倾向：① 放任自流，不进行锻炼。② 过于急躁，活动幅度过大，力量过猛，造成软组织损伤。

5. 复查时间及指证：术后 1 个月、3 个月、6 个月需进行 X 线摄片复查，了解骨折愈合情况。有内固定者，于骨折完全愈合后取出。对于手法复位外固定患者，若出现下列情况须随时复查：骨折处疼痛加剧、患肢麻木、手指颜色改变、温度低于或高于正常等。

第二节　股骨干骨折

股骨干骨折以局部肿胀、疼痛、压痛，功能丧失，出现缩短、成角和旋转畸形，可扪及骨擦音、异常活动为主要表现的股骨转子下至股骨髁上部位骨折。股骨干骨折是临床上最常见骨折之一，约占全身骨折 6%，股骨是人体最长、最大的骨骼且是下肢主要负重骨之一，如果治疗不当，将引起下肢畸形及功能障碍。

一、病因

多数骨折由强大的直接暴力所致，如撞击、挤压等；一部分骨折由间接暴力所致，如杠杆作用、扭转作用、由高处跌落等。儿童的股骨干骨折可能为不全骨折或青枝骨折；成人股骨干骨折后，引起的出血可达 500～1 000 mL，出血多者，在骨折数小时后可能出现休克现象。由挤压伤所致股骨干骨折，有引起挤压综合征的可能性。

二、临床表现

伤后患肢疼痛,活动受限,少数可有休克的症状。

患肢肿胀、畸形、压痛、或有异常活动或听到骨擦音。

三、诊断

对于意识清醒的患者,股骨干骨折的诊断常常是比较明确的。但是,对于因钝器或锐器致伤的所有患者应有条理地检查肢体,以确保对这些患者的诊断是及时而又准确的。影像学检查(如 X 线平片、CT)有助于诊断的明确和骨折的分类。

四、治疗

1. 非手术治疗。骨牵引法:由于需长期卧床,住院时间长,并发症多,目前已逐渐少用。骨牵引现在更多的是作为常规的术前准备或其他治疗前使用。

2. 手术治疗。近几年来,由于内固定器械的改进,手术技术的提高以及人们对骨折治疗观念的改变,股骨干骨折多趋向于手术治疗。内固定的选择应考虑到患者的全身情况、软组织情况及骨折损伤类型。内固定材料包括钢板螺钉固定和髓内钉固定。

五、护理

1. 严密观察生命体征的变化,及时测量体温、脉搏、呼吸、血压,如有异常及时报告医生。

2. 观察牵引轴线、牵引滑轮、牵引重量是否正确。如发现滑轮偏移,轴线不对应随时调整。牵引重量不可随意加减。股骨干骨折初期牵引重量一般为 6～8 kg,骨折重叠纠正手法整复后,牵引重量可用 3～4 kg 维持。

3. 股骨上 1/3 骨折钢钳撬压者,应注意撬压钢针是否滑脱、松动,如有滑脱松动者应及时调整,避免骨折错位。

4. 股骨干骨折手法整复失败或畸形愈合行内固定手术者,术后应注意伤口有无渗血及患肢末梢血液循环情况。

第三节 胫腓骨骨折

胫腓骨骨折常指小腿部胫腓骨骨干骨折。由于整个胫骨位于皮下,骨折端容易穿破皮肤,成为开放性骨折。由于骨折后骨髓腔出血、血管或肌肉损伤出血,均可引起骨筋膜室压力增高,故胫腓骨骨折应警惕骨筋膜室综合征,必要时尽早切开减压。

一、病因

1. 直接暴力:胫腓骨干骨折以重物打击、踢伤、撞击伤或车轮碾轧伤等多见,暴力多来自小腿的外前侧。骨折线多呈横断型或短斜行。巨大暴力或交通事故伤多为粉碎性骨折。因胫骨前面位于皮下,所以骨折端穿破皮肤的可能极大,肌肉被挫伤的机会较多。

2. 间接暴力:为由高处坠下、旋转暴力扭伤或滑倒等所致的骨折,特点是骨折线多呈斜行或螺旋形;腓骨骨折线较胫骨骨折线高。儿童胫腓骨骨折遭受外力一般较小,加上儿童骨皮质韧性较大,可为青枝骨折。

二、临床症状

腓骨骨折患者会出现局部肿胀、疼痛、功能障碍,患肢短缩或成角畸形,有异常活动、骨擦音、纵轴叩击痛,易触及骨折端,如伴有血管神经损伤则可出现患肢远端供血不足、感觉运动障碍、足趾不能背屈、足下垂等。如合并小腿骨筋膜室综合征,则出现患肢缺血性疼痛,呈进行性加重,皮肤肿胀明显,常起水泡,肌腹处明显压痛,肌肉被动牵拉痛,足背动脉、胫后动脉搏动减弱或触摸不清,肢体末端感觉减退甚至丧失,肌力减弱,如治疗不及时,则出现肢体挛缩畸形及神经干损伤之体征。

三、诊断

1. 胫骨骨折后小腿肿胀、疼痛,可有畸形和异常动度;X线片检查有助于骨折和骨折类型的诊断;此骨折应注意检查组织损伤的范围和程度,以及有无神经、血管损伤、胫骨上段骨折和腓骨颈骨折、腘动脉和腓总神经损伤的可能。

2. 本病的诊断并不困难,但还是需要一些辅助检查的方法来帮助更好地诊断,辅助检查方法主要是进行X线检查,X线片检查有助于骨折和骨折类型的诊断。另外还需注意,在临床上发现有胫骨螺旋形或斜形骨折。

四、治疗

1. 石膏固定。无移位或整复后骨折面接触稳定无侧向移位的横断骨折、短斜行骨折等,在麻醉下行手法复位及长腿石膏外固定。石膏固定时,膝关节应保持15°左右轻度屈曲位。

2. 骨牵引。斜行、螺旋形或轻度粉碎性的不稳定骨折,单纯外固定不可能维持良好的对位。可在局麻下行跟骨穿针牵引,用螺旋牵引架牵引固定。

3. 内锁髓内钉固定。胫骨干的的解剖特点是骨髓腔较宽,上下两端均为关节面。内锁髓钉打入不受到限制,可控制旋转外力。可以有效地控制侧向、旋转和成角移位,术后不需外固定。

4. 外固定架。有皮肤严重损伤的胫腓骨骨折,外固定架可使骨折得到确实固定,并便于观察和处理软组织损伤。另一优点是膝、踝关节运动不受影响,甚至可带支架起床行走,因此近年来应用较多。

五、护理

1. 严密观察患者生命体征的变化,尤其是开放性骨折、骨折合并小腿皮肤撕脱伤和其他合并伤患者。发现患者面色苍白、口唇紫绀、血压下降等休克征象时,应立即投入抢救,输血、输液、输氧等。

2. 密切观察患肢远端血液循环、感觉、运动、足背动脉及胫后动脉搏动情况,观察患肢皮肤颜色、温度、肿胀情况,警惕骨折合并腘动脉损伤、腓总神经损伤及小腿骨筋膜间区综合征,发现肢体远端动脉搏动触及不清、肢端发凉、感觉迟钝、肿胀严重、皮肤颜色改变,应立即通知医生,做出紧急处理。

3. 患肢抬离,保持中立位,严禁外旋,为防止足跟压伤,可在踝部垫小软枕,以使足跟悬空。

4. 患肢功能锻炼应尽早开始,防止膝、踝关节强直和肌肉萎缩。同时,在外固定坚强牢固的情况下,早期下床,适当给骨折端以应力刺激,促进骨折愈合。

六、健康宣教

1. 定期复查,发现患肢血液循环、感觉、运动异常,请及时就医。

2. 继续按时服用接骨续筋药物,直至骨折愈合牢固。

3. 扶拐下床活动,患侧肢体全脚着地,防止摔倒,加强患肢膝踝关节伸屈锻炼,如有踝关节功能障碍可做踝部旋转、斜坡练步等功能锻炼,踝关节强硬者,可做踝关节的下蹲背伸和站立屈膝背伸等。

4. 保持心情愉快,劳逸适度。

5. 加强营养,多食动物内脏如心、肝、肾、排骨汤以及新鲜瓜果蔬菜,以促进骨折愈合。

第四节　跟骨骨折

跟骨骨折以足跟部剧烈疼痛、肿胀和瘀斑明显,足跟不能着地行走,跟骨压痛为主要表现。跟骨骨折较为常见,约占全部跗骨骨折的60%,易发生于中年男性。病因多为高能量损伤,例如高处坠落,足部着地后足跟遭受撞击或者车祸所致。常伴有脊椎骨折,骨盆骨折,头、胸、腹伤,初诊时切勿遗漏。

一、病因

1. 垂直压力:约有80%的病例系因自高处跌下或滑下所致,视坠落时足部的位置不同,其作用力的方向亦不一致,并显示不同的骨折类型,但基本上以压缩性骨折为主,此外尚依据作用力的强度及持续时间不同,其压缩的程度呈不一致性改变。

2. 直接撞击:为跟骨后结节处骨折,其多系外力直接撞击所致。

3. 肌肉拉力:腓肠肌突然收缩可促使跟腱将跟骨结节撕脱,如足内翻应力过猛则引起跟骨前结节撕脱;而外翻应力则造成载距突骨折或跟骨结节的纵向骨折,但后者罕见。

二、临床症状

1. 伤后足跟部疼痛,不能站立和负重。

2. 足跟横径增宽,可有内翻或外翻畸形,并有程度不等的肿胀和瘀血斑。

3. 可有前足增长和足纵弓低平,多有外踝下膨出,甚至足呈舟状畸形。

4. 足跟两侧挤压和足跟底部按压及沿跟骨纵轴扣压均有明显疼痛。

5. 踝关节背伸、蹠屈及内翻外翻活动,均有明显受限。

6. 由高处坠下足跟着地或继而臀部着地时,除引起跟骨骨折外,尚可合并腰椎压缩骨折,甚至颅底骨折和颅脑损伤,应注意全面检查,以免漏诊。

三、治疗

1. 保守疗法:又称不作整复的运动治疗。用弹力绷带包扎伤足,抬高患肢。

2. 骨牵引治疗:跟骨结节持续牵引下,按早期活动原则进行治疗,可减少病废。

3. 开放复位:适用于青年人,距骨下面外侧塌陷骨折。

4. 早期关节固定术:累及关节的粉碎性骨折,必将引起不可恢复的损害,如于伤后2～3周内手术,行三关节或跟距关节固定术,疗效较晚期手术好。

四、护理

1. 近跟距关节面的跟骨体部骨折,复位需配合跟骨牵引,应注意牵引的位置、重心、患者的体位等。

2. 穿针外固定或内固定术后要注意观察患者针眼、伤口的渗液渗血情况。如发现渗出不止者,将患足抬高,报告医生给予止血等处理。保持针眼伤口干燥,预防感染。

3. 跟骨反弹器固定,应注意针锁有无松动,以防滑脱。

第三篇

内科疾病护理

第十四章
消化系统疾病的护理

第一节 胃 炎

胃炎是胃黏膜炎症的统称,可分为急性和慢性两类。急性胃炎常见的为单纯性和糜烂性两种。前者表现为上腹不适、疼痛、厌食和恶心、呕吐;后者消化道出血为主要表现,有呕血和黑粪。慢性胃炎通常又可分为浅表性胃炎、萎缩性胃炎和肥厚性胃炎。慢性胃炎病程迁延,大多无明显症状和体征,一般仅见饭后饱胀、泛酸、嗳气、无规律性腹痛等消化不良症状。确诊主要依赖胃镜检查和胃黏膜活组织检查。本病常见于成人,许多病因可刺激胃,如饮食不当、病毒和细菌感染、药物刺激等均可能引发本病。

一、病因

(一)急性胃炎病因

可由化学因素、物理因素、微生物感染或细菌毒素等引起。此外,精神神经功能障碍,应激状态或各种因素所致的机体变态反应均可作为内源性刺激因子,引起胃黏膜的急性炎症损害。

(二)慢性胃炎病因

现已明确幽门螺旋杆菌(Hp)感染为慢性胃炎的最主要的病因,有人将其称为 Hp 相关性胃炎。但其他物理性、化学性及生物性有害因素长期反复作用于易感人体也可引起本病。病因持续存在或反复发生即可形成慢性病变。在芬兰农村用随机抽样的方法作胃黏膜检查,证实慢性萎缩性胃炎是一种慢性进行性病变,先有浅表性炎症最后变为不可逆的萎缩性炎症。从临床观察也有证据说明这一问题。青年人多为浅表胃炎,老年人多为萎缩性胃炎;浅表性胃炎与萎缩性胃炎又常同时存在于同一个患者;另外回顾性胃黏膜活组织检查也发现一部分浅表性胃炎数年之后可变为萎缩性胃炎。目前认为慢性胃炎是由多种因素作用造成。

1. 幽门螺杆菌感染。1982 年 Marshall 和 Warren 首先分离出一种微嗜氧,触酶阳性,具有尿素酶活性的革兰阴性螺旋菌,3 μm × 0.5 μm 大小,呈弯曲状或 S 字形,一端有 2～6 根带鞘鞭毛。活动性胃炎 95％ 有此种细菌感染,起初命名为弯曲菌样微生物(CLO),以后又更名为幽门弯曲菌(pylobacter pylori),1989 年根据其生化和形态学特点再次更名为幽门螺杆菌。我们通过临床研究证实 Hp 在慢性活动性胃炎的检出率达 98％～100％,说明了慢性胃炎,尤其是慢性活动性胃炎与 Hp 的感染关系密切。1985 年 Marshall,1987 年 Morris 二人自己作为志愿者口服 Hp 引起急性胃炎,经抗生素治疗痊愈。1987 年 Lam bert 用乳猪成功地建立 Hp 的胃炎的动物模型。至此 Hp 已基本符合 Koch 提出的关于病原菌的标准。专家指出,慢性胃炎病因医学临床尚未完全阐明,一般认为与周围环境的有害因素及易感体质有关。物理的、化学的、生物性的有害因素长期反复作用于易感人体即可引起本病。慢性胃炎持续反复发生即可形成慢性病变。

2. 长期服用对胃有刺激的药物、食物及进食粗糙食物或吸烟等。这些因素反复作用于胃黏膜,使其充血水肿。

3. 胃黏膜长期淤血缺氧。如充血性心力衰竭或门脉高压症的患者,胃黏膜长期处于淤血、缺氧,引起营养障碍导致胃炎。

4. 急性胃炎如治疗不当,迁延不愈可转变为慢性胃炎。

5. 胃酸缺乏,细菌容易在胃内繁殖,也可造成慢性胃炎。

6. 营养缺乏、内分泌功能障碍、免疫功能异常,可引起慢性胃炎。

7. 消化道弯曲杆菌感染等都可能是慢性胃炎的发病因素。

8. 细菌及其毒素的作用。由于鼻、口腔、咽喉等部位感染病灶的细菌或毒素不断地被吞入胃内;或胃内缺乏胃酸,细菌易在胃内繁殖,长期作用而引起慢性胃炎。

9. 精神因素。过度的精神刺激、忧郁以及其他精神因素反复作用于大脑皮质,造成大脑皮质功能失调,导致胃壁血管的痉挛性收缩,胃黏膜发生炎症或溃疡。

(三)疣状胃炎的病因

肉眼下病变呈特征性疣状隆起,也可呈不整形或长条形,色泽与周围黏膜相似。病变多分布在胃窦,也可分布在胃体和胃底,常沿皱襞嵴呈链状排列,直径为 0.5～1.5 cm,高 0.2～0.5 cm。隆起的顶部为脐状凹陷性糜烂,淡红色或附有黄色薄苔。组织学上分为糜烂期与修复期。糜烂期组织学特征为上皮变性、坏死和脱落,中性粒细胞浸润和少量纤维素渗出,有时可见浅表腺体坏死脱落的同时伴有幽门腺或胃体小皮增生。修复期的主要表现为糜烂周围固有腺、幽门腺或胃小凹上皮增生,有时可见纤维化,再生腺管可出现不同程度的不典型增生。黏膜肌层常明显增厚并隆起,结构紊乱。

二、临床表现

胃炎是胃黏膜炎症的统称。属常见病,可分为急性胃炎和慢性胃炎两类。

(一)急性胃炎

急性胃炎常见的为单纯性和糜烂性两种。前者表现为上腹不适、疼痛、厌食和恶心、呕吐;后者消化道出血为主要表现,有呕血和黑粪。

（二）慢性胃炎

1. 慢性浅表性胃炎：慢性浅表性胃炎以上腹部疼痛最为常见，部分患者无任何症状，其他还有嗳气、腹胀、恶心、呕吐等。

2. 慢性糜烂性胃炎：该病的症状一般仅见饭后饱胀、反酸、嗳气、无规律的腹痛等消化不良的症状。慢性胃窦炎：上腹部有撑胀感、隐痛或剧痛，常呈周期性发作，可伴有嗳气、反酸、上腹灼烧感、恶心、呕吐、消瘦等，少数会有出血症状，部分患者无症状表现。

3. 慢性萎缩性胃炎：大多数的萎缩性胃炎患者会有上腹部灼烧、胀痛、钝痛或胀满、痞闷，尤以食后加重，常伴有食欲不振、恶心、嗳气、便秘或腹泻等消化不良的症状，严重的患者会出现消瘦、贫血或上消化道出血的症状。

4. 胆汁反流性胃炎：胆汁反流性胃炎是一种特殊的胃炎，在幽门括约肌的作用下，含胆汁、胰液等十二指肠内容反流入胃后，会出现腹部饱胀不适，中上腹持续烧灼感，也可表现为胸骨后痛，饭后加剧，可伴有腹胀、嗳气、烧心、反酸、恶心、呕吐、肠鸣、排便不畅、食欲减退以及消瘦等症状。严重者会出现胃出血，表现为呕血或黑粪。

三、诊断

胃镜检查结合直视下活检，是确诊胃炎的主要方法。

1. 慢性胃炎中幽门螺旋杆菌感染的阳性率高达 70％～90％，可通过胃镜取胃黏膜组织检查，也可查患者血中幽门螺旋杆菌的抗体，还可以在抗幽门螺旋杆菌治疗前后检查，作为追查指标之一。浅表性胃炎胃酸正常或偏低，萎缩性胃炎则明显降低，甚至缺乏。萎缩性胃炎可在血液中检测出壁细胞抗体、内因子抗体或胃泌素抗体。此外，X 射线钡餐检查对慢性胃炎的诊断帮助不大，但有助于鉴别诊断。

2. 急性胃炎检查。

（1）少数患者需行胃、肠 X 线钡餐。

（2）胃镜，必要时行胃黏膜活检及幽门螺杆菌检查。

（3）必要时行胃液分析，测定基础泌酸量、最大泌酸量及胃液 pH 值。

四、治疗

（一）急性胃炎

1. 一般治疗：尽量卧床休息，口服葡萄糖和电解质液以补充体液的丢失。

2. 对症治疗：必要时可注射止吐药。例如，肌肉注射氯丙嗪每日 25～100 mg。止泻药，如思密达每次 1 袋，1 日 2～3 次。

3. 抗菌治疗：对于感染性腹泻，可适当选用有针对性的抗菌素，如黄连素 0.3 g 口服，1 日 3 次或庆大霉素 8 万 U 口服，1 日 3 次等。但应防止抗菌素滥用。

（二）慢性胃炎

1. 避免引起急性胃炎的因素，如戒除烟酒，避免服用对胃有刺激性的食物及药物，如

NSAID 等。

2. 饮食治疗。原则与溃疡病相似，多次少餐，软食为主，避免生冷及刺激性食物。

3. 药物治疗。Hp 相关性胃炎需进行根除 Hp 的治疗。

五、护理

（一）一般护理

1. 休息。指导患者急性发作时应卧床休息，并可用转移注意力、做深呼吸等方法来减轻。

2. 活动。病情缓解时，进行适当的锻炼，以增强机体抵抗力。嘱患者生活要有规律，避免过度劳累，注意劳逸结合。

3. 饮食。急性发作时可予少渣半流食，恢复期患者指导其食用富含营养、易消化的食物，避免食用辛辣、生冷等刺激性食物及浓茶、咖啡等饮料。嗜酒患者嘱其戒酒。指导患者加强饮食卫生并养成良好的饮食习惯，定时进餐、少量多餐、细嚼慢咽。如胃酸缺乏者可酌情食用酸性食物如山楂、食醋等。

4. 环境。为患者创造良好的休息环境，定时开窗通风，保证病室的温湿度适宜。

（二）心理护理

1. 减轻焦虑。提供安全舒适的环境，减少患者的不良刺激。避免患者与其他有焦虑情绪的患者或亲属接触。指导其散步、听音乐等转移注意力的方法。

2. 心理疏导。首先帮助患者分析这次产生焦虑的原因，了解患者内心的期待和要求；然后共同商讨这些要求是否能够实现，以及错误的应对机制所产生的后果。指导患者采取正确的应对机制。

3. 树立信心。向患者讲解疾病的病因及防治知识，指导患者如何保持合理的生活方式和去除对疾病的不利因素。并可以请有过类似疾病的患者讲解采取正确应对机制所取得的良好效果。

（三）治疗配合

1. 腹痛。评估患者疼痛的部位、性质及程度。嘱患者卧床休息，协助患者采取有利于减轻疼痛的体位。可利用局部热敷、针灸等方法来缓解疼痛。必要时遵医嘱给予药物止痛。

2. 活动无耐力。协助患者进行日常生活活动。指导患者体位改变时动作要慢，以免发生直立性低血压。根据患者病情与患者共同制定每日的活动计划，指导患者逐渐增加活动量。

3. 恶心、呕吐。协助患者采取正确体位，头偏向一侧，防止误吸。安慰患者，消除患者紧张、焦虑的情绪。呕吐后及时为患者清理，更换床单位并协助患者采取舒适体位。观察呕吐物的性质、量及呕吐次数。必要时遵医嘱给予止吐药物治疗。

第二节　消化性溃疡

消化性溃疡主要指发生在胃和十二指肠的慢性溃疡,亦可发生于食管下段、胃空肠吻合口周围及含有异位胃黏膜的美克尔(Meckel)憩室。这些溃疡的形成与胃酸和胃蛋白酶的消化作用有关,故称消化性溃疡。本病的总发病率占人口的 5%～10%。十二指肠溃疡较胃溃疡多见,以青壮年多发,男多于女,儿童亦可发病,老年患者所占比例亦逐年有所增加。胃溃疡患者的平均年龄高于十二指肠溃疡患者约 10 年。

一、病因

1. 生活因素:溃疡疾病在有些职业(如司机和医生等)当中似乎更为多见,可能与饮食无规律有关。

2. 精神因素:精神紧张或忧虑,多愁善感,脑力劳动过多也是本病诱发因素。可能因迷走神经兴奋,胃酸分泌过多而引起。

3. 化学因素:长期饮用酒精或长期服用阿司匹林、皮质类固醇等药物易致此病发生,此外长期吸烟和饮用浓茶亦有一定关系。

4. 遗传因素:胃溃疡也有家族史,尤其患儿童溃疡有家族史的占 25%～60%。另外 A 型血的人比其他血型的人易患此病。

二、临床表现

1. 慢性、周期性、节律性中上腹部疼痛,胃溃疡常在剑突下或偏左,进餐后 1～2 h 发作,持续 1～2 h 胃排空后缓解;十二指肠溃疡多在剑突下偏右,多于空腹时发生,进食后缓解。发作与季节有关。疼痛性质可呈钝痛、灼痛或饥饿样痛。特殊类型溃疡如幽门管、球后、胃底贲门区、巨大溃疡及多发性溃疡、复合性溃疡或有并发症时,腹痛可不典型,可有剧烈腹痛或夜间痛。

2. 常伴有反酸、嗳气、流涎、恶心、呕吐等。

3. 全身症状:患者可有失眠等神经官能症的表现,疼痛较剧而影响进食者可有消瘦及贫血。

4. 缓解期一般无明显体征。活动期胃溃疡压痛点常在中上腹或偏左;十二指肠溃疡者常在偏右;后壁穿透性溃疡在背部第 11、第 12 胸椎两旁。

三、护理

(一)服药指导

嘱患者按医嘱服药,不可漏服。洛赛克、羟氨苄青霉素、替硝唑服药时间为早餐前和晚上入睡前,金奥康为晚上睡前服用。

（二）消毒

1. 患者急性期入院后，将同病种安排在同一病室，嘱患者大小便在固定的容器，经医务人员消毒处理后再排入管道。

2. 病室内的洗手间及便器每日用消毒液消毒处理。

3. 嘱患者饭前便后要洗手，注意个人卫生。

4. 患者吃剩的食物、用过的餐具、呕吐物等都先消毒处理，以免成为传染源继续播散。

（三）饮食

以前按传统方法，应少食多餐，饮食为牛奶、鸡蛋等少渣饮食，不吃刺激性食物。现在主张在溃疡出血期饮食以流质、易消化的软食为主。在溃疡恢复期，抗酸治疗的同时，不必过分限制饮食，以清淡为主，避免暴饮暴食，并鼓励进食正常或高纤维素饮食。高纤维素饮食中存在一种脂溶性保护因子而且含有较多的营养因子，这些具有防止溃疡发生和复发的作用。

（四）健康教育

1. 同患者多交流，帮助他们了解病情，解除思想顾虑，树立根除疾病的信心。

2. 使患者了解药物的不良反应，嘱其坚持服药。禁用致溃疡病药物，如阿司匹林等非甾体类药物，防止溃疡出血。

3. 对患者积极进行卫生宣传教育，明确 Hp 的传染性，特别注意家庭内的感染，做好餐具的消毒。家庭成员中有类似溃疡病症状者，要及时来医院检查。

第三节　胃　癌

胃癌在我国各种恶性肿瘤中居首位，胃癌发病有明显的地域性差别，在我国的西北与东部沿海地区胃癌发病率比南方地区明显为高。好发年龄在 50 岁以上，男女发病率之比为 2∶1。胃癌的预后与胃癌的病理分期、部位、组织类型、生物学行为以及治疗措施有关。

一、病因

1. 地域环境及饮食生活因素。胃癌发病有明显的地域性差别，在我国的西北与东部沿海地区胃癌发病率比南方地区明显为高。长期食用薰烤、盐腌食品的人群中胃远端癌发病率高，与食品中亚硝酸盐、真菌毒素、多环芳烃化合物等致癌物或前致癌物含量高有关；吸烟者的胃癌发病危险较不吸烟者高 50％。

2. 幽门螺杆菌感染。我国胃癌高发区成人 Hp 感染率在 60％以上。幽门螺杆菌能促使硝酸盐转化成亚硝酸盐及亚硝胺而致癌；Hp 感染引起胃黏膜慢性炎症加上环境致病因素加速黏膜上皮细胞的过度增殖，导致畸变致癌；幽门螺杆菌的毒性产物 CagA，VacA

可能具有促癌作用,胃癌患者中抗 CagA 抗体检出率较一般人群明显为高。

3. 癌前病变。胃疾病包括胃息肉、慢性萎缩性胃炎及胃部分切除后的残胃,这些病变都可能伴有不同程度的慢性炎症过程、胃黏膜肠上皮化生或非典型增生,有可能转变为癌。癌前病变系指容易发生癌变的胃黏膜病理组织学改变,是从良性上皮组织转变成癌过程中的交界性病理变化。胃黏膜上皮的异型增生属于癌前病变,根据细胞的异型程度,可分为轻、中、重三度,重度异型增生与分化较好的早期胃癌有时很难区分。

4. 遗传和基因。遗传与分子生物学研究表明,胃癌患者有血缘关系的亲属其胃癌发病率较对照组高 4 倍。胃癌的癌变是一个多因素、多步骤、多阶段发展过程,涉及癌基因、抑癌基因、凋亡相关基因与转移相关基因等的改变,而基因改变的形式也是多种多样的。

二、临床表现

早期胃癌多数患者无明显症状,少数人有恶心、呕吐或是类似溃疡病的上消化道症状。疼痛与体重减轻是进展期胃癌最常见的临床症状。患者常有较为明确的上消化道症状,如上腹不适、进食后饱胀,随着病情进展上腹疼痛加重,食欲下降、乏力。根据肿瘤的部位不同,也有其特殊表现。贲门胃底癌可有胸骨后疼痛和进行性吞咽困难;幽门附近的胃癌有幽门梗阻表现;肿瘤破坏血管后可有呕血、黑便等消化道出血症状。腹部持续疼痛常提示肿瘤扩展超出胃壁,如锁骨上淋巴结肿大、腹水、黄疸、腹部包块、直肠前凹扪及肿块等。晚期胃癌患者常可出现贫血、消瘦、营养不良甚至恶病质等表现。胃癌的扩散和转移有以下途径。

1. 直接浸润。贲门胃底癌易侵及食管下端,胃窦癌可向十二指肠浸润。分化差浸润性生长的胃癌突破浆膜层后,易扩散至网膜、结肠、肝、胰腺等邻近器官。

2. 血行转移。发生在晚期,癌细胞进入门静脉或体循环向身体其他部位播散,形成转移灶。常见转移的器官有肝、肺、胰、骨骼等处,以肝转移为多。

3. 腹膜种植转移。当胃癌组织浸润至浆膜外后,肿瘤细胞脱落并种植在腹膜和脏器浆膜上,形成转移结节。直肠前凹的转移癌,直肠指检可以发现。女性患者胃癌可发生卵巢转移性肿瘤。

4. 淋巴转移。是胃癌的主要转移途径,进展期胃癌的淋巴转移率高达 70％左右,早期胃癌也可有淋巴转移。胃癌的淋巴结转移率和癌灶的浸润深度呈正相关。胃癌的淋巴结转移通常是循序逐步渐进,但也可发生跳跃式淋巴转移,即第一站无转移而第二站有转移。终末期胃癌可经胸导管向左锁骨上淋巴结转移,或经肝圆韧带转移至脐部

三、诊断

1. X线钡餐检查。数字化X线胃肠造影技术的应用,目前仍为诊断胃癌的常用方法。常采用气钡双重造影,通过黏膜相和充盈相的观察作出诊断。早期胃癌的主要改变为黏膜相异常,进展期胃癌的形态与胃癌大体分型基本一致。

2. 纤维胃镜检查。直接观察胃黏膜病变的部位和范围,并可获取病变组织作病理学检查,是诊断胃癌的最有效方法。采用带超声探头的纤维胃镜,对病变区域进行超声探测

成像,有助于了解肿瘤浸润深度以及周围脏器和淋巴结有无侵犯和转移。

3. 腹部超声。在胃癌诊断中,腹部超声主要用于观察胃的邻近脏器(特别是肝、胰)受浸润及淋巴结转移的情况。

4. 螺旋 CT 与正电子发射成像检查。多排螺旋 CT 扫描结合三维立体重建和模拟内腔镜技术,是一种新型无创检查手段,有助于胃癌的诊断和术前临床分期。利用胃癌组织对于氟和脱氧 -D- 葡萄糖(FDG)的亲和性,采用正电子发射成像技术(PET)可以判断淋巴结与远处转移病灶情况,准确性较高。

四、护理

1. 加强病情观察。预防感染及其他并发症的发生。观察患者生命体征的变化,观察腹痛、腹胀及呕血、黑粪的情况,观察化疗前后症状及体征改善情况。晚期胃癌患者抵抗力下降,身体各部分易发生感染,应加强护理与观察,保持口腔、皮肤的清洁。长期卧床患者,要定期翻身、按摩,指导并协助进行肢体活动,以预防压疮及血栓性静脉炎的发生。

2. 休息。保持安静、整洁和舒适的环境,有利于睡眠和休息。早期胃癌患者经过治疗后可从事一些轻工作和锻炼,应注意劳逸结合。中晚期胃癌患者需卧床休息,以减少体力消耗。恶液质患者做好皮肤护理,定时翻身并按摩受压部位。做好生活护理和基础护理,使患者能心情舒畅地休息治疗。若有合并症需禁食或进行胃肠减压者,予以静脉输液以维持营养需要。恶心、呕吐的患者,进行口腔护理。此外,环境的控制、呕吐物的处理及进餐环境的空气流通对促进患者的食欲也是极为重要的。

3. 饮食。饮食应以合乎患者口味,又能达到身体基本热量的需求为主要目标。给予高热量、高蛋白、丰富维生素与易消化的食物,禁食霉变、腌制、熏制食品。宜少量多餐,选择患者喜欢的烹调方式来增加其食欲。化疗患者往往食欲减退,应多鼓励进食。

4. 疼痛的护理。疼痛是晚期胃癌患者的主要痛苦,护理人员应在精神上给予支持,减轻心理压力。可采用转移患者注意力或松弛疗法,如听音乐、洗澡等,以减轻患者对疼痛的敏感性,增强其对疼痛的耐受力。疼痛剧烈时,可按医嘱予以止痛剂,观察患者反应,防止药物成瘾。如果患者要求止痛剂的次数过于频繁,除了要考虑止痛剂的剂量不足外,也要注意患者的情绪状态,多给他一些倾诉的时间。在治疗性会谈的同时,可给予背部按摩或与医生商量酌情给予安慰剂,以满足患者心理上的需要。

5. 化疗的护理。无论是对术后或未手术的患者,化疗中均应严密观察药物引起的局部及全身反应,如恶心、呕吐、白细胞降低及肝、肾功能异常等,并应及时与医生联系,及早采取处理措施。化疗期间还应保护好血管,避免药液外漏引起的血管及局部皮肤损害。一旦发生静脉炎,立即予以 2% 利多卡因局部封闭或 50% 硫酸镁湿敷,局部还可行热敷、理疗等。若有脱发,可让患者戴帽或用假发,以满足其对自我形象的要求。

6. 心理护理。当患者及家属得知疾病诊断后,往往无法很坦然地面对。患者情绪上常表现出否认、悲伤、退缩和愤怒,甚至拒绝接受治疗,而家属也常出现焦虑、无助,有的甚至挑剔医护活动。护理人员应给予患者及家属心理上的支持。根据患者的性格、人生观及心理承受能力来决定是否告知事实真相。耐心做好解释工作,了解患者各方面的要求并予以满足,调动患者的主观能动性,使之能积极配合治疗,对晚期患者,应予以临终关怀,使患者能愉快地度过最后时光。

第四节　原发性肝癌

原发性肝癌是我国常见的恶性肿瘤之一,高发于东南沿海地区。我国肝癌患者的中位年龄为 40～50 岁,男性比女性多见。其病因和发病机制尚未确定。随着原发性肝癌早期诊断、早期治疗,总体疗效已有明显提高。

一、病因

原发性肝癌的病因和发病机制尚未确定。目前认为与肝硬化、病毒性肝炎以及黄曲霉毒素等化学致癌物质和环境因素有关。

二、临床表现

1. 肝区疼痛。半数以上患者肝区疼痛为首发症状,多为持续性钝痛、刺痛或胀痛。主要是由于肿瘤迅速生长,使肝包膜张力增加所致。位于肝右叶顶部的癌肿累及横膈,则疼痛可牵涉至右肩背部。当肝癌结节发生坏死、破裂,可引起腹腔内出血,出现腹膜刺激征等急腹症表现。

2. 全身和消化道症状。主要表现为乏力、消瘦、食欲减退、腹胀等。部分患者可伴有恶心、呕吐、发热、腹泻等症状。晚期则出现贫血、黄疸、腹水、下肢水肿、皮下出血及恶病质等。

3. 肝肿大。肝肿大呈进行性,质地坚硬,边缘不规则,表面凹凸不平呈大小结节或巨块。

4. 肝癌转移症状。肝癌如发生肺、骨、脑等处转移,可产生相应症状。少数患者可有低血糖症、红细胞增多症、高血钙和高胆固醇血症等特殊表现。原发性肝癌的并发症主要有肝性昏迷、上消化道出血、癌肿破裂出血及继发感染。

三、护理

1. 疼痛的护理。遵医嘱给予适量止痛药。提供安静环境及舒适体位,进行心理疏导,原发性肝癌的护理可以改善患者的一些症状,同时可以配合中药的治疗,中药如人参皂苷 Rh2（护命素）可以减轻疼痛症状。

2. 出现意识障碍按照昏迷护理常规执行。

3. 出血的护理。动态观察血压变化及大便颜色、性质,肠鸣音、便潜血、血红蛋白的变化。

4. 腹水的护理。

（1）大量腹水患者取半卧位,以减轻呼吸困难。

（2）每日液体摄入量不超过 1 000 mL,并给予低盐饮食。

（3）应用利尿剂时遵医嘱记录 24 h 出入量,定期测量腹围和体重。

5. 营养失调的护理。

（1）与营养师和患者商量制订患者的食谱,成年休息者每日每千克体重给予热量 104.6～125.5 kJ,轻体力劳动者每日每千克体重给予热量 125.5～146.4 kJ。

（2）调整饮食色、香、味,增进患者食欲。

（3）重症患者协助进食。

第五节　肝硬化

肝硬化是一种以肝组织弥漫性纤维化、假小叶和再生结节形成为特征的慢性肝病。临床上有多系统受累,以肝功能损害和门静脉高压为主要表现,晚期常出现消化道出血、肝性脑病、继发感染等严重并发症。高发年龄在 35～48 岁,男女比例为(3.6～8.1)∶1。

一、病因

引起肝硬化的病因很多,在我国以病毒性肝炎所致肝硬化为主,国外以酒精中毒多见,常见病因如下。

1. 病毒性肝炎:主要为乙型、丙型和丁型病毒感染或重叠感染。

2. 酒精中毒:长期大量饮酒,每天摄入乙醇 80 g 达 10 年以上即可发生肝硬化。

3. 胆汁淤积。

4. 循环障碍。

5. 工业毒物或药物:长期接触四氯化碳、磷、砷等或服用甲基多巴、四环素等。

6. 代谢障碍:肝豆状核变性、血色病、α1-抗胰蛋白酶缺乏病和半乳糖血症。

7. 营养障碍。

8. 免疫紊乱。

9. 血吸虫感染。

10. 原因不明者称隐源性肝硬化。

二、临床表现

通常肝硬化起病隐匿,病程发展缓慢,潜伏期 3～5 年或 10 年以上,少数因短期大片肝坏死,3～6 个月便发展成肝硬化。常分如下几期。代偿期:可无症状或症状不典型。乏力,食欲减退,可伴有腹胀不适、恶心、上腹隐痛、轻微腹泻等。上述症状多呈间歇性,经休息或治疗可以缓解。患者营养状态一般,肝轻度大,质地结实或偏硬,无或有轻度压痛,脾轻或中度大,肝功能检查结果正常或轻度异常。失代偿期:症状典型,主要有肝功能减退和门静脉高压症两大类临床表现。同时可有全身多系统症状。

（一）肝功能减退症状

1. 疲乏无力。

2. 体重下降。因食欲减退,胃肠道吸收障碍及体内蛋白质合成减少所致。

3. 食欲不振,伴恶心、腹胀、腹泻等症状。

4. 腹泻。为大便不成形,由于肠壁水肿,吸收不良,烟酸缺乏等。

5. 腹胀。为常见症状,午后及夜间为重,可能由于消化不良、胃肠胀气、低血钾、腹腔积液和脾大所致。

6. 双胁胀痛或腹痛。肝细胞进行性坏死,脾周及肝周炎症均可引起双胁胀痛,门静脉炎、门静脉血栓形成、肝硬化患者消化性溃疡、胆系感染、胆石症均可发生上腹痛。

7. 出血。出血倾向多见,由于凝血因子缺乏及脾功能亢进,血小板减少而出现皮肤黏膜淤斑或出血点,鼻出血,牙龈出血,女性可出现月经过多。呕血与黑便的常见原因是肝硬化门脉高压,侧支循环形成,致食管胃底静脉曲张,痔静脉曲张,十二指肠静脉曲张及肠系膜上静脉均可引起出血。以食管胃底静脉破裂出血多见,出血量大迅猛,常可呕吐大量鲜血并便血,可迅速出现休克甚至死亡,出血量大时,亦可排较红色血便。痔静脉出血较少见,为鲜红血便。门脉高压性胃炎伴糜烂,消化性溃疡,腹腔积液,患者腹压增高,致反流性食管炎,均可引起上消化道出血。

8. 神经精神症状。兴奋、定向力、计算力异常,嗜睡昏迷,应考虑肝性脑病的可能。

9. 气短。活动时明显,唇有发绀,杵状指,见于部分患者。血气分析时血氧饱和度降低,氧分压下降,有报道是由于右支左分流引起的,肺内静脉瘘,门静脉至肺静脉有侧支血管形成。

10. 低热。约 1/3 的患者常有不规则低热,可能与肝脏不能灭活致热性激素,如还原尿睾酮所致。

11. 皮肤表现。肝病容;蜘蛛痣及肝掌:患者面部、颈部、上胸、肩背和上肢等上腔静脉所引流区域出现蜘蛛痣和(或)毛细血管扩张。在手掌大鱼际、小鱼际和指端腹侧部位有红斑,称为肝掌。黄疸:表示肝细胞有损害,若肝细胞有炎症坏死,黄疸加深。

12. 内分泌表现。女性患者月经不调,闭经;男性患者性欲减退,睾丸萎缩及男性乳房增生。醛固酮增多,肝硬化患者晚期常有醛固酮增多现象,对腹腔积液的形成有重要作用。代谢异常,肝脏对血糖调节障碍,可出现高血糖或低血糖的表现。

(二)门脉高压症

门静脉系统阻力增加和门静脉血流量增多,是形成门静脉高压的发生机制。具体表现如下。

1. 脾大。脾脏可中等度增大,有时可呈巨脾。

2. 侧支循环建立开放。临床上有 3 支重要的侧支开放:食管和胃底静脉曲张;腹壁静脉曲张;痔静脉扩张。

3. 腹腔积液。提示肝硬化进入晚期失代偿的表现。出现腹部膨隆,腹内压力增高,严重者可有脐疝。高度腹水横膈升高可致呼吸困难。上消化道出血、感染、门静脉血栓、外科手术等可使腹水迅速形成。腹水的形成为钠、水的过量潴留。

4. 胸腔积液和腹腔积液。患者有 5%～10% 伴胸腔积液,常见为右侧,双侧及左侧少见。

（三）肝脏触诊

肝脏性质与肝内脂肪浸润、肝细胞再生与结缔组织增生程度有关。早期肝稍大,肋下 1～3 cm,中等硬,表面光滑。晚期缩小,坚硬,表面结节不平,边锐,肋下不能触及。左叶代偿增生时剑突下可触及。

三、护理

（一）病情观察

1. 根据病情随时观察神志、表情、性格变化以及扑翼样震颤等肝昏迷先兆表现。
2. 对躁动不安的患者,应用约束带、床栏等保护性措施,以免坠床。
3. 观察鼻、牙龈、胃肠等出血倾向,若有呕血及便血时,要做好记录,及时与医师联系作对症处理。

（二）对症护理

1. 饮食以高糖、高蛋白、低脂肪、低盐、多维生素软食,忌吃粗糙过硬食物。
2. 伴有水肿和腹水的患者应限制水和盐摄入（每日 3～9 g）。
3. 肝功能不全昏迷期或血氨升高时,限制蛋白在每日 30 g 左右。
4. 准确记录 24 h 出入液量。
5. 禁烟、忌酒、咖啡等刺激性饮料及食物。

（三）一般护理

1. 肝功能代偿期患者,可参加力所能及的工作;肝功能失代偿期患者应卧床休息。
2. 有大量腹水的患者,可采取半卧位或取患者喜欢的体位,每日测腹围和体重,详细记录。衬衣、裤要宽松合适,每日温水擦身,保持皮肤清洁、干燥;有牙龈出血者,用毛刷或含漱液清洁口腔,切勿用牙签剔牙。
3. 适当补充多种维生素,尤其 B 族维生素类。
4. 注意观察用利尿药后的尿量变化及电解质情况,随时与医师取得联系。

第六节 肝性脑病

肝性脑病（hepatic encephalopathy, HE）是由于急、慢性肝病或各种原因的门一体分流（porto-system icvenous shunting）所引起的,以代谢紊乱为基础的神经精神方面的异常。临床表现可以是仅仅用智力测验或电生理检测方法才能检测到的轻微异常,也可表现为行为异常、意识障碍,甚至昏迷。过去所称的肝性昏迷只是肝性脑病中程度严重的一期。仅用心理学检测方法才能检测到的轻微异常的肝性脑病又称为亚临床型肝性脑病（subclinicaL hepatic encephalopathy, SHE）或轻微肝性脑病（minimal hepatic encephalopathy, MHE）。

一、病因

1. 氨等含氮物质及其他毒物增加的诱因：如进食过量的蛋白质、输血、消化道大出血致肠道内大量积血；厌食、腹泻或限制液量、应用大量利尿剂或大量放腹水可致血容量不足而发生肾前性氮质血症；口服铵盐、尿素、蛋氨酸等使含氮物吸收增加；便秘使氨及肠道的其他毒性物质与肠黏膜的接触时间延长，吸收增加；感染（如自发性腹膜炎等）可增加组织分解代谢产氨增多；低血糖可使脑内脱氨作用降低；各种原因所造成低血压、低氧血症，某些抗痨药物、感染和缺氧等加重肝功能损害等，可致机体对肠道来的氨及其他毒性物质代谢能力降低，血中浓度升高。

2. 低钾碱中毒：常由于大量利尿或放腹水引起。碱中毒时，体液中 H^+ 减低，NH_4^+ 容易变成 NH_3，增加了氨通过血脑屏障的弥散能力，导致氨中毒。

3. 加重门体分流及肝损伤的因素：如自发性门体分流、手术进行分流或进行经颈静脉肝内门体分流术（transjugular intrahepatic portal-systemic shunt, TIPS）后等，使从肠道来的氨及其他毒性物质绕过肝脏直接进入体循环中，而致血浓度升高。

4. 镇静剂：镇静、催眠药可直接与脑内 GABA——苯二氮䓬受体结合，对大脑产生抑制作用。

二、临床表现

（一）精神障碍

1. 意识障碍：嗜睡、谵妄或错乱、昏迷等状态。
2. 抑制状态。
3. 兴奋状态。
4. 智力障碍。

（二）神经症状

言语不清、扑翼样震颤、眼球震颤、肌痉挛等。

（三）临床分期

轻微肝性脑病。

一期（前驱期）：轻度性格改变和行为失常，可有扑击样震颤（flapping tremor），脑电图正常。

二期（昏迷前期）：以意识错乱、睡眠障碍、行为失常为主，有扑击样震颤及明显神经体征，脑电图有特征性异常。

三期（昏睡期）：以昏睡和精神错乱为主，各种神经体征持续或加重，可引出扑击样震颤、脑电图异常。

四期（昏迷期）：神志完全丧失，不能唤醒，无扑击样震颤；浅昏迷：生理反射可有，肌张力增高；深昏迷：各种反射消失，肌张力降低；脑电图明显异常。

（四）三大症状表现

1. 脑病表现：肝性脑病主要表现为意识障碍、智能损害、神经肌肉功能障碍。根据症状、体征轻重可分为四级。神经系统体征表现为肌张力增强、腱反射亢进，可出现踝阵挛、扑击样震颤。有的患者作怪脸、眨眼睛，可出现吸吮等初级反射。随着病情发展，可出现锥体束征。严重时有阵发性惊厥。晚期神经反射消失，全身呈弛缓状态。肝性脑病的起病、病程、表现因病因、诱因和病理基础不一而异。暴发性肝炎患者可在数日内进入昏迷，可不经过Ⅰ、Ⅱ级，预后差。肝硬化晚期消化道大出血或伴严重感染时，病情发展也很迅速。而门一腔吻合术后或门体侧支循环广泛形成时，可表现为慢性反复发作性木僵。

2. 肝病表现：主要表现为肝功能减退、衰竭，伴有门脉高压症。别名：门静脉高血压；门静脉血压过高；门脉高压；PHT。门脉高压症是指由门静脉系统压力升高所引起的一系列临床表现，是一个临床病症，为各种原因所致门静脉血循环障碍的临床综合表现。前者常表现有黄疸、肝臭、出血倾向等。门脉高压症表现为门一体侧支循环形成，腹水，脾大，脾功能亢进。有些患者有门一体吻合术史。

3. 其他：包括各种基础疾病以及肝病的并发症的表现。

三、治疗

1. 确认并去除诱因。在肝硬化基础上的急、慢性肝性脑病多有各种各样的诱因。积极寻找诱因并及时排除可有效地制止肝性脑病的发展。

2. 营养支持。肝性脑病患者往往食欲不振，或已处于昏迷状态，不能进食，需要积极给予营养支持。

3. 减少或拮抗氨及其他有害物质，改善脑细胞功能。

4. 肝移植。对于肝硬化、慢性肝功能衰竭基础上反复发作的肝性脑病，肝移植可能是唯一有效的治疗方法。

四、护理

（一）严密监测病情

密切注意肝性脑病的早期征象，观察患者思维及认知改变，识别意识障碍的程度，观察并记录患者的生命体征、瞳孔大小、对光反射等，若有异常反应及时报告医生，以便及时处理。

（二）避免各种诱发因素

1. 禁止给患者应用安眠药和镇静药物，如临床确实需要，遵医嘱可用地西泮、氯苯那敏等，也只用常量的 $1/3 \sim 1/2$。

2. 防止感染：加强基础护理，观察体温变化，保持口腔、会阴部、皮肤的清洁，注意预防肺部感染，浊口有感染症状出现，应及时报告医师并遵医嘱及时、准确地给予抗生素。

3. 防止大量进液或输液：过多液体可引起低血钾，稀释性低血钠、脑水肿等，可加重肝性脑病。

4. 避免快速利尿和大量放腹水,及时纠正频繁的腹泻和呕吐,防止有效循环血容量减少、水电解质紊乱和酸碱失衡。

5. 保持大便通畅:大便通畅有利于清除肠内含氮物质。便秘者,可口服或鼻饲50%硫酸镁30～50 mL导泻,也可用生理盐水或弱酸溶液洗肠。弱酸溶液洗肠可使肠内的pH保持于5～6,有利于血中NH_3逸出进入肠腔随粪便排出。忌用肥皂水灌肠,因其可使肠腔内呈碱性,使氨离子弥散入肠黏膜进入血液循环至脑组织,使肝性脑病加重。

(三)饮食护理

限制蛋白质摄入,发病开始数日内禁食蛋白质,供给足够的热量和维生素,以糖类为主要食物。昏迷者应忌食蛋白质,可鼻饲或静脉补充葡萄糖供给热量。喂足量的葡萄糖除提供热量和减少组织蛋白分解产氨外,又有利于促进氨与谷氨酸结合形成谷氨酰胺而降低血氨。清醒后可逐步增加蛋白饮食,每天控制在20 g以内,最好给予植物蛋白,如豆制品。植物蛋白质含支链氨基酸,含蛋氨酸、芳香族氨基酸少,适用于肝性脑病。伴有腹水患者应限制钠、水量,限钠应250 mg/d,水入量一般为尿量加1 000 mL/d。脂肪类物质延缓胃的排空,应尽量少食用。

(四)意识障碍患者的护理

以理解的态度对待患者的某些不正常的行为,避免嘲笑;向其同室病友、家属等做好解释工作,使其了解这是疾病的表现,让他们正确对待患者。对于躁动不安者须加床档,必要时宜用保护带,以防坠床。经常帮助患者剪指甲,以防抓伤皮肤。

(五)昏迷患者的护理

保持患者卧姿舒适,头偏向一侧,保证患者呼吸道通畅,必要时给予吸氧。可用冰帽降低颅内温度,使脑细胞代谢降低,以保护脑细胞功能。做好患者的口腔护理、皮肤护理,保持床单位整洁,协助患者翻身,防止感染、压疮。同时,注意肢体的被动活动,防止血栓形成和肌肉萎缩。

(六)药物护理

遵医嘱迅速给予降氨药物,并注意观察药物的疗效及副反应。静脉点滴精氨酸时速度不宜过快,以免出现流涎、面色潮红与呕吐等不良反应。

第七节　急性胰腺炎

急性胰腺炎是多种病因导致胰酶在胰腺内被激活后引起胰腺组织自身消化、水肿、出血甚至坏死的炎症反应。临床以急性上腹痛、恶心、呕吐、发热和血胰酶增高等为特点。病变程度轻重不等,轻者以胰腺水肿为主,临床多见,病情常呈自限性,预后良好,又称为轻症急性胰腺炎。少数重者的胰腺出血坏死,常继发感染、腹膜炎和休克等,病死率高,称为重症急性胰腺炎。临床病理常把急性胰腺炎分为水肿型和出血坏死型两种。

一、病因

1. 梗阻因素。由于胆道蛔虫、乏特壶腹部结石嵌顿、十二指肠乳头缩窄等导致胆汁反流。如胆管下端明显梗阻,胆道内压力甚高,高压的胆汁逆流胰管,造成胰腺腺泡破裂,胰酶进入胰腺间质而发生胰腺炎。

2. 酒精因素。长期饮酒者容易发生胰腺炎,在此基础上,当某次大量饮酒和暴食的情况下,促进胰酶的大量分泌,致使胰腺管内压力骤然上升,引起胰腺泡破裂,胰酶进入腺泡之间的间质而促发急性胰腺炎。酒精与高蛋白高脂肪食物同时摄入,不仅胰酶分泌增加,同时又可引起高脂蛋白血症。这时胰脂肪酶分解甘油三酯释出游离脂肪酸而损害胰腺。

3. 血管因素。胰腺的小动、静脉急性栓塞、梗阻,发生胰腺急性血循环障碍而导致急性胰腺炎;另一个因素是建立在胰管梗阻的基础上,当胰管梗阻后,胰管内高压,则将胰酶被动性的"渗入"间质。由于胰酶的刺激则引起间质中的淋巴管、静脉、动脉栓塞,继而胰腺发生缺血坏死。

4. 外伤。胰腺外伤使胰腺管破裂、胰腺液外溢以及外伤后血液供应不足,导致发生急性重型胰腺炎。

5. 感染因素。急性胰腺炎可以发生各种细菌感染和病毒感染,病毒或细菌是通过血液或淋巴进入胰腺组织,而引起胰腺炎。一般情况下这种感染均为单纯水肿性胰腺炎,发生出血坏死性胰腺炎者较少。

6. 代谢性疾病。可与高钙血症、高脂血症等病症有关。

7. 其他因素。如药物过敏、血色沉着症、遗传等。

二、临床表现

1. 腹痛:为最早出现的症状,往往在暴饮暴食或极度疲劳之后发生,多为突然发作,位于上腹正中或偏左。疼痛为持续性进行性加重,似刀割样。疼痛向背部、胁部放射。若为出血坏死性胰腺炎,发病后短暂时间内即为全腹痛、急剧腹胀,同时很快即出现轻重不等的休克。

2. 恶心、呕吐:发作频繁,起初为食物及胆汁样物,病情进行性加重,很快即进入肠麻痹,则吐出物为粪样。

3. 黄疸:急性水肿型胰腺炎出现的较少,约占1/4。而在急性出血性胰腺炎则出现的较多。

4. 脱水:急性胰腺炎的脱水主要因肠麻痹、呕吐所致,而重型胰腺炎在短时间内即可出现严重的脱水及电解质紊乱。出血坏死型胰腺炎,发病后数小时至十几小时即可呈现严重的脱水现象,无尿或少尿。

5. 由于胰腺大量炎性渗出,以致胰腺的坏死和局限性脓肿等,可出现不同程度的体温升高。若为轻型胰腺炎,一般体温在 39 ℃以内,3～5 天即可下降。而重型胰腺炎,则体温常在 39 ℃～40 ℃,常出现谵妄,持续数周不退,并出现毒血症的表现。

6. 少数出血坏死性胰腺炎,胰液以至坏死溶解的组织沿组织间隙到达皮下,并溶解皮下脂肪,而使毛细血管破裂出血,使局部皮肤呈青紫色,有的可融成大片状,在腰部前下腹壁,亦可在脐周出现。

7. 胰腺的位置深,一般的轻型水肿型胰腺炎在上腹部深处有压痛,少数前腹壁有明显压痛。而急性重型胰腺炎,由于其大量的胰腺组织溶解、坏死、出血,则前、后腹膜均被累及,全腹肌紧张、压痛,全腹胀气,并可有大量炎性腹水,可出现移动性浊音。肠鸣音消失,出现麻痹性肠梗阻。

8. 由于渗出液的炎性刺激,可出现胸腔反应性积液,以左侧为多见,可引起同侧的肺不张,出现呼吸困难。

9. 大量的坏死组织积聚于小网膜囊内,在上腹可以看到一隆起性包块,触之有压痛,往往包块的边界不清。少数患者腹部的压痛等体征已不明显,但仍然有高热、白细胞计数增高以至经常性出现似"部分性肠梗阻"的表现。

三、治疗

(一)非手术治疗

防治休克,改善微循环、解痉、止痛,抑制胰酶分泌,抗感染,营养支持,预防并发症的发生,加强重症监护的一些措施等。

(二)手术治疗

虽有局限性区域性胰腺坏死、渗出,若无感染而全身中毒症状不十分严重的患者,不需急于手术。若有感染则应予以相应的手术治疗。

四、护理

(一)病情观察

1. 严密观察患者体温、脉搏、呼吸、血压、神志的变化。
2. 认真听取患者主诉,腹部疼痛的部位、性质、时间以及引起疼痛的原因等。
3. 使用胃肠减压时应观察引流液的颜色、内容物及量。
4. 注意观察患者有无出血倾向,如脉速、出冷汗、血压下降等休克表现及患者有无腹胀、肠麻痹、脱水等症状,发现异常及时报告医师。

(二)对症护理

1. 患者剧烈疼痛辗转不安时,应注意安全,必需时加用床档,防止坠床。
2. 抑制胰腺分泌,禁食和胃肠减压使胰腺分泌减少到最低限度,避免和改善胃肠胀气并保持管道通畅。

（三）一般护理

1. 禁食期间，患者口渴可用含漱口或湿润口唇，待症状好转逐渐给予清淡流质、半流质、软食，恢复期仍禁止高脂饮食。

2. 对休克患者除保证输液、输血的通畅外，还应给氧，并注意保暖。

3. 急性期按常规做好口腔、皮肤护理，防止褥疮和肺炎发生。

第八节　上消化道出血

上消化道出血是指屈氏韧带以上的消化道，包括食管、胃、十二指肠或胰胆等病变引起的出血，胃空肠吻合术后的空肠病变出血亦属这一范围。大量出血是指在数小时内失血量超出 1 000 mL 或循环血容量的 20%，其临床主要表现为呕血和（或）黑粪，往往伴有血容量减少引起的急性周围循环衰竭，是常见的急症，病死率高达 8% ～ 13.7%。

一、病因

（一）上胃肠道疾病

1. 食管疾病。食管炎、食管癌、食管消化性溃疡、食管损伤等。

2. 胃十二指肠疾病。消化性溃疡、急性胃炎、慢性胃炎、胃黏膜脱垂、胃癌、急性胃扩张、十二指肠炎、卓-艾综合征、胃手术后病变等。

3. 空肠疾病。空肠克隆病，胃肠吻合术后空肠溃疡。

（二）门静脉高压

1. 各种肝硬化失代偿期。

2. 门静脉阻塞、门静脉炎、门静脉血栓形成、门静脉受邻近肿块压迫。

3. 肝静脉阻塞综合征。

（三）上胃肠道邻近器官或组织的疾病

1. 胆道出血。胆管或胆囊结石、胆囊或胆管癌、术后胆总管引流管造成的胆道受压坏死、肝癌或肝动脉瘤破入胆道。

2. 胰腺疾病。累及十二指肠胰腺癌，急性胰腺炎并发脓肿溃破。

3. 动脉瘤破入食管、胃或十二指肠，主动脉瘤，肝或脾动脉瘤破裂。

4. 纵隔肿瘤或脓肿破入食管。

（四）全身性疾病

1. 血液病。白血病、血小板减少性紫癜、血友病、弥散性血管内凝血及其他凝血机制障碍。

2. 尿毒症。

3. 血管性疾病。动脉粥样硬化、过敏性紫癜、遗传性出血性毛细血管扩张、弹性假黄瘤等。

4. 结节性多动脉炎。系统性红斑性狼疮或其他血管炎。

5. 应激性溃疡,败血症,创伤、烧伤或大手术后,休克,肾上腺糖皮质激素治疗后,脑血管意外或其他颅脑病变、肺气肿与肺源性心脏病等引起的应激状态。

二、临床表现

1. 呕血和(或)黑便。它是上消化道出血的特征性表现。出血部位在幽门以上者常有呕血和黑便,在幽门以下者可仅表现为黑便。但是出血量少而速度慢的幽门以上病变可仅见黑便,而出血量大、速度快的幽门以下的病变可因血液反流入胃,引起呕血。

2. 失血性周围循环衰竭。出血量 400 mL 以内可无症状,出血量中等可引起贫血或进行性贫血、头晕、软弱无力,突然起立可产生晕厥、口渴、肢体冷感及血压偏低等。大量出血达全身血量 30%～50% 即可产生休克,表现为烦躁不安或神志不清、面色苍白、四肢湿冷、口唇发绀、呼吸困难、血压下降甚至测不到、脉压差缩小及脉搏快而弱等。若处理不当,可导致死亡。

3. 氮质血症。

4. 贫血和血象变化。急性大出血后均有失血性贫血,出血早期,血红蛋白浓度、红细胞计数及红细胞压积可无明显变化,一般需要经 3～4 h 以上才出现贫血。上消化道大出血 2～5 h,白细胞计数可明显升高,止血后 2～3 天才恢复正常。但肝硬化和脾亢者,则白细胞计数可不增高。

5. 发热。中度或大量出血病例,于 2 h 内发热,多在 38.5 ℃ 以下,持续数日至一周不等。

三、护理

(一)病情观察

1. 观察血压、体温、脉搏、呼吸的变化。

2. 在大出血时,每 15～30 min 测脉搏、血压,有条件者使用心电血压监护仪进行监测。

3. 观察神志、末梢循环、尿量、呕血及便血的色、质、量。

4. 有头晕、心悸、出冷汗等休克表现,及时报告医师对症处理并做好记录。

(二)对症护理

1. 出血期护理。

(1)绝对卧床休息直至出血停止。

(2)烦躁者给予镇静剂,门脉高压出血患者烦躁时慎用镇静剂。

(3)耐心细致地做好解释工作,安慰体贴患者的疾苦,消除紧张、恐惧心理。

(4)污染被服应随时更换,以避免不良刺激。

(5)迅速建立静脉通路,尽快补充血容量,用 5% 葡萄糖生理盐水或血浆代用品,大量出血时应及时配血、备血,准备双气囊三腔管备用。

(6)注意保暖。

2. 呕血护理。

(1)根据病情让患者侧卧位或半坐卧位,防止误吸。

(2)行胃管冲洗时,应观察有无新的出血。

3. 一般护理。

(1)口腔护理。出血期禁食,需每日2次清洁口腔。呕血时应随时做好口腔护理保持口腔清洁、无味。

(2)便血护理。大便次数频繁,每次便后应擦净,保持臀部清洁、干燥,以防发生湿疹和褥疮。

(3)饮食护理。出血期禁食;出血停止后按序给予温凉流质、半流质及易消化的软饮食;出血后3d未解大便患者,慎用泻药。

(4)使用双气囊三腔管压迫治疗时,参照双气囊三腔管护理常规。

(5)使用特殊药物,如施他宁、垂体后叶素时,应严格掌握滴速不宜过快,如出现腹痛、腹泻、心律失常等副作用时,应及时报告医师处理。有并发症者药物应忌用如水杨酸类、利血平、保泰松等。

第十五章
循环系统疾病的护理

第一节　心绞痛

心绞痛是指由于冠状动脉粥样硬化狭窄导致冠状动脉供血不足,心肌暂时缺血与缺氧所引起的以心前区疼痛为主要临床表现的一组综合征。冠心病目前在我国的发病率呈逐年上升趋势,严重危害着人民群众的健康和生活。所以普及宣传冠心病的知识,积极有效地防治冠心病,对于提高人民群众的健康具有重要意义。

一、病因

冠心病的病因不十分清楚,一般认为是多因素综合引起的结果。心绞痛的主要病理改变是不同程度的冠状动脉粥样硬化。目前认为,引起的冠状动脉粥样硬化的危险因素有血脂代谢紊乱、高血压、糖尿病、吸烟、肥胖、高尿酸血症、高纤维蛋白原血症、遗传因素等,其中前五项在我国发病率高、影响严重,是我们主要控制的对象。此外,男性、老年、不爱运动者多发。

二、临床表现

（一）疾病症状

1. 稳定型心绞痛。心绞痛以发作性胸痛为主要临床表现,疼痛的部位主要在心前区,有手掌大小范围,界限不很清楚。常放射至左肩、左臂内侧达无名指和小指,有时也可发生颈、咽或下颌部不适;胸痛常为压迫、发闷或紧缩性,也可有烧灼感,但不尖锐,不像针刺或刀扎样痛,发作时,患者往往不自觉地停止原来的活动,直至症状缓解;发作常由体力劳动或情绪激动(如愤怒、焦急、过度兴奋等)所激发,饱食、寒冷、吸烟、心动过速等亦可诱发。典型的心绞痛常在相似的条件下,早晨多发;疼痛一般持续 3～5min 后会逐渐缓解,舌下含服硝酸甘油也能在几分钟内使之缓解。可数天或数星期发作一次,亦可一日内发作多次。

2. 不稳定型心绞痛。和非 ST 段抬高性心肌梗塞的共同表现特点为心前区痛,但是疼痛表现形式多样,发作诱因可有可无,可以劳力性诱发,也可以自发性疼痛。发作时间一般比稳定性心绞痛长,可达到30min,疼痛部位和放射部位与稳定性心绞痛类似,应用硝酸甘油后多数能缓解。但是也经常有发作不典型者,表现为胸闷、气短、周身乏力、恶心、呕吐等,尤其是老年女性和糖尿病患者。

（二）疾病体征

1. 稳定型心绞痛。检查常无特殊发现,发作时常见心率增快、血压升高,表情焦虑、皮肤凉或出汗,有时出现第四或第三心音奔马律。

2. 不稳定型心绞痛。和非ST段抬高性心肌梗塞的体征经常不明显,缺乏特异性。一般心脏查体可发现心音减弱,有时可以听到第三或第四心音以及心尖部的收缩期杂音,严重者可发现伴随的周身异常改变。

三、诊断

1. 稳定型心绞痛。根据典型的发作特点,稳定型心绞痛通常发作在1～3个月内并无改变,即每日和每周疼痛发作次数大致相同,诱发疼痛的劳力和情绪激动程度相同,每次发作疼痛的性质和部位无改变,疼痛时限相仿(3～5 min),用硝酸甘油后,也在相同时间内发生疗效,结合年龄和存在冠心病易患因素,除外其他原因所致的心绞痛,一般即可建立诊断。

2. 不稳定型心绞痛。根据患者心前区疼痛的症状的特点和心电图心肌缺血的改变,结合年龄和冠心病的危险因素诊断较易。

四、治疗

（一）稳定型心绞痛

稳定型心绞痛的综合治疗措施包括:减少冠状动脉粥样硬化危险因素、药物治疗、冠脉内介入治疗、外科手术和冠状动脉旁路移植术。

1. 一般治疗。发作时立刻休息,一般患者在停止活动后症状即可消除。平时应尽量避免各种确知足以诱致发作的因素,如过度的体力活动、情绪激动、饱餐等,冬天注意保暖。调节饮食,特别是一次进食不宜过饱,避免油腻饮食,禁绝烟酒。调整日常生活与工作量;减轻精神负担;保持适当的体力活动,以不致发生疼痛症状为度;处理诱发或恶化心绞痛的伴随疾病,治疗高血压、糖尿病、血脂紊乱等,减少冠状动脉粥样硬化危险因素。

2. 药物治疗。用于稳定型心绞痛的药物包括调脂药物、抗血小板制剂、β阻滞剂、血管紧张素转换酶抑制剂、硝酸酯类和钙拮抗剂等。能够控制和改善心绞痛发作的药物主要是硝酸酯类(包括硝酸甘油、消心痛等),β阻滞剂(比索洛尔、美托洛尔)和钙拮抗剂(合贝爽)。另外,高血压的降压治疗、调血脂的他汀类药物治疗以及抗血小板的阿司匹林治疗对于降低稳定型心绞痛患者死亡率和致残率的证据充分,也作为心绞痛的主要药物治疗措施。

3. 介入治疗。主要是冠状动脉内的支架植入术,尤其是新型支架的应用,介入治疗不仅可以改善生活质量,而且可明显降低患者的心肌梗塞和死亡率。冠脉内介入治疗的适应证:① 单支冠脉严重狭窄,有心肌缺血的客观依据,病变血管供血面积较大者;② 多支冠脉病变,但病变较局限者;③ 近期内完全闭塞的血管,血管供应区内有存活心肌,远端可见侧支循环者;④ 左心室功能严重减退(左心室射血分数 < 30%)者,冠状动脉病变适合的情况;⑤ 冠脉搭桥术后心绞痛;⑥ PTCA 术后再狭窄。

4. 外科治疗。主要是施行主动脉—冠状动脉旁路移植手术,取患者自身的大隐静脉作为旁路移植材料。一端吻合在主动脉,另一端吻合在有病变的冠状动脉段的远端,或游离内乳动脉远端吻合,引主动脉的血流以改善该冠状动脉所供血心肌的血流供应。

手术适应证:① 冠状动脉多支血管病变,尤其是合并糖尿病的患者;② 冠状动脉左主干病变;③ 不适合于行介入治疗的患者;④ 心肌梗塞合并室壁瘤,需要进行室壁瘤切除的患者;⑤ 狭窄段的远段管腔要通畅,血管供应区有存活心肌。

(二)不稳定性心绞痛

不稳定性心绞痛是严重的具有潜在危险性的疾病,对其处理的第一步首先应是快速检查评估危险性,并立即开始抗缺血治疗。对中危和高危的患者应立即住院进一步评估、监测、综合治疗,对于低危患者可以在急诊观察一段时间后,行无创性检查评价心肌缺血,结果阴性可以门诊随访观察治疗。

中、高危患者的处理。应该住院按急性心肌梗塞进行处理,这类患者症状发作频繁,一般可有心衰、血压低,心电图改变明显,心脏生化标记物升高。主要措施包括以下方面。

1. 一般处理:卧床休息、镇静,CCU 监护,对高危者应该至少监护 24h。

2. 抗心肌缺血治疗。硝酸酯类、β 受体阻滞剂及钙拮抗剂是常用的治疗药物,都可以缓解不稳定型心绞痛的症状。

3. 抗血栓治疗。目前主要有抗血小板和抗凝两种治疗方法,抗血小板的常用药物有阿斯匹林、氯吡格雷、血小板糖蛋白 Ⅱb/ Ⅲa 受体阻滞剂。抗凝的主要药物有肝素和低分子肝素,戊糖和水蛭素也已用于临床。

4. 其他药物治疗:硝酸甘油不能缓解胸痛或出现肺瘀血或躁动时,可静脉应用吗啡类镇静药。ACEI 类用于有左心收缩功能障碍、血压仍偏高,以及合并糖尿病的患者。他汀类适用于各种类型冠心病的 1 级和 2 级预防及稳定斑块,也越来越更广泛地应用于冠心病的治疗。

5. 冠状动脉造影和冠状动脉血运重建治疗。目前总的趋势倾向于采取早期介入治疗方案,特别是对于 24 h 内有心肌缺血发作的患者,早期行冠状动脉造影,明确冠状动脉病变,进行早期血管重建治疗包括心脏支架植入术和外科手术搭桥术,都是积极有效的措施。

五、护理

心绞痛根本的预防措施是要控制引发冠心病的危险因素,如血压、血脂、血糖、吸烟等等,这就要对患者进行长期的综合教育和管理,使患者明白心脏康复的重要性,达到心脏康复的目的。心脏康复是要求保证使心脏患者获得最佳的体力、精神及社会状况的总和，从而使患者通过自己的努力在社会上重新恢复尽可能的正常位置，并能自主生活。

心脏康复的目标是使患者恢复到最佳生理、心理和职业状态，防止冠心病或有高度易患因素的患者动脉粥样硬化的进展，并且减少冠心病猝死或再梗塞的危险性，缓解心绞痛。心脏康复的最终目的是尽量延长患者的寿命，并恢复患者的活动和工作能力。

心绞痛的预防，主要从以下三方面进行。

1. 从根本上预防：控制血压、血脂、血糖等风险因素，戒烟、戒酒，保护受损的血管内皮进一步受损。

2. 从发作机制上预防：心绞痛患者要常规服用阿司匹林，它对血小板聚集有抑制作用，阻止血栓形成，同时还要服用他汀类降脂药，防止脂质的继续沉积和稳定斑块。

3. 常规服药预防：也就是冠心病预防的 ABCDE：① 应用阿司匹林和抗心绞痛治疗；② 控制血压和应用 β 受体阻滞剂；③ 控制胆固醇和戒烟；④ 控制饮食和治疗糖尿病；⑤ 是运动锻炼和宣传教育。

第二节 急性心肌梗塞

急性心肌梗塞是冠状动脉急性、持续性缺血缺氧所引起的心肌坏死。临床上多有剧烈而持久的胸骨后疼痛，休息及硝酸酯类药物不能完全缓解，伴有血清心肌酶活性增高及进行性心电图变化，可并发心律失常、休克或心力衰竭，常可危及生命。本病在欧美最常见，美国每年约有 150 万人发生心肌梗塞。中国近年来呈明显上升趋势，每年新发至少50 万人，现患至少 200 万人。

一、病因

患者多发生在冠状动脉粥样硬化狭窄基础上，由于某些诱因致使冠状动脉粥样斑块破裂，血中的血小板在破裂的斑块表面聚集，形成血块（血栓），突然阻塞冠状动脉管腔，导致心肌缺血坏死；另外，心肌耗氧量剧烈增加或冠状动脉痉挛也可诱发急性心肌梗塞，常见的诱因如下。

1. 过劳。过重的体力劳动，尤其是负重登楼、过度体育活动、连续紧张劳累等，都可使心脏负担加重，心肌需氧量突然增加，而冠心病患者的冠状动脉已发生硬化、狭窄，不能充分扩张而造成心肌缺血。剧烈体力负荷也可诱发斑块破裂，导致急性心肌梗塞。

2. 激动。由于激动、紧张、愤怒等激烈的情绪变化诱发。

3. 暴饮暴食。不少心肌梗塞病例发生于暴饮暴食之后。进食大量含高脂肪高热量的食物后，血脂浓度突然升高，导致血黏稠度增加，血小板聚集性增高。在冠状动脉狭窄的基础上形成血栓，引起急性心肌梗塞。

4. 寒冷刺激。突然的寒冷刺激可能诱发急性心肌梗塞。因此，冠心病患者要十分注意防寒保暖，冬春寒冷季节是急性心肌梗塞发病较高的原因之一。

5. 便秘。便秘在老年人当中十分常见。临床上,因便秘时用力屏气而导致心肌梗塞的老年人并不少见。必须引起老年人足够的重视,要保持大便通畅。

6. 吸烟、大量饮酒。吸烟和大量饮酒可通过诱发冠状动脉痉挛及心肌耗氧量增加而诱发急性心肌梗塞。

二、临床表现

约半数以上的急性心肌梗塞患者,在起病前 1～2 天或 1～2 周有前驱症状,最常见的是原有的心绞痛加重,发作时间延长,或对硝酸甘油效果变差;或继往无心绞痛者,突然出现长时间心绞痛。典型的心肌梗塞症状包括以下方面。

1. 突然发作剧烈而持久的胸骨后或心前区压榨性疼痛。休息和含服硝酸甘油不能缓解,常伴有烦躁不安、出汗、恐惧或濒死感。

2. 少数患者无疼痛。一开始即表现为休克或急性心力衰竭。

3. 部分患者疼痛位于上腹部。可能误诊为胃穿孔、急性胰腺炎等急腹症;少数患者表现颈部、下颌、咽部及牙齿疼痛,易误诊。

4. 神志障碍。可见于高龄患者。

5. 全身症状。难以形容的不适、发热。

6. 胃肠道症状。表现恶心、呕吐、腹胀等,下壁心肌梗塞患者更常见。

7. 心律失常。见于 75%～95% 患者,发生在起病的 1～2 周内,以 24 h 内多见,前壁心肌梗塞易发生室性心律失常,下壁心肌梗塞易发生心率减慢、房室传导阻滞。

8. 心力衰竭。主要是急性左心衰竭,在起病的最初几小时内易发生,也可在发病数日后发生,表现为呼吸困难、咳嗽、发绀、烦躁等症状。

9. 低血压、休克。急性心肌梗塞时由于剧烈疼痛、恶心、呕吐、出汗、血容量不足、心律失常等可引起低血压,大面积心肌梗塞(梗死面积大于 40%)时心排血量急剧减少,可引起心源性休克,收缩压 ≤ 80 mmHg,面色苍白,皮肤湿冷,烦躁不安或神志淡漠,心率增快,尿量减少(<20 mL/h)。

三、诊断

1. 心电图。特征性改变为新出现 Q 波及 ST 段抬高和 ST—T 动态演变。

2. 心肌坏死血清生物标志物升高。肌酸激酶同工酶(CK—MB)及肌钙蛋白(T 或 I)升高是诊断急性心肌梗塞的重要指标。可于发病 3～6h 开始增高,CK—MB 于 3～4 天恢复正常,肌钙蛋白于 11～14 天恢复正常。GOT 和 LDH 诊断特异性差,目前已很少应用。

3. 检测心肌坏死血清生物标志物。采用心肌钙蛋白 I/ 肌红蛋白 / 肌酸激酶同工酶(CK—MB)的快速诊断试剂,可作为心肌梗塞突发时的快速的辅助诊断,被越来越多地应用。

4. 其他。血白细胞数增多,中性粒细胞数增多,嗜酸性粒细胞数减少或消失,血沉加快,血清肌凝蛋白轻链增高。

四、治疗

急性心肌梗塞发病突然,应及早发现,及早治疗,并加强入院前处理。治疗原则为挽救濒死的心肌,缩小梗死面积,保护心脏功能,及时处理各种并发症。

五、护理

心肌梗塞后必须做好二级预防,预防心肌梗塞再发。患者应采用合理膳食(低脂肪、低胆固醇饮食),戒烟、限酒,适度运动,心态平衡。坚持服用抗血小板药物(如阿司匹林)、β阻滞剂,他汀类调脂药及 ACEI 制剂,控制高血压及糖尿病等危险因素,定期复查。

对公众及冠心病患者应普及有关心肌梗塞知识,预防心肌梗塞发生,万一发生能早期诊断,及时治疗。除上述二级预防所述各项内容外,在日常生活中还要注意以下几点。

1. 避免过度劳累。尤其避免搬抬过重的物品。在老年冠心病患者可能诱发心肌梗塞。

2. 放松精神。愉快生活,对任何事情要能坦然处之。

3. 洗澡时要特别注意。不要在饱餐或饥饿的情况下洗澡。水温最好与体温相当,洗澡时间不宜过长,冠心病程度较严重的患者洗澡时,应在他人帮助下进行。

4. 气候变化时要当心。在严寒或强冷空气影响下,冠状动脉可发生痉挛而诱发急性心肌梗塞。所以每遇气候恶劣时,冠心病患者要注意保暖或适当防护。

5. 要懂得和识别心肌梗塞的先兆症状并给予及时处理。心肌梗塞患者约 70% 有先兆症状,主要表现如下。

(1)既往无心绞痛的患者突然发生心绞痛,或原有心绞痛的患者发作突然明显加重,或无诱因自发发作。

(2)心绞痛性质较以往发生改变、时间延长,使用硝酸甘油不易缓解。

(3)疼痛伴有恶心、呕吐、大汗或明显心动过缓或过速。

(4)心绞痛发作时伴气短、呼吸困难。

(5)冠心病患者或老年人突然出现不明原因的心律失常、心力衰竭、休克或晕厥等情况时,都应想到心肌梗塞的可能性。

第三节 高血压

一、病因

原发性高血压是指导致血压升高的病因不明,称之为原发性高血压。2005 年美国高血压学会(ASH)提出了高血压新定义,认为高血压是一个由许多病因引起的处于不断进展状态的心血管综合征,可导致心脏和血管功能与结构的改变。新的定义结合了有无危险因素、疾病早期的标记物和靶器官损伤,更准确地说明了由高血压所引起的心血管系统和其他器官的病理异常。因此,原发性高血压治疗的主要目的是最大限度地降低心血管的死亡和病残的总危险。

二、分类

目前我国采用正常血压(收缩压 <120 mmHg 和舒张压 <80 mmHg)、正常高值(收缩压 120～139 mmHg 和／或舒张压 80～89 mmHg)和高血压(收缩压 ≥ 140 mmHg 和／或舒张压 ≥ 90 mmHg)进行血压水平分类。以上分类适用于男、女性,18 岁以上任何年龄的成人。

三、治疗

1. 高血压药物治疗的目的。对高血压患者实施降压药物治疗是通过降低血压,有效预防或延迟脑卒中、心肌梗塞、心力衰竭、肾功能不全等心脑血管并发症发生;有效控制高血压的疾病进程,预防高血压急症、亚急症等重症高血压发生。

2. 降压达标的方式。将血压降低到目标水平(140/90 mmHg 以下;高风险患者 130/80 mmHg;老年人收缩压 150 mmHg),可以显著降低心脑血管并发症的风险。

3. 降压药物治疗的时机。高危、极高危或 3 级高血压患者,应立即开始降压药物治疗。确诊的 2 级高血压患者,应考虑开始药物治疗;1 级高血压患者,可在生活方式干预数周后,血压仍 ≥ 140/90 mmHg 时,再开始降压药物治疗。

4. 降压药物应用的基本原则。降压治疗药物应用应遵循以下 4 项原则,即小剂量开始,优先选择长效制剂,联合应用及个体化。

5. 常用降压药名称、剂量及用法。常用降压药物包括钙通道阻滞剂、血管紧张素转换酶抑制剂(ACEI)、血管紧张素受体阻滞剂(ARB)、利尿剂和 β 受体阻滞剂五类。此外,α- 受体阻滞剂或其他种类降压药有时亦可应用于某些高血压人群。

四、护理

1. 促进身心休息。高血压初期可适当休息,保证足够睡眠,安排合适的运动,如散步、打太极拳、气功等,不宜登高、提取重物、跑步等。血压较高、症状较多或有并发症的患者需卧床休息,协助生活料理。避免脑力过度兴奋,可组织患者听音乐、看画报、下棋、做体操等调节紧张情绪。对于易激动的患者,做好家属工作,减少不良刺激,保证患者有安静舒适的休养环境。

2. 头痛头晕护理。及时进行病情解释,松弛因对疾病思考过多造成的压力,使头痛减轻;给以合适的治疗控制血压;用药期间应指导患者起床不宜太快、动作不宜过猛,防止头晕加重;外出活动应有人陪伴以防晕倒引起外伤。

3. 减少压力、保持心理平衡。长期的抑郁或情绪激动、急剧而强烈的精神创伤可使交感－肾上腺素活动增加,血压升高。因此患者保持良好的心理状态十分重要,可通过了解患者的性格特征及有关社会心理因素进行心理疏导,说明疾病过程,教会患者训练自我控制能力,消除紧张和压抑的心理。

第四节　冠状动脉粥样硬化性心脏病

冠状动脉粥样硬化性心脏病简称冠心病，指由于脂质代谢不正常，血液中的脂质沉着在原本光滑的动脉内膜上，在动脉内膜一些类似粥样的脂类物质堆积而成白色斑块，称为动脉粥样硬化病变。这些斑块渐渐增多造成动脉腔狭窄，使血流受阻，导致心脏缺血，产生心绞痛。

一、病因

冠心病的主要病因是冠状动脉粥样硬化，但动脉粥样硬化的原因尚不完全清楚，可能是多种因素综合作用的结果。认为本病发生的危险因素有：年龄和性别（45 岁以上的男性、55 岁以上或者绝经后的女性），家族史（父兄在 55 岁以前、母亲／姐妹在 65 岁前死于心脏病），血脂异常（低密度脂蛋白胆固醇 LDL-C 过高、高密度脂蛋白胆固醇 HDL-C 过低），高血压，糖尿病，吸烟，超重，肥胖，痛风，不运动等。

由于脂质代谢异常，血液中的脂质沉着在原本光滑的动脉内膜上，在动脉内膜一些类似粥样的脂类物质堆积而成白色斑块，这些斑块渐渐增多造成动脉腔狭窄，使血流受阻，导致心脏缺血，产生心绞痛。如果动脉壁上的斑块形成溃疡或破裂，就会形成血栓，使整个血管血流完全中断，发生急性心肌梗塞，甚至猝死。冠心病的少见发病机制是冠状动脉痉挛（血管可以没有粥样硬化），产生变异性心绞痛，如果痉挛超过 30 min，也会导致急性心肌梗塞（甚至猝死）。

二、临床表现

临床分为隐匿型、心绞痛型、心肌梗塞型、心力衰竭型（缺血性心肌病）、猝死型五个类型。其中最常见的是心绞痛型，最严重的是心肌梗塞和猝死两种类型。

心绞痛是一组由于急性暂时性心肌缺血、缺氧所引起的征候群。

（1）胸部压迫窒息感、闷胀感、剧烈的烧灼样疼痛，一般疼痛持续 1～5min，偶有长达 15min，可自行缓解。

（2）疼痛常放射至左肩、左臂前内侧直至小指与无名指。

（3）疼痛在心脏负担加重（例如体力活动增加、过度的精神刺激和受寒）时出现，在休息或舌下含服硝酸甘油数分钟后即可消失。

（4）疼痛发作时，可伴有（也可不伴有）虚脱、出汗、呼吸短促、忧虑、心悸、恶心或头晕症状。

心肌梗塞是冠心病的危急症候，通常多有心绞痛发作频繁和加重作为基础，也有无心绞痛史而突发心肌梗塞的病例（此种情况最危险，常因没有防备而造成猝死）。心肌梗塞的表现为：① 突发胸骨后或心前区剧痛，向左肩、左臂或他处放射，且疼痛持续半小时以上，经休息和含服硝酸甘油不能缓解；② 呼吸短促、头晕、恶心、多汗、脉搏细微；③ 皮肤湿冷、灰白、重病病容；④ 大约十分之一的患者的唯一表现是晕厥或休克。

三、诊断

大部分冠心病患者,没有症状发作时的心电图是正常的或基本正常。所以,心电图正常不能排除冠心病。那么,冠心病心绞痛的心电图特点——当出现心绞痛症状时,发生暂时的 T 波倒置或 ST 段压低(下移);当症状消失后(经过休息或含化硝酸甘油片),心电图恢复正常。当然,少数情况下发生较严重的缺血(如时间超过 15min),心电图异常可以持续较长时间(数天)。

相反,患者没有明显的症状,而心电图长期的异常(多数为 T 波倒置或伴 ST 段压低),多数不是冠心病,可能为心肌病,高血压性心脏病,也常见于正常人。有些人心电图 T 波倒置 30 多年,也没有发现什么器质性的心脏疾病。

1. 把心电图的轻微异常(T 波的低平或倒置)诊断为"心肌缺血"。如果这些所谓的异常与胸痛、胸闷症状没有关联,一般没有临床意义。千万不能随意扣帽子"心肌缺血"。

2. 平板运动试验(心电图运动试验)。它诊断冠心病的准确性在 70% 左右。当然,运动试验有一定风险,有严格的适应证和禁忌症。如急性心肌梗塞、不稳定性心绞痛、没有控制的高血压、心力衰竭、急性心肺疾病等属于运动试验的绝对禁忌症。

3. 心肌核素灌注扫描(核医学)。它诊断冠心病(心绞痛)的准确性也是 70%。但确诊心肌梗塞的准确性接近 100%。

4. 冠状动脉 CTA。它诊断冠心病的准确性达 90% 以上,可以检测出其他检查无法发现的早期动脉硬化症。

5. 动态心电图(HoLter):

(1)记录各种心律失常。

(2)十二导联 HOLTER:记录无痛性心肌缺血;比较胸痛时有无 S-T 段压低,以明确胸痛的性质。

(3)胸痛时伴 S-T 段抬高,有助于确诊冠状动脉痉挛(变异型心绞痛)。

6. 超声心动图:是诊断心脏疾病极其有价值的一项检查。

(1)确诊或排除多种器质性心脏病(先心病,风心病,心肌病)。

(2)冠心病心绞痛:绝大多数患者超声心动图是正常的。

(3)急性心肌梗塞、陈旧性心肌梗塞:有明确的室壁运动异常,超声心动图可以确诊这两类疾病。

四、治疗

(一)药物治疗

硝酸酯类,如硝酸甘油、消心痛、欣康、长效心痛治。他汀类降血脂药,如立普妥、舒降之。洛伐他丁,可延缓或阻止动脉硬化进展。抗血小板制剂,阿司匹林每日 100～300 mg,终生服用。过敏时可服用抵克立得或波立维。β- 受体阻滞剂,常用的有倍他乐克、阿替洛尔。钙通道阻滞剂,冠状动脉痉挛的患者首选,如合心爽、拜心同。

（二）手术治疗

冠状动脉搭桥术（主动脉—冠状动脉旁路移植手）：是从患者自身其他部位取一段血管，然后将其分别接在狭窄或堵塞了的冠状动脉的两端，使血流可以通过"桥"绕道而行，从而使缺血的心肌得到氧供，而缓解心肌缺血的症状。

这一手术属心脏外科手术，创伤较大，但疗效确切。主要用于不适合支架术的严重冠心病患者（左主干病变，慢性闭塞性病变，糖尿病多支血管病变）。

（三）介入治疗

介入治疗不是外科手术而是一种心脏导管技术，具体来讲是通过大腿根部的股动脉或手腕上的桡动脉，经过血管穿刺把支架或其他器械放入冠状动脉里面，达到解除冠状动脉狭窄的目的。

介入治疗的创伤小，效果确切，风险小（1%）。普通金属裸支架的再狭窄率为15%～30%。药物涂层支架的应用进一步改善了支架术的长期疗效，一般人群再狭窄率3%，糖尿病／复杂病变约为10%，其效果可与冠状动脉搭桥手术相媲美。

（四）其他治疗

运动锻炼疗法：谨慎安排进度适宜的运动锻炼有助于促进侧支循环的发展，提高体力活动的耐受量而改善症状。

五、护理

预防冠心病首先要从生活方式和饮食做起，主要目的是控制血压、血脂、血糖等，降低心脑血管疾病复发的风险。

1. 起居有常。早睡早起，避免熬夜工作，临睡前不看紧张、恐怖的小说和电视。

2. 身心愉快。忌暴怒、惊恐、过度思虑以及过喜。

3. 控制饮食。饮食宜清淡，易消化，少食油腻、脂肪、糖类。要用足够的蔬菜和水果，少食多餐，晚餐量少，不宜喝浓茶、咖啡。

4. 戒烟少酒。吸烟是造成心肌梗塞、中风的重要因素，应绝对戒烟。少量饮啤酒、黄酒、葡萄酒等低度酒可促进血脉流通，气血调和，但不能喝烈性酒。

5. 劳逸结合。避免过重体力劳动或突然用力，饱餐后不宜运动。

6. 体育锻炼。运动应根据各人自身的身体条件、兴趣爱好选择，如打太极拳、乒乓球、健身操等。要量力而行，使全身气血流通，减轻心脏负担。

第四篇

妇产科疾病护理

第十六章
妇科疾病的护理

第一节　子宫肌瘤

子宫肌瘤又称子宫平滑肌瘤,是女性生殖器官最多见的良性肿瘤。通常可分为浆膜下肌瘤、肌壁间肌瘤、黏膜下肌瘤或宫颈肌瘤、阔韧带肌瘤等,不同类型的子宫肌瘤可表现出月经过多、下腹部包块或排尿、排便困难等临床表现。在 35 岁以上的妇女中,约有 20% 的人患有子宫肌瘤,但由于该肿瘤发展缓慢而无明显临床症状,故许多人可终生未被发现,也无需治疗。

一、临床表现

1. 月经量增多,经期延长,为最常见症状。
2. 下腹部包块。
3. 尿频、排尿困难或大便秘结等。
4. 阴道断续流血或脓血性白带。

二、诊断

1. 月经增多、经期延长或不规则阴道流血。
2. 妇科检查可发现子宫增大或可触到肌瘤结节。
3. 超声检查可显示出肌瘤的图像。

三、治疗

1. 随访观察:适用于肌瘤不大、月经量增多不明显者。
2. 雄激素治疗:适用于肌瘤不大、月经量增多不明显的近绝经期患者。
3. 手术治疗:是该病的主要治疗方法。米司非酮适用于子宫较大、月经多的手术前治疗。

四、护理

1. 术前护理。

（1）提供有关疾病知识，解释子宫良性肿瘤恶变率极低，解除其不必要的顾虑，增强康复的信心。

（2）提供表达内心顾虑、恐惧感受和期望的机会，并认真解释。

（3）当子宫肌瘤较大，影响子宫收缩时，在月经期可出血较多，应向患者解释出血原因及止血方法。

（4）肌瘤脱至阴道内者，应保持会阴清洁，以防感染。

（5）接受药物治疗者，应向其讲解药物名称，用药目的、剂量、用法、不良反应及应对措施。

（6）保证休息和睡眠，加强营养，以纠正贫血状态。

2. 术后护理。

（1）麻醉未清醒前取平卧位，头偏向一侧，麻醉清醒后血压平稳者，鼓励患者尽早在床上活动，次日晨取半卧位，术后 48 h 开始离床活动，以增加肠蠕动，防止肠粘连及术后并发症，提高自理能力。

（2）手术当日禁食，术后 24 h 肠蠕动恢复后进流质饮食，逐渐过渡到半流食、普食，未排气前禁吃牛奶及含糖饮食。加强营养，补充蛋白质、维生素及足够热量。

（3）鼓励患者有效咳嗽、咳痰、深呼吸，咳嗽时用双手保护腹部切口，以减轻切口张力。

（4）切口以腹带包扎，以减轻切口张力，松紧以能进 2 指为宜。

（5）保持外阴清洁，每日以 0.1% 苯扎溴铵（新洁尔灭）液冲洗会阴 1～2 次，勤换会阴垫及内裤，预防术后逆行感染。

（6）留置尿管 24～28 h，可能会出现尿道不适，尿道口疼痛等，应向患者解释清楚，观察尿液的颜色和量。

第二节　功能性子宫出血

功能性子宫出血，简称功血，是一种常见的妇科疾病，是指异常的子宫出血，经诊查后未发现有全身及生殖器官器质性病变，而是由于神经内分泌系统功能失调所致。表现为月经周期不规律、经量过多、经期延长或不规则出血。根据排卵与否，通常将功血分为无排卵型及排卵型两大类，前者最为多见，占 80%～90%，主要发生在青春期及更年期，后者多见于生育期妇女。正常月经周期有赖于中枢神经系统控制，下丘脑—垂体—卵巢性腺轴系统的相互调节及制约。任何内外因素干扰了性腺轴的正常调节，均可导致功血。

一、病因

1. 心理因素。不良精神创伤导致。

2. HPO 轴功能失调。包括生殖激素释放节律紊乱、反馈功能失调、排卵和黄体功能障碍。

3. 内分泌和代谢紊乱。如缺铁、贫血、再障性贫血、血液病和出血病、糖尿病、甲状腺和肾上腺疾病。

4. 子宫和子宫内膜因素。包括螺旋小动脉、微循环血管床结构和功能异常，内膜甾体受体和溶酶体功能障碍，局部凝血机制异常和前列腺素 TXA2、PGI2 分泌失调。

5. 医源性因素。包括甾体类避孕药、宫内节育器干扰正常 HPOU 轴功能。治疗某些全身疾病的药物（尤以精神、神经系）可经神经内分泌机制影响正常月经功能。

6. 营养不良也是其中一个因素。

二、临床表现

（一）无排卵型功血依年龄分为两组

1. 青春期功血。见于初潮后少女，由于 HPOU 轴不成熟，不能建立规律排卵所致。临床表现初潮后月经稀发，短时停经后不规则性月经过多，经期延长，淋漓不止，而致严重贫血。

2. 更年期（围绝经期）功血。即 ≥ 40 岁妇女至绝经前后之妇女功血，其间无排卵功血发生率逐年增加。临床表现为：月经频发，周期不规则，经量过多，经期延长。10%～15%患者呈严重不规则月经过多、崩漏和严重贫血。内膜活检多呈现不同程度的内膜增生过长。

（二）排卵型功血

最多见于育龄妇女，部分见于青春期少女和更年期妇女。临床分为以下几种类型。

1. 排卵型月经稀发。见于青春期少女。初潮后卵泡期延长，黄体期正常，周期 ≥ 40 天，月经稀发并月经过少，常为多囊卵巢之先兆，少见于更年期近绝经期妇女，常进展为自然绝经。

2. 排卵型月经频发。青春期少女卵巢对促性腺激素敏感性增强而使卵泡发育加速，卵泡期缩短，月经频发，但排卵和黄体期仍为正常。若患者为更年期妇女，则呈现卵泡期和黄体期均缩短和早绝经。

（三）黄体功能障碍

1. 黄体不健。即黄体过早退化，黄体期缩短 ≤ 10 天。临床表现为月经频发，周期缩短，经前出血和月经过多，合并不孕和早期流产。内膜病理为不规则成熟（irregular ripening）或分泌化不完全（imcomplete secretion）。

2. 黄体萎缩不全。亦称黄体功能延长，即黄体不能在 3～5 天内完全退化，或退化时间延长，或在月经期仍持续分泌一定数量之孕酮而致子宫内膜不规则性脱卸（irregular shedding）。经期延长，淋漓不止，合并黄体过早退化时，则表现月经频发、月经过多。多见于人工流产、引产后，合并子宫肌瘤、内膜息肉和子宫腺肌病者。

（四）月经中期出血 亦称排卵期出血

常伴排卵痛（intermenstrual pain or mittelschmerz）系排卵刺激和雌激素波动引起少量出血（1～3 天）和腹痛。个别出血较多并持续到月经期而形成假性月经频发（pseadopoly menorrhea）。

三、诊断

（一）病史

1. 详细询问发病年龄、月经周期、经期变化、出血持续时间、失血量、出血性质、病程长短及伴随症状，并与发病前月经周期比较。

2. 了解孕产史、避孕情况，有无不良精神刺激。出血前有无停经，有无早孕反应。

3. 了解有无慢性病如肝病、高血压、血友病等。就诊前是否接受过内分泌治疗。出血时间过长或出血量过多，应询问有无贫血症状。

（二）体格检查

病程长者或有贫血貌，须全面体检，除外周身器质性疾病。妇科检查一般无特殊发现，有时子宫略有增大，或可触及胀大的卵巢。

（三）辅助检查

1. 诊断性刮宫。用于已婚妇女，可了解宫腔大小、形态，宫壁是否平滑，软硬度是否一致，刮出物性质及量。刮取组织送病理检查可明确诊断。

2. 基础体温测定。无排卵型呈单相型曲线；排卵型呈双相型曲线。

3. 宫颈黏液结晶检查。经前出现羊齿状结晶提示无排卵。

4. 阴道脱落细胞涂片。无排卵型功血 反映有雌激素作用。黄体功能不全时反映孕激素作用不足，缺乏典型的细胞堆集和皱褶。

5. 激素测定。若需确定排卵功能和黄体是否健全，可测孕二醇。

6. 子宫输卵管造影。可了解宫腔病变，除外器质性病变。

7. 查血常规、出凝血时间、血小板计数，可了解贫血程度及除外血液病。

四、治疗

（一）无排卵型功血的治疗

1. 一般治疗。

（1）改善全身情况，贫血重者输血。

（2）保证充分的休息。

（3）流血时间长者，用抗生素预防感染。

（4）应用一般止血药物。

2. 药物治疗。

止血：方法包括激素和药物疗法

（1）联合用药。

① 出血量不太多，仅轻度贫血者：月经第一天即口服复方低剂量避孕药，共21天，停药7天。28天为一周期。连续3～6个周期。

② 急性大出血者：复方单相口服避孕药物，每6～8 h一片，血止后每3日递减1/3量直至维持量（每日1片），共21日停药。

（2）三合激素。雌孕激素联合的基础上加用雄激素，以加速止血，如三合激素（黄体酮12.5 mg，苯甲酸雌二醇1.25 mg，睾酮25 mg）肌注，每8～12 h一次，血止后逐渐递减至维持量（每3日一次），共21日停药。

3. 调节周期。系在止血治疗的基础上，模拟生殖激素节律，以雌—孕激素人工周期疗法，促使子宫内膜周期发育和脱落，改善HPO轴反馈功能，停药后可出现反跳性排卵和重建规律月经。

4. 促排卵治疗。

（1）适用于青春期无排卵型功血，及育龄妇女功血希冀生育者，青春期及更年期患者一般不提倡使用。促排卵治疗可从根本上防止功血复发。

（2）促排卵治疗以生殖激素测定为指导，适当选择促排卵药物和配伍：① CC—hCG；② hMG—hCG；③ GnRHa脉冲疗法；④ 溴隐亭疗法等。

5. 遏制子宫内膜增生过长。防止癌变，诱导绝经，适合于更年期无排卵功血伴内膜增生过长（腺囊型／腺瘤型），或合并子宫肌瘤、子宫内膜异位症者。

6. 手术治疗。适合于激素或药物治疗无效或复发者。

（1）刮宫。除未婚妇女，无论有排卵抑或无排卵型功血出血时，刮宫均可迅速而有效地止血兼有诊治双重意义。刮宫应彻底，刮出物全部送病理检查。并依内膜病理于术后第5天开始调经治疗。

（2）子宫内膜去除术。仅用于顽固性功血，尤其施行子宫切除术有禁忌者。

（3）子宫切除术。因功血行子宫切除术约占子宫切除术的20%，严重贫血者可施行子宫切除术。

（二）排卵型功血的治疗

原则是抑制月经过多，辅佐黄体功能，调整周期，防止复发。

1. 抑制月经过多。

2. 子宫内膜不规则脱落。自排卵后第1～2日或下次月经前10～14日开始，每日口服甲羟孕酮10 mg，连续10日，有生育要求可肌注黄体酮。

3. 辅佐黄体功能。

（1）促进卵泡发育：黄体功能不足。

（2）氯米芬50 mg，月经周期第5天始，共5日。黄体功能刺激疗法：于基础体温上升后开始，隔日用hCG 1 000～2 000 U，共5次，延长黄体期。黄体功能替代疗法：排卵后，黄体酮10 mg肌注，每日1次，共10～14日，补充孕酮分泌不足。

（3）后半周期雌—孕激素合并疗法。

（4）溴隐亭疗法：适用于合并高泌乳素血症者，从月经周期第五天开始口服溴隐亭2.5 mg/d。

（5）地塞米松疗法：适用于合并高雄激素血症者，0.5 mg/d。

五、护理

1. 心理方面。注意情绪调节，避免过度紧张与精神刺激。特别是青春期少女，父母不仅要关注女孩的学习状况与膳食状况，还要重视女孩的情绪变化，与其多沟通，了解其内心世界变化，帮助其释放不良情绪，以使其保持相对稳定的精神心理状态，避免情绪上的大起大落。

2. 卫生方面。除了要预防全身疾病的发生外，预防功血还必须注意经期卫生。每日要清洗会阴部 1～2 次，并勤换月经垫及内裤。

3. 告知接受药物治疗的功血患者，了解用药的目的、剂量、用法以及递减药量的方法。使患者具备自我监护的能力。

第三节　慢性盆腔炎

慢性盆腔炎指的是女性内生殖器官、周围结缔组织及盆腔腹膜发生慢性炎症。常因为急性炎症治疗不彻底或因患者体质差，病情迁移所致，临床表现主要有下腹坠痛或腰骶部酸痛、白带多、月经多、不孕等。此症较顽固，当机体抵抗力下降时可诱发急性发作。目前治疗方法上采用综合治疗。

一、临床表现

1. 下腹坠痛及腰骶部酸痛，劳累、性交后、排便时或月经前后加剧。

2. 白带多、月经不调、不孕。

3. 部分患者有神经衰弱症状。

4. 子宫多后位，活动受限，输卵管增粗或宫旁组织片状增厚、压痛或盆腔一侧或双侧有囊性、不活动包块。

二、诊断依据

1. 下腹或腰骶部痛、白带多。

2. 慢性输卵管炎在子宫一侧或两侧触及条索状物。

输卵管积水或输卵管卵巢囊肿则盆腔一侧或两侧扪到腊肠型、固定的囊性包块。若是盆腔结缔组织炎，则在子宫一侧或两侧片状增厚、压痛，骶骨韧带粗、硬、触痛。

三、治疗原则

1. 采用中西药综合治疗。包块不大者先选用"基本药物"治疗。

2. 轻度输卵管炎合并不孕，要求生育者选用宫腔注药，用药期间禁性生活。

3. 宫旁组织炎者在全身用药的基础上加用宫旁封闭,效果可能会更好。

4. 病情反复,体质差者加强支持疗法。

5. 加用物理疗法,如超短波、短波、微波、磁疗离子导入等辅助治疗。

6. 包块明显或包块虽不大,但反复急性发作可考虑手术治疗。

第四节　异位妊娠

孕卵在子宫体腔以外着床并生长发育则称为异位妊娠(ectopic pregnancy, EP),俗称宫外孕(extrauterine pregnancy),但两者之间含义稍有不同,宫外孕指所有发生在子宫以外的妊娠,而异位妊娠是指孕卵位于正常着床部位以外的妊娠,还包括输卵管妊娠、宫颈妊娠、子宫肌壁间妊娠、宫角妊娠等。

一、病因

其发病与输卵管炎症、输卵管手术、宫内节育器放置、输卵管发育不良或功能异常、受精卵游走及输卵管周围肿瘤压迫等有关。

二、体检

1. 大体检查。腹腔内出血多时呈贫血貌。大量腹腔内出血致失血性休克时,患者面色苍白,四肢湿冷,脉快、细、弱,血压下降。体温一般正常或略低,腹腔内血液吸收时体温可略升高。

2. 腹部检查。下腹有明显压痛、反跳痛,尤以患侧为著,但腹肌紧张较轻,内出血多时可出现移动性浊音。少数患者下腹部可触及包块。

3. 盆腔检查。阴道内可有少量暗红色血液,后穹窿可饱满、触痛,宫颈可有举痛或摆痛,子宫相当于停经月份或略大而软,宫旁可触及有轻压痛的包块。内出血多时,子宫有漂浮感。

三、临床表现

1. 停经。除输卵管间质部妊娠有较长的停经史外,大多停经 6～8 周,有 20%～30% 患者无明显停经史。

2. 腹痛。输卵管妊娠患者就诊的主要原因。

3. 阴道出血。常有不规则阴道出血,色暗红、量少、淋漓不尽,一般不超过月经量,随阴道出血可排出蜕膜管型或碎片。

4. 晕厥与休克。由于腹腔内急性出血及剧烈腹痛,轻者晕厥,重者发生失血性休克。其严重程度与腹腔内出血速度及出血量成正比,与阴道出血量不成正比。

四、诊断

1. 尿妊娠试验。简单、快捷,阳性者可协助诊断,阴性者需待血 β-hCG 定量予以排除。

2. 血 β-hCG 定量。是早期诊断异位妊娠的重要方法,除可协助诊断外,还可帮助判断胚胎的活性以指导治疗。异位妊娠时,血 β-hCG 值通常低于正常宫内妊娠。在保守性药物治疗或手术后,监测血 β-hCG 水平以早期发现持续性异位妊娠。

3. 血孕酮测定。异位妊娠患者孕酮水平偏低,也可以作为诊断早期异位妊娠的指标。

4. 超声检查。阴道超声优于腹部超声,诊断异位妊娠准确率为 70%～94%,在输卵管部位见到妊娠囊("输卵管环")或胎心搏动可确诊。

5. 腹腔镜检查术。是诊断输卵管妊娠的"金标准"。

6. 子宫内膜病理检查。阴道出血较多、超声提示子宫内膜不均质增厚或伴囊区者,可行诊断性刮宫,刮出物有绒毛,可确诊为宫内孕流产,否则送病理检查,如病理仅见蜕膜未见绒毛有助于诊断输卵管妊娠。

五、治疗

(一)手术治疗

严重内出血并发休克者,应在积极纠正休克、补充血容量的同时,进行手术抢救。常规行患侧输卵管切除术。自体出血回输是抢救异位妊娠的有效措施之一,尤其是在缺乏血源的情况下。

(二)非手术治疗

包括期待疗法、化学药物治疗、中药治疗和介入性治疗等,应根据病情慎重选择。

1. 期待疗法。无临床症状或临床症状轻微;异位妊娠包块直径 <3 cm,无胎心搏动,无腹腔内出血或估计内出血少于 100 mL;血 β-hCG<1 000 mIU/mL 并持续下降。可嘱患者在家休息,每周来院复查血 β-hCG,期间腹痛加重随时就诊。

2. 化学药物治疗。患者有生育要求,特别是对侧输卵管已切除或有明显病变者。适用于无明显腹痛、包块最大直径 3.5～5.0 cm、β-hCG<2 000～3 000 mIU/mL、生命体征平稳、无活跃腹腔内出血征象且肝功能、血象正常者。

3. 中药治疗。是我国目前治疗输卵管妊娠方法之一。

4. 介入疗法。

六、护理

(一)术前护理

1. 术前抢救护理:有休克者,应采用平卧位,立即给予氧气吸入,保暖,严密监测生命体征的变化,迅速建立静脉通路,必要时保持两条输液通道,根据病情输注代血浆或低分子右旋糖酐,严重休克则给升压药或输血抢救。

2. 做好术前准备:输卵管破裂易致腹腔内大出血,手术治疗最有效,故应在抢救休克的同时,迅速作好术前准备,同时做好心理护理,安慰患者,讲明手术的重要性以解除患者的恐惧心理。

（二）术后护理

1. 体位。术后 6 h 内采用去枕平卧位，头侧向一边，防止呕吐物吸入气管。连接导尿管及引流管并固定好，调节滴速。了解术中的出血情况及用药情况。保持输液畅通。给予吸氧。

2. 生命体征观察。术后 24 h 严密监测，每 30 min 测量血压、脉搏一次，平稳后可 1～2 h 测一次，如出现血压下降，脉搏加快，加快输液速度纠正血容量不足。

3. 尿管护理。注意观察并记录尿量、尿液性质及尿管通畅情况。术后 24 h 可拔除尿管。每日用 0.02%～0.05% 的碘伏棉球会阴擦洗 2 次，保持会阴清洁，预防泌尿道感染。

4. 饮食护理。术后 6 h 内禁食水，6 h 后鼓励患者多饮水，可进少量流食，禁食奶类豆类等产气食物。待肠功能恢复后，改半流质至普食。应多吃富含粗纤维的蔬菜、水果，保证大便通畅。

5. 手术切口护理。手术当日及时观察切口有无渗血，保持切口清洁、干燥，污染时及时更换，防止感染。

6. 疼痛护理。观察并评估患者手术后疼痛的情况，给予恰当的镇痛措施，如取舒适卧位、分散注意力等，亦可根据医嘱给予镇痛泵或镇痛药物。

7. 术后活动。术后 6～8 h，病情稳定，可以嘱患者多翻身，鼓励早期下床活动。

第五节　良性卵巢肿瘤

良性卵巢肿瘤占卵巢肿瘤的 75%，多数呈囊性，表面光滑，境界清楚，可活动。

一、分类

1. 浆液性囊腺瘤。浆液性囊腺瘤约占卵巢良性肿瘤的 25%，常见于 30～40 岁患者。以单侧为多。外观呈灰白色，表面光滑，多为单房性，囊壁较薄，囊内含淡黄色清亮透明的液体，有部分病例可见内壁有乳头状突起，群簇成团或弥漫散在，称乳头状浆液性囊腺瘤。乳头可突出囊壁，在囊肿表面蔓延生长，甚至侵及邻近器官，如伴有腹水者，则多已发生恶变。

2. 黏液性囊腺瘤。黏液性囊腺瘤占卵巢肿瘤的 15%～25%，最常见于 30～50 岁。多为单侧。肿瘤表面光滑，为兰白色，呈多房性，囊内含藕粉样黏液，偶见囊壁内有乳头状突起，称乳头状黏液性囊腺瘤。若囊壁破裂，瘤细胞可种植于腹膜及内脏表面，产生大量黏液，称腹膜黏液瘤。

3. 成熟畸胎瘤。成熟畸胎瘤又称囊性畸胎瘤或皮样囊肿。占卵巢肿瘤的 10%～20%，占畸胎瘤的 97%。大多发生在生育年龄。肿瘤多为成人手拳大小，直径多小于 10 cm，单侧居多，约 25% 为双侧，外观为园形或椭园形，呈黄白色，表面光滑，囊壁较厚，切面多为单房，囊内常含皮脂物质及毛发，亦可见牙齿、骨、软骨及神经组织，偶见甲状腺组织。

二、临床表现

卵巢良性肿瘤早期多无症状,常在妇科检查时被发现,或待肿瘤长大后有并发症时才被患者觉察。

1. 腹部肿块。患者自觉下腹肿块逐渐增大或在腹部触及包块。或在妇科检查时发现包块。

2. 压迫症状。巨大的卵巢良性肿瘤可产生压迫症状。如压迫横膈引起心悸、呼吸困难;由于腹内压增加,影响下肢静脉回流,可引起两下肢水肿;膀胱受压时可引起尿频、排尿困难或尿潴留;位于子宫直肠陷凹的肿瘤可压迫直肠引起下坠感或排便困难;压迫胃肠道还可出现上腹不适、食欲减退等。

3. 腹痛。良性卵巢肿瘤一般无腹痛,当出现腹痛尤其是突然发生者,多系卵巢肿瘤蒂扭转所致,偶为肿瘤破裂、出血或感染。

三、并发症

1. 蒂扭转。较常见,为妇科急腹症之一。多见于瘤蒂长,中等大小、活动度大、重心偏向一侧的囊性肿瘤,多发生在体位急骤变动时、妊娠早期或产后。蒂扭转后,由于肿瘤静脉回流受阻,引起充血,呈紫褐色,甚至血管破裂出血。可因动脉阻塞致肿瘤发生坏死、感染。急性蒂扭转时,患者突然发生下腹剧烈疼痛,严重时可伴恶心、呕吐,甚至休克。检查时患侧腹壁肌紧张,压痛显著,肿块张力较大。一经确诊后,应立即手术切除肿瘤。术时勿将扭转之蒂转回,宜在蒂扭转部近侧钳夹切断,防止血栓脱落进入血循环。

2. 肿瘤破裂。可因囊壁缺血坏死或肿瘤侵蚀穿破囊壁引起自发性破裂;或因受挤压、分娩、妇科检查及穿刺致外伤性破裂。破裂后囊液流入腹腔,刺激腹膜,可引起剧烈腹痛、恶心、呕吐,甚至休克。检查时有腹壁紧张、压痛、反跳痛等腹腔刺激体征,原肿块缩小或消失。确诊后,应立即剖腹探查,切除囊肿,清洗腹膜。

3. 感染。较少见,多继发于肿瘤蒂扭转或破裂等。主要症状有发热、腹痛、白细胞升高及不同程度腹膜炎。应积极控制感染,择期手术探查。

4. 恶性变。卵巢良性肿瘤恶变多发生于年龄较大尤其绝经后者。肿瘤在短期内迅速增大,患者感腹胀,食欲不振,检查肿瘤体积明显增大,固定,多有腹水。疑有恶性变者,应及时处理。

四、治疗

1. 良性肿瘤一旦明确诊断,应进行手术治疗。仅怀疑为卵巢样病变且直径小于 5 cm 者,可进行短期随访观察。手术范围应依据患者年龄、生育要求和肿瘤情况而定,对年轻患者有一侧卵巢肿瘤者应保留对侧正常卵巢;两侧巢肿瘤者应行肿瘤剥除术,保留部分卵巢组织,对围绝经期妇女应高度警惕肿瘤恶变,做全子宫及双侧附件切除,对可疑病变部位进行快速活组织检查,快定相应手术范围及其他治疗措施。

2. 恶性肿瘤。对恶性肿瘤应采取综合治疗方案。原则是手术为主,化疗、放疗为辅。

（1）手术治疗一旦疑为恶性肿瘤,应立即手术治疗。手术范围依肿瘤类型、肿瘤分期和患者年龄、对手术的耐受等情况而定。

（2）化疗。为主要辅助治疗措施。卵巢恶性肿瘤对化疗较敏感,可用于手术后顶防复发、延长生命;对无法手术的晚期患者先行化疗,可减少腹水,缩小成松动肿块,以提高手术效果。

（3）放疗。放疗对于某些卵巢肿瘤可有较好疗效,无性细胞瘤对放疗非常敏感,颗粒细胞中度敏感。

五、护理指施

1. 心理支持。护理人员应主动与患者交谈,及时了解患者心理状况;认真听取患者的诉说,为人讲解相关知识,使患者感受到切实的关心和帮助。

2. 手术护理。除按妇科腹部手术患者的护理外,对手术范围大,术后恢复难的患者,存在伤口剧烈且持续时间长及腹胀等并发症的患者。应密切观察并进行相应处理。

3. 化疗。按化疗护理常规护理。腹腔内化疗常用于早期肿瘤,其优点是可使药液直接作用于肿瘤,局部药液浓度明显高于血浆药物浓度,不良反应较轻,但仍可出现感染、化学性腹膜炎、脏器损伤、腹痛等腹腔化疗并发症。化疗药液灌注时应缓慢滴入,灌注后患者应注意翻身,使药液与脏器充分混合。

4. 放疗护理。按放疗护理常规护理。卵巢治疗外放射的范围大,包括全腹和盆腔,放射治疗时应注意保护肝、肾区。

5. 健康宣教。卵巢肿瘤治疗后易复发,应坚持长期随访。随访时间为:手术后1年内,每年一次;术后1～2年,每3个月1次;术后2～3年,每6个月1次;术后3年以上,每年1次。

第六节　子宫颈癌

宫颈癌是女性生殖器最常见的恶性肿瘤,发病年龄多为40～55岁,其次为60～69岁。其发病与早婚早育、性生活紊乱及通过性交传染的某些病毒(如人类疱疹病毒Ⅱ型、人类乳头瘤病毒及人类巨细胞病毒等)特别人乳头瘤病毒(HPV)16、18型感染有关。子宫颈癌的发生往往经过慢性宫颈炎(尤其是宫颈糜烂)、宫颈鳞状上皮不典型增生、原位癌至浸润癌的长达几年、十几年或几十年的漫长过程。宫颈部的病变易于发现,因而早期诊断不难,根治率高。即使晚期,经过积极治疗亦可获得长期缓解。

一、临床表现

1. 不规则阴道流血。早期表现为性交后或妇科检查后少量出血,以后可能月经间期或绝经后少量不规则出血。晚期流血增多,甚至发生致命性大流血。

2. 阴道排液。表现为白带增多,为浆液性、脓性或米汤样血性恶臭白带。

3. 疼痛。为晚期症状,表现为持续的腰骶部或坐骨神经痛。

4. 妇科检查可见宫颈糜烂、溃疡或呈菜花状新生物。

二、诊断

1. 出现前述症状或体征。

2. 宫颈刮片细胞学检查见癌细胞。

3. 阴道镜检查发现异型上皮区，活组织检查见癌组织。

4. 宫颈或颈管内取材活检发现癌组织。

5. 对细胞学检查阳性而活检阴性者行宫颈锥形切除术，切除标本分块连续切片检查发现癌组织。

三、治疗

1. 原位癌。一般行全子宫切除术，保留双侧卵巢。年轻要求生育者，可行宫颈锥形切除术，切下的宫颈组织行连续病理切片检查，如发现早期浸润癌则行次广泛或广泛子宫切除术加用放射治疗。

2. 镜下早期浸润癌。一般行扩大全子宫切除术，即切除子宫及 $1\sim2$ cm 的阴道，年轻患者可保留卵巢，一般不需清除盆腔淋巴组织。

3. $I\sim II_a$ 期浸润癌。可行广泛性子宫切除及盆腔淋巴结清除术，亦可选用放射治疗。但宫颈癌首选手术或放疗加手术的综合治疗。

4. II 期以上浸润癌。首选放射治疗。一般采用体内外结合放疗的方法。腔内治疗主要针对宫颈的原发病源，放射源采用镭或 ^{137} 铯。一般剂量为 60 Gy。

四、护理

1. 心理支持。提供心理支持减少精神压力，增加治病信心。

2. 营养。评估患者的营养状况，如面色、体重、血红蛋白、食欲等情况。了解饮食习惯和体重下降等情况。鼓励患者摄入营养丰富、清淡、易消化的食物。

3. 手术前后护理。除按妇科手术一般护理外，重点作好术前阴道准备，术后生命体征的观察，伤口及引流管的观察，疼痛等护理。

4. 晚期宫颈癌患者对症护理。① 宫颈癌并发大出血：应及时报告医生，备齐急救药物和物品，配合抢救，并以明胶海绵及纱布条填塞阴道，压迫止血。② 有大量米汤样或恶臭脓样阴道排液者，可用 1:5 000 高锰酸钾溶液擦洗阴道。擦洗时动作应轻柔，以免引起大出血。③ 持续性腰骶部痛或腰腿痛者可适当选用止痛剂。④ 有贫血、感染、消瘦、发热等恶病质表现者，应加强护理，预防肺炎、口腔感染、压疮等并发症，按医嘱行支持疗法和抗生素治疗。

5. 健康宣教。

（1）注意保持外生殖器卫生，积极防治阴道或子宫颈的炎症。

（2）预防病毒感染。预防病毒感染应注意锻炼身体，劳逸结合，合理饮食，提高机体免疫力。注意性生活卫生,避免性接触感染。发生白带增多等妇科症状时,及时就医。

（3）定期进行普查,每1～2年普查1次,30岁以上妇女应定期参加宫颈癌普查,以早发现、早诊断、早治疗。

（4）随访指导:出院后按时随访。

第七节　子宫内膜癌

子宫内膜癌（endometrial carcinoma）是发生于子宫内膜的一组上皮性恶性肿瘤,好发于围绝经期和绝经后女性。子宫内膜癌是最常见的女性生殖系统肿瘤之一,每年有接近20万的新发病例,并是导致死亡的第三位常见妇科恶性肿瘤（仅次于卵巢癌和宫颈癌）。约占女性癌症总数的7%,占生殖道恶性肿瘤20%～30%,近年发病率有上升趋势,与宫颈癌比较,已趋于接近甚至超过。

一、病因

1. 长期持续的雌激素刺激。子宫内膜在雌激素的长期持续刺激、又无孕激素拮抗,可发生子宫内膜增生症,也可癌变。

2. 体制因素。内膜癌易发生在肥胖、高血压、糖尿病、不孕或不育及绝经的妇女。

3. 遗传因素。约20%内膜癌患者有家族史。目前,对子宫内膜癌的病因仍不十分清楚,根据临床资料与流行病学研究结果,子宫内膜癌的发生机制可分为两类:雌激素依赖型和非雌激素依赖型。

二、临床分期

目前国际上广泛采用国际妇产科联盟（FIGO）制定并于2009年重新修订的手术—病理分期,对于个别无法进行手术分期者,采用FIGO 1971年制定的临床分期。

（一）Ⅰ期

1. $Ⅰ_a$期:肿瘤局限于子宫内膜或肿瘤浸润深度≤1/2肌层。

2. $Ⅰ_b$期:肿瘤浸润深度>1/2肌层。

（二）Ⅱ期

肿瘤累及宫颈间质,但是未播散到子宫外。

（三）Ⅲ期

1. $Ⅲ_a$期:肿瘤累及子宫浆膜和（或）附件和（或）腹腔细胞学阳性。

2. $Ⅲ_b$期:阴道和（或）宫旁受累。

3. $Ⅲ_{c_1}$期:盆腔淋巴结转移。

4. $Ⅲ_{c_2}$期:腹主动脉旁淋巴结转移。

（四）Ⅳ期

1. Ⅳ$_a$期：肿瘤侵及膀胱和（或）直肠黏膜。

2. Ⅳ$_b$期：远处转移，包括腹腔转移或腹股沟淋巴结转移。

三、临床表现

极早期患者可无明显症状，仅在普查或妇科检查时偶然发现。一旦出现症状，多表现为以下情形。

1. 出血。不规则阴道出血是子宫内膜癌的主要表现，常为少量至中等量的出血。绝经后女性多表现为持续或间断性阴道出血。有些患者仅表现为绝经后少量阴道血性分泌物。晚期患者在出血中可能混有烂肉样组织。

2. 阴道排液。部分患者有不同程度的阴道排液。在早期可表现为稀薄的白色分泌物或少量血性白带，如果合并感染或癌灶坏死，可有脓性分泌物伴有异味。有时阴道排液中可伴有组织样物。

3. 疼痛。癌灶和其引发的出血或感染可刺激子宫收缩，引起阵发性下腹痛。

4. 腹部包块。早期内膜癌一般不能触及腹部包块。如内膜癌合并较大子宫肌瘤，或晚期发生宫腔积脓、转移到盆腹腔形成巨大包块（如卵巢转移时）时可能在腹部触及包块，一般为实性，活动度欠佳，有时有触痛。

5. 其他。肿瘤晚期病灶浸润压迫髂血管可引起同侧下肢水肿、疼痛；病灶浸润压迫输尿管引起同侧肾盂、输尿管积水，甚至导致肾萎缩；持续出血可导致继发贫血；长期肿瘤消耗可导致消瘦、发热、恶液质等全身衰竭表现。

四、诊断

（一）病史

注意本病的高危因素如老年、肥胖、绝经延迟、少育或不育等病史，并需询问家族肿瘤史。

（二）体征

1. 全身表现：早期患者可无临床体征。但很多患者同时合并肥胖、高血压和／或糖尿病；长期出血患者可继发贫血；合并宫腔积脓者可有发热；晚期患者可触及腹部包块，下肢水肿或出现恶病质状态。晚期患者可于锁骨上、腹股沟等处触及肿大或融合的淋巴结等转移灶。

2. 妇科检查：早期患者常无明显异常。有时可见癌组织从宫颈口脱出。子宫可正常或大于相应年龄，合并肌瘤或宫腔积脓时，子宫可有增大。晚期宫旁转移时子宫可固定不动。有卵巢转移或合并分泌雌激素的卵巢肿瘤时卵巢可触及增大。

（三）辅助检查

1. B超检查。B超检查可以了解子宫大小、子宫内膜厚度、有无回声不均或宫腔内赘生物,有无肌层浸润及其程度等,其诊断符合率达 80% 以上。

2. 分段诊刮。是确诊子宫内膜癌最常用、最有价值的方法。不仅可以明确是否为癌,是否累及宫颈管,还可鉴别子宫内膜癌和子宫颈腺癌,从而指导临床治疗。对于围绝经期阴道大量出血或出血淋漓不断的患者,分段诊刮还可以起到止血的作用。分段诊刮的标本需要分别标记送病理学检查,以便确诊或排除子宫内膜癌。

3. 宫腔镜检查。宫腔镜直视下活检准确率接近 100%。

4. 细胞学检查。可通过宫腔刷、宫腔吸引涂片等方法获取子宫内膜标本,诊断子宫内膜癌,但其阳性率低,不推荐常规应用。

5. 核磁共振成像(MRI)。MRI 可较清晰地显示子宫内膜癌的病灶大小、范围、肌层浸润以及盆腔与腹主动脉旁淋巴结转移情况等,从而较准确估计肿瘤分期。

6. 肿瘤标志物。CA125 在早期内膜癌患者中一般无升高,有子宫外转移者,CA125 可明显升高,并可作为该患者的肿瘤标志物,检测病情进展和治疗效果。

五、治疗

治疗以手术切除为主,辅以放射治疗、化疗及孕酮类抗雌激素制剂治疗等。

1. 手术治疗为首选方法。I 期患者作筋膜外全子宫及双侧附件切除术,II 期应作广泛性全子宫切除术及盆腔淋巴结清除术。

2. 手术及放射综合治疗。I 期患者腹水中找到癌细胞或肌层有癌浸润,淋巴结有转移,术后加用体外照射。II 期或部分III期患者术前加用外照射或腔内照射,放疗结束后 1～2 周再进行手术。

3. 放射治疗。年老体弱及有严重内科合并症不能耐受手术者,以及III 期以上不宜手术者,可放射治疗,包括腔内及体外照射。

4. 激素治疗。年轻早期患者要求保留生育功能者,晚期癌不能手术或癌复发患者,可采用大剂量人工合成的孕激素治疗。如醋酸甲孕酮 400 mg,肌注,每周 2～3 次;己酸孕酮 500 mg,肌注,每周 2～3 次等。至少 12 周才能评价疗效。

5. 抗雌激素药三苯氧胺,适应证与孕激素治疗相同,一般剂量为 20～40 mg/d,口服,可长期应用或分疗程应用。

6. 抗癌化学药物治疗。对晚期不能手术或放疗及治疗后复发病例,可用 5- 氟脲嘧啶(5-Fu)、环磷酰胺(CTX)、丝裂霉素(MMC)、阿霉素(BDR)、顺铂(DDP)等联合化疗,有一定效果。

7. 抗癌中药治疗。可作为综合治疗的措施之一,适用于一些不适合手术和放、化疗或手术后复发的患者。

六、护理

1. 心理支持。消除恐惧的心理,建立信心,能主动配合治疗和护理。

2. 一般护理。加强营养,应给予高热量、高蛋白、高维生素的饮食。

3. 治疗护理。子宫内膜癌的治疗比较复杂,对手术患者应做好心里支持及手术前后护理。广泛性全接受盆腔内放疗的患者,术前应排空膀胱,避免损伤。术后绝对卧床,避免放射源移位。激素治疗应鼓励患者坚持用药,监测药物副反应。化疗患者应按化疗护理常规护理。

4. 健康宣教。中年妇女每年接受防癌检查一次,对围绝经期月经紊乱或阴道不规则流血者或绝经后出现阴道流血者应高度警惕内膜癌,进行早诊断、早治疗。

5. 随访指导。子宫内膜癌的复发率为 10%～20%,绝大多数复发时间在 3 年内。治疗结束后应继续定期随访,监测异常情况,及早发现病灶,给予及早处理。

第十七章
产科常见疾病的护理

第一节　羊水过少

妊娠晚期羊水量少于 300 mL 者,称为羊水过少(oligohydramnios)。羊水过少时,羊水呈黏稠、混浊、暗绿色。过去认为羊水过少的发生率约为 0.1%,但近年由于 B 型超声的广泛应用,羊水过少的检出率为 0.5%～4%。

一、病因

1. 胎儿畸形。许多先天畸形特别是泌尿系统畸形与羊水过少有关,如先天性肾缺如、肾发育不良、多囊肾和尿道狭窄或闭锁等。

2. 胎盘功能不全。过期妊娠、胎儿生长受损、妊娠期高血压疾病。

3. 羊膜病变。

4. 药物作用。许多药物可引起羊水过少。

二、临床表现

1. 孕妇经常因胎动而感疼痛,腹围及子宫底高度均小于妊娠月份,胎儿活动受限,自然回转不易,故臀先露多见。

2. 妊娠时间延长,常超过预产期 2～3 周,分娩过程中常出现原发性宫缩乏力或不协调性宫缩。宫口扩张缓慢,易发生第一产程延长。

3. 羊水极少、黏稠、多呈黄绿色,导致胎儿缺氧。由于羊水缺乏,造成胎儿发育畸形。如羊水过少发生于妊娠早期,部分胎儿体表可与羊膜粘连,或形成羊膜带使手指或肢体离断。

三、诊断

主要根据临床表现、B 超检查及直接测量羊水确诊。直接测量羊水,破膜时如果羊水量 <300 mL 为羊水过少,其性质黏稠、浑浊、暗绿色。另外,在羊膜表面常可见多个圆形或卵圆形结节,直径 2～4 mm,淡灰黄色,不透明,内含复层鳞状上皮细胞及胎脂。直

接测量法的最大缺点是不能早诊断。

四、治疗

1. 妊娠期发现羊水过少,如果明确合并胎儿畸形者,需要立即终止妊娠。

2. 妊娠期诊断羊水过少,明确无胎儿畸形且胎儿已经发育成熟者,可以考虑终止妊娠,终止妊娠的方式可以考虑剖宫产。

3. 羊膜腔灌注法:羊水量减少是羊水过少对妊娠期和分娩期母儿产生不良影响的主要原因,通过羊膜腔灌注法增加羊水量是有针对性的治疗措施。

4. 保守治疗。若妊娠未足月,且未发现胎儿有畸形,可行保守治疗。

五、护理

1. 孕 37 周开始,常做 B 超,如发现羊水过少可适当提早入院。

2. 教会孕妇自我监测,注意胎动变化,并多行左侧卧位。同时可适当增加饮水量,提高循环血量,相对增加羊水量。每隔 1～3 天重复胎心监护,也可重复 B 超检查,以利及时掌握胎儿宫内情况。

3. 分娩过程中要勤听胎心,胎心监护仪连续监护,可先行氧气吸入,注射 5% 葡萄糖 40 mL 加维生素 C 1g。如情况无改善,特别是破膜伴羊水混浊者,应尽早终止分娩,短时间内估计不能分娩者,应及时行剖宫产。

4. 分娩时应做好一切抢救物品的准备,有羊水粪染时,及时清理口、鼻、咽分泌物,吸出含胎粪的黏液、羊水。

5. 分娩后及时擦干,注意保暖,注意观察新生儿的全身情况,有异常及时报告医生并做出相应处理。

第二节　妊娠高血压综合征

妊娠高血压(简称妊高征),是妊娠期妇女所特有而又常见的疾病,以高血压、水肿、蛋白尿、抽搐、昏迷、心肾功能衰竭,甚至发生母子死亡为临床特点。其发生率为 9.4%。妊娠高血压综合征按严重程度分为轻度、中度和重度,重度妊娠高血压综合征又称先兆子痫和子痫。

一、病因

1. 滋养细胞侵袭异常。患者滋养细胞侵入螺旋小动脉不全,子宫肌层螺旋小动脉未发生重铸,异常狭窄的螺旋动脉使得胎盘灌注减少和缺氧,最终导致子痫前期的发生。

2. 免疫调节功能异常。母体对于父亲来源的胎盘和胎儿抗原的免疫耐受缺失或者失调,是子痫前期病因的重要组成部分。

3. 血管内皮损伤。氧化应激、抗血管生成和代谢性因素及其他炎症介质可致血管内皮损伤引发子痫前期。

4. 遗传因素。子痫前期是一种多因素多基因疾病,有家族遗传倾向。

5. 营养因素。缺乏维生素 C 可增加子痫前期—子痫发病的危险性。

二、症状

妊娠 20 周以后出现头晕、头痛及水肿,测量血压比妊娠前血压高。下肢水肿逐渐向上蔓延甚至超过大腿的水平。尿液检查蛋白质含量增多。血液黏度大,血液中尿素氮和尿酸的含量升高。

三、临床表现

1. 血压升高,收缩压 ≥ 17.3 kPa(130 mmHg),或舒张压 ≥ 12.0 kPa(90 mmHg)或较孕前增加 4/2 kPa(30/15 mmHg)即可诊断。

2. 水肿,临床上表现为体重增加过多,每周增加 > 0.5 千克,下肢和腹壁水肿,重者出现腹水,经休息水肿不消退。

3. 蛋白尿,应选用清洁中段尿做标本,尿蛋白在(+)或(+)以上,或 24 h 尿蛋白 ≥ 5 g 即是。

4. 患者自觉头痛头晕,恶心呕吐,视力模糊,上腹部疼痛等。

5. 抽搐昏迷,这是病情最严重的表现,可发生在产前、产时或产后。抽搐时患者表现面肌紧张,牙关紧闭,眼球固定而直视前方,继而全面肌肉强直,剧烈抽动,呼吸停止,意识丧失,大小便失禁,发作频繁或持续昏迷者,常可死亡。

四、诊断

1. 高血压。血压升高达 ≥ 18.67/12 kPa(140/90 mmHg),或血压较孕前或孕早期血压升高 ≥ 3.33/2 kPa(25/15 mmHg),至少二次,间隔 6 h。

2. 蛋白尿。单次尿蛋白检查 ≥ 30 mg,至少二次或 24 h 尿蛋白定量 ≥ 0.3g。

3. 水肿。体重增加 > 0.5 kg/周为隐性水肿。按水肿的严重程度可分为:局限踝部及小腿(+);水肿延及大腿(++);水肿延及会阴部及腹部(+++)。

4. 妊娠高血压。仅有高血压,伴或不伴有水肿,不伴有蛋白尿。

5. 检查眼睛。因为眼底微小血管的变化是妊高症严重程度的标志。

五、治疗

(一)预防性治疗

1. 实行产前检查,做好孕期保健工作。妊娠 36 周以后,应每周观察血压及体重的变化、有无蛋白尿及头晕等自觉症状。

2. 加强孕期营养及休息。加强妊娠中、晚期营养,尤其是蛋白质、多种维生素、叶酸、铁剂的补充。

3. 重视诱发因素,治疗原发病。

（二）一般性治疗

1. 休息。除特殊允许外，患者应卧床休息（以左侧卧位为好）。提供清洁与安静的环境，室内光线宜暗淡，以保证患者休息和足够的睡眠。

2. 饮食。提供高蛋白、多维生素、低脂肪、低盐食物。病情一旦好转，可逐渐恢复正常食盐。

3. 密切观察病情变化。记出、入量，定时听胎心、测血压，重视患者的自觉症状。如果突出现头痛、胸闷、视力模糊等，立即与医师联系配合抢救措施。

（三）药物的治疗

1. 解痉药物的应用。硫酸镁具有解痉、降压、利尿的作用，故静脉滴注或肌注硫酸镁有预防和控制子痫发作的作用，适用于中、重度妊娠高血压综合征患者的治疗。硫酸镁又是一种中枢抑制剂，过量会引起呼吸和心率抑制甚至死亡。治疗剂量的硫酸镁，对宫缩和胎儿都无明显影响。正常孕妇血情中镁离子浓度为 0.75～1 mmoL/L；治疗浓度为 2～3 mmoL/L；超过 3～3.5 mmoL/L 将出现中毒现象，首先为膝反射消失，随着浓度增加进一步相继出现全身肌强力减退及呼吸抑制，超过 7.5 mmoL/L 时出现心跳停搏。为此，使用硫酸镁治疗时强调以下方面。

（1）每次用药前及持续静脉滴注期间检查膝反射必须存在；呼吸每分钟不少于 16 次；尿量每小时不少于 25 mL。

（2）床边应备有解毒作用的钙剂，如 10% 葡萄糖酸钙 10 mL 针剂，发现镁中毒时，立即静脉推注。

（3）硫酸镁肌肉注射对局部有刺激性，故加用 2% 普鲁卡因 2 mL，采用 8.33 cm 的长肌肉针头行深部臀肌注射，局部出现红、肿、痛时用热水袋热敷。

（4）静脉给药期间，监测胎心、胎动变化，加强巡视避免药液漏血管外。严格掌握进药的速度（每小时输入 1 g 为宜），维持血镁浓度，以保证治疗效果。

（5）硫酸镁的具体用法：首次负荷剂量用 25% 硫酸镁 10 mL 溶于 25% 葡萄糖液 10 mL 中，缓慢（不少于 5min）静脉注入；继以 25% 硫酸镁 60 mL 溶于 5% 葡萄糖液 1 000 mL 中作静脉滴注（速度为每小时 1 g，最快不超过 2 g）。晚间睡前停用静脉滴注，换用 25% 硫酸镁 10 mL 加 2% 普鲁卡因作深部臀肌注射。次日起不用负荷剂量，仅用静脉滴注及晚间肌注，连用数日。也可仅用肌注方法，即 25% 硫酸镁 20 mL 加 2% 普鲁卡因 2 mL，每 6 h 1 次。肌肉注射的缺点有局部疼痛，不易被患者接受。临床依病情选择用药途径，并随病情变化调节用药剂量。

2. 抗胆碱药的应用。抗胆碱药具有抑制乙酰胆碱的释放，并且可兴奋呼吸循环中枢，对于频频抽搐、呼吸功能衰竭者，效果好。可用东莨菪碱 0.3 mg 每日 3 次加 5% 葡萄糖 100 mL 静脉滴注，10 min 滴完，必要时 6 h 可重复一次。

3. 镇静药物。

（1）安定：5～10 mg，口服，一日三次。重症 10～20 mg，肌注或静推。

（2）苯巴比妥：鲁米那钠 100～200 mg 肌注或阿米妥钠 0.25 g 肌注。

（3）冬眠合剂：氯丙嗪 50 mg，异丙嗪 50 mg，哌替啶 100 mg 加于 10％葡萄糖液中静滴。

4. 降压药物。降压药物虽可使血压下降，但同时减少重要脏器血流量，特别是子宫胎盘的血流量，对胎儿有一定危害，故轻度高血压较少采用。

（1）肼苯哒嗪：首选降压药，具有扩张周围小血管，降低外周阻力，从而降低血压，同时有增加心排出量、肾血流及子宫胎盘血流量的作用。用法：20～40 mg 加于 5％葡萄糖 250～500 mL 中静滴，注意调节速度，舒张压不能低 12 kPa（90 mmHg）。

（2）酚妥拉明：为 a 受体阻滞剂，具有扩张末稍血管、扩张肾血管、降低外周阻力，尤其适用于伴有心衰、肺水肿患者。用法：10～20 mg 加于 5％葡萄糖液 250 mL 中静滴。

（3）利血平：0.25 mg，口服，每日 3 次；或 1～2 mg，肌注，6 h 一次。有使胎心减慢，新生儿鼻塞等副作用，胎儿分娩前 4～6 h 内忌用。

（四）扩容治疗

原则是解痉基础上扩容，扩容基础上利尿。对血容量减少，血液浓缩，黏稠度高，或有慢性 DIC 改变者，扩容治疗可以改善微循环灌注，防治 DIC，降低围产儿死亡。扩容剂一般用低分子右旋糖酐 500 mL。扩容量应严密观察，防止心脏负荷过重而发生心衰、肺水肿。

（五）子痫的治疗

1. 昏迷患者应取头低侧卧位，垫高一侧肩部；及时清除口腔分泌物，保持呼吸道通畅。

2. 暂禁食；供氧气吸入；上下齿间放置卷有纱布的压舌板，床沿置床栏防坠地受伤。

3. 室内置深色帘幔遮光，保持安静，空气流通。一切操作集中，避免过多扰动及一切外来刺激以防诱发抽搐。

4. 选用硫酸镁及其他药物控制抽搐。

5. 严密观察病情，监测产兆，每 1 h 测血压、脉搏、呼吸及体温。记出入量，及时送血、尿化验，复查眼底及床边心电图等。及早发现并处理并发症。

6. 适时终止妊娠，子痫发作时往往自然临产，如无产兆，应在控制抽搐 24～48 h 内根据胎龄、骨盆、宫颈条件及胎儿成熟度选择分娩方式。因为妊娠终止后病情可自行好转，故适时终止妊娠也是一种有效的治疗方法。

六、护理

1. 卧床休息，谢绝探视，避光，保持病室安静。

2. 备好急救物品及药品，护床档，防止子痫抽搐时坠床摔伤，必要时专人守护。

3. 严密观察胎心、胎动以及血压、尿量，观察头晕眼花等症状。

4. 加强心理护理，多与患者沟通，消除紧张恐惧心理，配合治疗和护理

5. 使用硫酸镁时，注意观察中毒症状，定时检查膝反射，呼吸每分钟不少于 16 次，尿

量每 24 h 不少于 600 mL,每小时不少于 25 mL。备好钙剂,一旦出现中毒时,立即静脉注射 10%葡萄糖酸钙 10 mL,以防中毒反应进一步加重。

6. 子痫的护理。

(1)产前护理。① 立即面罩吸氧。② 上下齿间放置卷有纱布的压舌板,防止舌后坠堵塞呼吸道,置床栏防坠地受伤。③ 严密观察生命体征,遵医嘱给予解痉镇静药,并观察用药后的反应。④ 留置导尿管,并记出入量,抽血测肝肾功能。⑤ 严密监护胎儿及产妇情况。⑥ 经治疗及护理抽搐停止 6～12 h 终止妊娠。

(2)产时护理。① 如剖宫产做好术前准备及抢救新生儿准备。② 如阴道分娩,第一产程观察孕妇的病情,注意休息、营养、监护好胎心、产程进展情况,并防止产时子痫。第二产程避免产妇用力,缩短第二产程,行阴道助产。第三产程应严防产后出血,当胎儿前肩娩出后立即给缩宫素 10～20 U 肌注或静脉滴注,按摩子宫促进收缩。

(3)产后护理。① 产后在产房观察 2 h,严密观察血压和阴道出血情况。② 腹部置沙袋 24 h,为预防感染应用抗生素。③ 给予会阴护理,防止细菌上行感染,观察恶露的色、量、颜色、气味。④ 保持环境安静,使产妇情绪稳定。⑤ 产后及术后血压正常,自觉症状消失,体力恢复,方可下地和哺乳。

第三节　羊水栓塞

羊水栓塞是指在分娩过程中羊水突然进入母体血液循环引起急性肺栓塞、过敏性休克、弥散性血管内凝血、肾功能衰竭或猝死的严重的分娩期并发症。发病率为 4/10 万～6/10 万,是造成产妇死亡的主要原因。

一、病因

1. 子宫收缩过强或强直性子宫收缩。
2. 胎膜破裂(其中 2/3 为胎膜早破,1/3 为胎膜自破)。
3. 宫颈或宫体损伤处有开放的静脉或血窦。
4. 多有胎膜早破或人工破膜史。

二、发病机制

1. 急性呼吸循环衰竭。羊水中存在来自胎儿的微粒物质,一旦进入母体血循环,则微粒物质栓塞造成小血管机械性阻塞,这些微粒物质还具有化学介质性质,能刺激肺组织产生和释放前列腺素 F2α、E2 及 5-羟色胺等血管活性物质使肺血管发生痉挛,致肺动脉压升高,右心负荷加重,左心房压急剧下降,心搏出量明显减少,肺回流量也明显下降,肺通气与血流比例失调,最终致末梢循环衰竭,急性右心衰竭和急性呼吸衰竭。死亡病例中的 75%死于此种原因。此外,羊水中作用于胎儿的抗原物质可引起过敏反应而导致休克。

2. 急性弥散性血管内凝血(DIC)。羊水中含的促凝物质类似于组织凝血活酶(Ⅲ因子),可激活外源性凝血系统,羊水进入母体循环后引起凝血功能障碍,导致 DIC。除此外,羊水中还含有第 X 因子激活物质、肺表面活性物质及胎粪中的胰蛋白酶样物质,这些促凝物质促使血小板聚积,使凝血酶原转化为凝血酶,同样通过激活血液的外源性凝血系统而发生急性 DIC,血中纤维蛋白原被消耗而下降,纤溶系统被激活造成高纤溶症及凝血障碍。此外,纤维蛋白裂解产物蓄积,羊水本身又抑制子宫收缩,使子宫张力下降,致使子宫血不凝而出血不止。

3. 多脏器损伤,急性呼吸循环衰竭。DIC 等病理变化常使母体多脏器受累,以休克、急性肾小管坏死、广泛出血性肝坏死、肺及脾出血等最为常见。临床表现为急性肝、肾功能衰竭。当两个以上重要器官同时或相继发生功能衰竭时称为多系统脏器衰竭(mutiple system organ failure,MSOF),此时病死率几乎达 100%。

三、临床表现

羊水栓塞临床表现病程可分为 3 个阶段。

1. 呼吸循环衰竭。根据病情分为暴发型和缓慢型两种。暴发型为前驱症状之后,很快出现呼吸困难、发绀。急性肺水肿时有咳嗽、吐粉红色泡沫痰、心率快、血压下降甚至消失。少数病例仅尖叫一声后心跳呼吸骤停而死亡。缓慢型的呼吸循环系统症状较轻,甚至无明显症状,待至产后出现流血不止、血液不凝时才被诊断。

2. 全身出血倾向。部分羊水栓塞患者经抢救渡过了呼吸循环衰竭时期,继而出现 DIC,表现为大量阴道流血为主的全身出血倾向,如黏膜、皮肤、针眼出血及血尿等,且血液不凝。但是部分羊水栓塞病例在临床上缺少呼吸循环系统的症状,起病即以产后不易控制的阴道流血为主要表现,容易被误认为子宫收缩乏力引起产后出血。

3. 多系统脏器损伤。本病全身脏器均受损害,除心脏外肾脏是最常受损害的器官。由于肾脏缺氧,出现尿少、尿闭、血尿、氮质血症,可因肾功能衰竭而死亡;脑缺氧时患者可发生烦躁、抽搐、昏迷。

四、诊断

1. 床边心、肺摄片,见肺部有弥漫性点、片状浸润影,沿肺门周围分布,伴右心扩大及轻度肺不张。

2. 出血期血液检查符合 DIC 表现。

3. 死后心脏穿刺抽取血液或尸体解剖在肺动脉中找到羊水成分中的有形物质,如胎儿脱落的鳞状上皮细胞、胎脂、黏液等。

五、治疗

(一)抗过敏

应用大剂量皮质激素,常选用地塞米松 20～40 mg 静脉滴注。

（二）纠正缺氧

应争取行正压持续给氧,至少用面罩给氧或使用人工呼吸机,供氧可减轻肺水肿,改善脑缺氧及其他组织缺氧。

（三）解除肺动脉高压

1. 氨茶碱:具有解除肺血管痉挛,扩张冠状动脉及利尿作用,还有解除支气管平滑肌痉挛作用。剂量为 0.25～0.5 g 加入 10%～25% 葡萄糖液 20 mL 静脉注射。

2. 罂粟碱:对冠状血管和肺、脑血管均有扩张作用,是解除肺动脉高压的理想药物。剂量为 30～60 mg 加入 25% 葡萄糖液 20 mL,静脉注射。

3. 阿托品:解除肺血管痉挛,还能抑制支气管的分泌功能,改善微循环。剂量为 0.5～1 mg,静脉注射,每 10～15min 1 次,至症状好转。

4. 酚妥拉明:解除肺血管痉挛,剂量为 20 mg 加入 10% 葡萄糖液 250 mL,静脉滴注。

（四）抗休克

1. 扩充血容量:休克时都存在有效血容量不足,应尽早、尽快扩充血容量。扩容液的选择,开始多用右旋糖酐 -40 500～1 000 mL,静脉滴注,伴失血者应补充新鲜血及平衡液。

2. 纠正酸中毒:首次可给 5% 碳酸氢钠 100～200 mL。最好做动脉血血气及酸碱测定,按失衡情况给药。

3. 调整血管紧张度:休克症状急骤而严重或血容量虽已补足但血压仍不稳定者,可选用血管活性药物,常用多巴胺 20～40 mg 加入葡萄糖液 500 mL 内,静脉滴注,可保证重要脏器血供。

4. 羊水栓塞诊断一旦确立,就应开始抗凝治疗,尽早使用肝素,以抑制血管内凝血,保护肾脏功能。首次应用肝素量 1 mg/kg(约 50 mg),加入生理盐水 100 mL 内,静脉滴注,1 h 滴完。

（五）预防心力衰竭

可用快速洋地黄制剂,去乙酰毛花苷(西地兰) 0.2～0.4 mg 稀释于 25% 葡萄糖液 20 mL,静脉注射,必要时 4～6 h 重复 1 次,总量每日 <1.2 mg。另辅以呋塞米 40～80 mg,静脉注射,防治心力衰竭,对提高抢救成功率具有重要意义。

（六）产科处理

如果子宫颈口未开或未开全者,应行剖宫产术,以解除病因,防止病情恶化;子宫颈口开全,胎先露位于坐骨棘下者,可行产钳助产。术时及产后密切注意子宫出血等情况。如无出血,继续保守治疗;如果有难以控制的产后大出血且血液不凝者,应当机立断行子宫切除术,以控制胎盘剥离面血窦出血,并阻断羊水沉渣继续进入血循环,使病情加重。对宫缩剂的使用意见尚不一致,不同意使用者认为加强宫缩,可促使贮留在子宫壁内的羊水进入母血循环,导致病情恶化。

六、护理

（一）严密观察，加强护理

专人护理，保持呼吸道通畅，留置导尿管，保持导尿管的通畅，观察尿的排出量和性质，防止肾功能衰竭。定时测量血压、脉搏、呼吸，准确地测定出血量，并观察血凝情况，特别护理应详细记录情况和 24 h 的出入量。防感染，在各项操作中严格执行无菌操作，正确使用大剂量抗生素，防止肺部和生殖道感染。做好血小板、凝血酶原时间、纤维蛋白原定量、鱼精蛋白副凝试验、凝血时间测定血样标本。

（一）产科护理

1. 羊水栓塞在胎儿娩出前或刚临产而发生时，在改善母体呼吸循环功能，并纠正凝血功能障碍后，尽快结束分娩。

2. 胎儿不能及时娩出，应立即做好剖宫产手术的准备，行剖宫产结束分娩。

3. 宫口已开全或接近开全时发病，应及时做好阴道分娩及手术助产，准备娩出胎儿。

4. 产后对无法控制的阴道流血患者，予以子宫切除术，做好腹部全子宫切除手术的前后准备和护理。切除子宫可减少胎盘剥离面大血窦的出血，控制病情不再继续恶化。

第四节　产后大出血

胎儿娩出后 24 h 内出血量超过 500 mL 者称为产后出血，80％发生在产后 2 h 内。晚期产后出血是指分娩 24 h 以后，在产褥期内发生的子宫大量出血，多见于产后 1～2 周。产后出血是分娩期严重的并发症，是导致孕产妇死亡的四大原因之一。

一、病因

（一）宫缩乏力

宫缩乏力是产后出血最常见的原因，占 70％。常见的因素有：

1. 全身因素。产妇因对分娩过度恐惧而极度紧张，尤其对阴道分娩缺乏足够信心则可以引起宫缩不协调或宫缩乏力。此种情况在临产后可能需要使用镇静剂及麻醉剂等将增加产后宫缩乏力而引起产后出血。

2. 产科因素：产程过长造成产妇极度疲劳及全身衰竭，或产程过快，均可引起子宫收缩乏力；羊水过多、巨大儿及多胎妊娠使子宫肌纤维过度伸展，产后肌纤维缩复能力差，多次分娩而致子宫肌纤维受损，均可引起子宫收缩乏力。子痫前期（重度）、严重贫血、宫腔感染等产科并发症及合并症使子宫肌纤维水肿而引起子宫收缩乏力。

3. 子宫因素：子宫肌纤维发育不良，如子宫畸形或子宫肌瘤等。

（二）胎盘因素

胎盘小叶或副胎盘残留、胎盘剥离不全、剥离后滞留、胎盘嵌顿等原因。

（四）软产道裂伤

软产道裂伤包括会阴、阴道、宫颈及子宫下段裂伤。常见因素：① 外阴组织弹性差，外阴、阴道炎症改变；② 急产、产力过强，巨大儿；③ 阴道手术助产；④ 软产道检查不仔细，遗漏出血点，缝合、止血不彻底等。

（五）凝血功能障碍

常见原因有胎盘早剥、羊水栓塞、死胎及妊娠期急性脂肪肝等引起的凝血功能障碍，少数由原发性血液疾病如血小板减少症、白血病、再生障碍性贫血或重症病毒性肝炎等引起。

（六）子宫内翻

少见，多因第三产程处理不当造成，如用力压迫宫底或猛力牵引脐带等。

二、诊断

1. 子宫收缩乏力。胎盘娩出后，子宫体肌纤维收缩无力，表现为阴道阵发暗红色血液流出，检查发现宫体软，轮廓不清，有的因宫腔积血而增大，宫底升高，按摩和挤压宫底时，可有大量血液和血块流出。子宫下段收缩力差导致产后出血，常见于前置胎盘或胎盘低置状态的患者。即使胎盘完整剥离并顺利娩出，由于胎盘附着部位（子宫下段）肌纤维含量少，压迫止血效果差。表现为胎盘娩出后大量鲜血自阴道流出，查体时子宫体收缩好，软产道无裂伤，除外胎盘和凝血因素，检查胎盘胎膜时发现胎膜破口距胎盘边缘很近。

2. 胎盘因素出血。胎盘在胎儿娩出后 10～15min 内未娩出，并有大量阴道流血，应考虑胎盘因素。胎盘娩出前有较多的出血，徒手取出胎盘后，出血停止者为胎盘滞留出血。如检查取出的胎盘胎膜有缺损或有副胎盘存在的可能，且阴道仍流血者为胎盘残留出血。如胎盘需徒手剥离或刮宫后才能取出者为胎盘粘连。如徒手无法剥离取出者应考虑为植入性胎盘。

3. 软产道损伤性出血。宫腔排空后，宫缩良好，阴道仍有鲜红血液持续流出，检查产道可发现损伤。

4. 凝血功能障碍性出血。宫缩良好，产道无损伤或修补，但流血持续不断，且血液经久不凝，无血块。

三、治疗

（一）子宫收缩乏力引起的产后出血

对于子宫收缩乏力性出血，加强宫缩是最迅速有效的止血方法。去除引起宫缩乏力的原因：改善全身状况，导尿缓解膀胱过度充盈。

1. 按摩子宫：腹部按摩子宫是最简单有效的促使子宫收缩以减少出血的方法。出血停止后，还须间歇性均匀节律地按摩，以防子宫再度松弛出血。

2. 宫缩剂：缩宫素，为预防和治疗产后出血的一线药物。治疗产后出血方法为：缩宫素 10 U 肌内注射、子宫肌层或宫颈注射，随后 10～20 U 加入 500 mL 晶体液静脉滴注，给药速度应根据患者子宫收缩和出血情况调整。静脉滴注能立即起效，但半衰期短，故需持续静脉滴注。

3. 宫腔填塞：以上治疗无效时，为保留子宫或为减少术前失血，可行宫腔填塞纱布压迫止血。注意自宫底及两侧角向宫腔填塞，要塞紧填满，不留空隙，以达到压迫止血的目的。如出血停止，纱条可于 24～48 h 后取出。填塞后需用抗生素预防感染，取出前应注射宫缩剂。

4. 结扎双侧子宫动脉上、下行支及髂内动脉：妊娠时 90％的子宫血流经过子宫动脉，结扎双侧上、下行支及髂内动脉，出血多被控制。

5. 子宫切除：是控制产科出血最有效的手段。各种止血措施无明显效果，出血未能控制，为挽救生命在输血、抗休克的同时，即行子宫次全或全子宫切除术。

（二）软产道损伤所致出血

在充分暴露软产道的情况下，查明裂伤部位，注意有无多处裂伤。缝合时尽量恢复原解剖关系，并应超过撕裂顶端 0.5 cm 缝合。裂伤超过 1 cm，即使无活动出血，也应当进行缝合。血肿应切开，清除积血，缝扎止血或碘纺纱条填塞血肿压迫止血，24～48 h 后取出。小血肿可密切观察，采用冷敷、压迫等保守治疗。

（三）胎盘因素所致出血

胎盘剥离不全、滞留及粘连者，均可徒手剥离取出或用大号刮匙刮取残留物。植入胎盘应行子宫次全切术。

（四）凝血功能障碍所致出血

应在积极救治原发病基础上确诊并迅速补充相应的凝血因子。

四、护理

（一）子宫收缩乏力

立即以一手在耻骨联合上压制子宫下段，另一手按摩子宫底，压出宫腔内的积血和凝血块，给予缩宫素，肌内或静脉注射、宫底注射。经腹壁按摩子宫底，可刺激子宫，从而使子宫壁血窦闭合。在按摩子宫的同时，立即给予肌内注射缩宫素 10 U 或缩宫素 20 U 加于 25％葡萄糖 40 mL 内静脉推注。也可经腹壁直接注入子宫体部肌层（宫底注射）或经阴道注于子宫颈，以加强宫缩。必要时加用麦角新碱肌内注射。

（二）胎盘滞留

1. 胎盘嵌顿，立即导尿排空膀胱，给予麻醉镇静剂，帮助胎盘娩出，做好阴道手术准备。方法：一手按摩子宫使其收缩，同时轻压子宫底，另一手轻轻牵拉脐带，协助胎盘娩出。

2. 胎盘部分粘连,在无菌操作下,徒手剥离胎盘,取出胎盘和残留的胎盘组织。做好术前准备。

3. 植入性胎盘不能分离,应立即做好腹部手术的准备,进行子宫次全切除术。

(三)软产道撕裂

软产道撕裂持续出血时必须注意是否有出血的血管,立即钳合血管结扎后,缝合裂伤处,防血肿产生。不钳合血管单缝合伤口,必致继续出血产生血肿。缝合时应按解剖关系对整齐,逐层缝合,尽量做到恢复会阴、阴道原来的形态。

(四)凝血功能障碍

若发现出血不凝,伤口出血不止等,立即通知医生,同时抽血作凝血酶原、纤维蛋白原、3 P 试验等,配新鲜血备用,并确保输液途径通畅。

(五)防止失血性休克

患者取平卧位,保持安静,吸氧保暖,静脉开放补充血容量,纠正酸中毒等一系列休克的抢救措施。严密观察并详细记录患者的意识状态,皮肤颜色,血压、脉搏、呼吸及尿量。大量失血后产妇抵抗力低,体质虚弱,易感染,需严密观察子宫收缩以及恶露的量、颜色,做好会阴的护理,并按医嘱给予抗生素预防感染,加强营养及时纠正贫血。

(六)提供产妇与家属的心理支持

医护人员应保持镇静的态度,工作要紧张有序,并给予同情和安慰,以增加安全感,适当地向患者及家属解释有关病情和实施处理的目的,针对产妇的具体情况,指导加强营养,增加活力,逐渐地促进康复,调整产后指导计划。

第五篇

儿科疾病护理

第十八章
儿科呼吸道常见疾病的护理

第一节　急性上呼吸道感染护理

急性上呼吸道感染简称上感。主要是鼻、鼻咽和咽喉部的急性感染。

一、护理评估

1. 了解患儿既往史、现病史及用药情况。

2. 观察患儿生命体征，是否有呼吸困难、咳嗽、咳痰、发热等症状。

3. 了解患儿辅助检查结果。

二、护理措施

1. 按儿科疾病患儿一般护理常规。

2. 休息：高热患儿应卧床休息。

3. 饮食护理：给予易消化、富含维生素的清淡饮食，多饮水。

4. 病情观察及护理。

（1）密切观察体温变化，体温超过 38.5 ℃时给予物理降温或遵医嘱给予药物降温。

（2）抗病毒：给予抗病毒药物治疗，如病情重，有继发细菌感染或有并发症者可选用抗生素治疗。

三、健康教育

1. 知识宣教：指导家长掌握疾病的预防知识和护理要点。在流行季节，尽量减少去公共场所，并根据气温的变化，及时增减衣物。

2. 活动锻炼：加强体格锻炼，多进行户外活动，增强机体抵抗力。

第二节　急性感染性喉炎护理

喉炎是指喉部黏膜的病菌感染或用声不当所引起的慢性炎症。

一、护理评估

1. 评估患儿是否有上呼吸道感染史。

2. 评估患儿的病情、意识状态、自理能力、合作程度及心理状态。

3. 评估患儿是否有发热、犬吠样咳嗽,呼吸困难等症状;是否继发支气管肺炎、心衰、呼衰、肺炎、窒息、呼吸骤停、心内膜炎等并发症。

4. 了解患儿血常规、胸片等辅助检查结果。

二、护理措施

1. 按儿科疾病患儿一般护理常规。

2. 环境:保持温湿度适宜,以减少对喉部的刺激,减轻呼吸困难。

3. 体位护理:置患儿于舒适体位,及时吸氧,保持安静。

4. 饮食护理:补充足量的水分和营养,进食和喝水时避免 患儿发生呛咳。

5. 病情观察。

(1)体温超过 38.5 ℃时给予物理降温或遵医嘱给予药物降温,防止发生惊厥。

(2)缺氧情况:密切观察患儿病情变化,根据患儿三凹征、喉鸣、发绀与烦躁等表现判断缺氧程度,做好气管切开准备,避免因吸气性呼吸困难导致窒息。

6. 药物应用。

(1)氢化可的松喉部喷雾,可减轻喉部黏膜充血水肿,解除梗阻症状。

(2)遵医嘱给予抗生素、激素治疗,以控制感染、减轻喉头水肿。

(3)必要时按医嘱给予镇静药,但避免使用氯丙嗪,以免喉头肌松弛,加重呼吸困难。

三、健康教育

1. 增强小儿体质,提高抗病能力,做好预防。

2. 对家属进行本病的健康教育,注意预防上呼吸道感染。

第三节　急性支气管炎护理

急性支气管炎是指各种病原体引起的支气管黏膜感染,因气管常同时受累,故又称急性气管炎。

一、护理评估

1. 了解患儿既往史、现病史及用药情况。

2. 观察患儿生命体征,是否有呼吸困难、咳嗽、咳痰、发热等症状。

3. 了解患儿辅助检查结果。

二、护理措施

1. 按儿科疾病患儿一般护理常规。

2. 保持呼吸道通畅。

（1）经常更换体位,定时拍背,利于痰液排出。

（2）指导鼓励患儿有效咳嗽,清除鼻腔分泌物,痰液黏稠者可在雾化后吸痰。

3. 饮食护理。供给足够营养和水分,少食多餐,勿进食太快和太饱,以免引起呛咳或呕吐。

4. 病情观察。

（1）体温超过 38.5 ℃时给予物理降温或遵医嘱给予药物降温,防止发生惊厥。

（2）缺氧情况:喘息性支气管炎患儿常在夜间或清晨时频繁咳嗽并伴喘息,应密切观察患儿有无缺氧症状,必要时给予氧气吸入。

5. 药物应用。遵医嘱给予抗生素、镇咳祛痰药、平喘药,密切观察药物疗效及不良反应。

三、健康教育

1. 预防感染:呼吸道疾病流行期间,避免到人多拥挤的公共场所,以防交叉感染。

2. 活动锻炼:适当进行户外活动,增强机体对气温变化的适应能力,及时增减衣服,避免过凉或过热。

第四节　支气管哮喘护理

支气管哮喘简称哮喘,是由嗜酸性粒细胞、肥大细胞和 T 淋巴细胞等多种细胞参与的气道慢性炎症性疾病。

一、护理评估

1. 了解患儿的年龄、病情、意识状态、自理能力、合作程度、用药情况、心理状态。

2. 评估患儿过敏史及是否有哮喘发作史;观察患儿是否有喘憋、发绀、紫绀等呼吸困难表现。

3. 评估患儿是否有支气管肺炎、呼吸骤停、呼衰、气胸、纵隔气肿、心律失常、休克、胸廓畸形、发育迟缓等并发症。

4. 检测患儿过敏原情况。

二、护理措施

1. 按儿科疾病患儿一般护理常规。

2. 体位护理。

取坐位或半卧位,以利于呼吸,保证充分休息。

3. 保持呼吸道通畅。痰多者给予雾化吸入,及时吸痰,给予鼻导管或面罩吸氧。

4. 饮食护理。给予高维生素、高热量饮食,多饮水,忌食牛奶、蛋、虾、鱼等易过敏食物。

5. 病情观察。

(1)生命体征变化:监测生命体征,密切观察呼吸困难的表现及变化,若出现意识障碍、呼吸衰竭时应及时给予机械通气。

(2)缺氧情况:如患儿出现发绀、大汗淋漓、心律增快、血压下降、呼吸音减弱等表现,应及时报告医生并积极抢救。

6. 药物应用。遵医嘱给予支气管扩张药和肾上腺皮质激素,密切观察药物疗效和不良反应。

7. 心理护理。哮喘发作时,守护并安抚患儿,解除其恐惧、烦躁心理,尽量使患儿安静。

三、健康教育

1. 知识宣教。指导家长及患儿确认哮喘发作的诱因,去除各种诱发因素。有婴儿湿疹、变应性鼻炎、食物或药物过敏史或家族史者,应防止接触诱发疾病的过敏源。

2. 用药指导。介绍用药知识,正确、安全用药。

3. 预防感染。预防呼吸道感染,及时就医,以控制哮喘严重发作。

第五节　肺炎护理

肺炎是指不同病原菌及其他因素(如吸入羊水、过敏等)所引起的肺部炎症。

一、护理评估

1. 评估患儿病史。

2. 评估咳嗽性质及痰液的性状,观察有无败血症、感染性休克、急性呼吸窘迫综合征及神经症状,如皮肤、黏膜小血点、巩膜黄染、神志模糊、烦躁、呼吸困难、嗜睡、谵妄、昏迷等。

3. 了解实验室检查如血常规、X线检查、细菌学检查等结果。

4. 评估患儿及家属的心理状况。

二、护理措施

1. 按儿科疾病患儿一般护理常规。

2. 保持病室环境舒适,空气流通,不同病原体肺炎患儿应分室居住,防止交叉感染。

3. 保持呼吸道通畅。及时清除分泌物,分泌物多者可轻拍患儿背部以协助排痰,痰液黏稠时可行雾化吸入,必要时给予吸痰。

4. 体位护理。置患儿于有利于肺扩张的体位,经常更换体位或抱起患儿,以减少肺部淤血和防止肺不张。

5. 饮食护理。给予易消化、营养丰富的流质、半流质饮食,少食多餐,避免过饱影响呼吸,喂哺应耐心,防止呛咳。

6. 病情观察。

(1)维持正常体温,高热者按高热护理,注意口腔、皮肤清洁,警惕高热惊厥的发生。

(2)做好并发症的观察及处理。

7. 药物应用。

(1)抗生素:根据不同病原体遵医嘱使用抗生素,原则为早期、联合、足量、足疗程;重症者宜静脉给药,控制输液总量及输液速度,合并充血性心力衰竭时速度宜更慢。

(2)祛痰药:遵医嘱给予祛痰药,对严重喘憋者给予支气管解痉药。

三、健康教育

1. 知识宣教:向患儿家长讲解疾病相关知识和护理措施,指导家长合理喂养,按时预防接种,加强锻炼,避免受凉。

2. 预防感染:积极预防和治疗上呼吸道感染,以免继发肺炎。

第六节 病毒性心肌炎护理

病毒性心肌炎是指病毒侵犯心肌,引起心肌细胞变性、坏死和间质炎症。

一、护理评估

1. 评估有无病毒感染史,病情的进展程度。

2. 评估患儿有无乏力、气短、心悸、胸闷或胸痛。

3. 评估有无并发症:如心力衰竭、心律失常、心源性休克。

4. 评估心电图的改变、心肌酶或心梗三项指标。

二、护理措施

1. 按儿科疾病患儿一般护理常规。

2. 活动与休息。保证充足休息,减轻心脏负担。急性期卧床休息至体温正常后 3～4 周;恢复期休息时间不少于 3～6 个月。

3. 饮食护理。给予高热量、高维生素、低脂肪易消化饮食,少量多餐,避免刺激性食物,勿暴饮暴食。有水肿者,限制钠盐及水的摄入量。

4. 病情观察。

(1)观察精神状态、面色、生命体征变化;患儿出现胸闷、气促、心悸时应休息,必要时可给予吸氧;有心力衰竭时应控制输液速度,并及时通知医生处理。

(2)心律失常:有心律失常者应进行持续心电监护,及时纠正心律失常。

5. 药物应用。

（1）洋地黄制剂：剂量应准确（心肌炎患者对洋地黄敏感性增加），用药前测心率，若出现心律失常、恶心、呕吐等症状时应暂停用药，避免洋地黄中毒，及时通知医生配合处理。

（2）血管活性药物：应用输液泵准确控制滴速，避免血压波动过大。

（3）镇静药：烦躁不安者可根据医嘱给予镇静药。

6. 心理护理。向患儿及家长介绍疾病治疗过程和预后，减少其焦虑和恐惧心理。

三、健康教育

1. 休息：向患儿及家属讲解休息对心肌炎恢复的重要性，使其能自觉配合治疗。

2. 用药指导：按医嘱服用心率失常药物，向患儿及家长讲解药物的名称、剂量、用药方法及其不良反应。

3. 预防感染：预防呼吸道、消化道感染，疾病流行期间尽量避免去公共场所。

4. 定期复查。

第七节　病毒性脑炎和脑膜炎护理

病毒性脑膜炎是一组由各种病毒感染引起的软脑膜弥漫性炎症综合征，主要表现发热、头痛、呕吐和脑膜刺激征，是临床最常见的无菌性脑膜炎。

一、护理评估

1. 评估有无呼吸道、消化道或皮肤感染史。

2. 注意观察精神状态、囟门有无隆起或紧张，患儿有无头痛、呕吐、惊厥、脑膜刺激征等。

3. 了解实验室检查结果如血常规、脑脊液检查等。

4. 评估家长对疾病的了解程度及护理知识的掌握程度，评估家长及患儿有无焦虑或恐惧。

二、护理措施

1. 按儿科疾病患儿一般护理常规。

2. 保持呼吸道通畅：神志不清者，取侧卧位或平卧位，头偏向一侧。昏迷者定时翻身叩背，每 2 h 一次，防止坠积性肺炎。

3. 基础护理。保持皮肤、衣被的清洁、干燥，做好口腔、眼部护理。

4. 饮食护理。昏迷或吞咽困难的患儿应尽早予以鼻饲，保证热量供应，必要时给予静脉营养。神志清楚者给予清淡、易消化饮食，耐心喂养，防止呛咳。

5. 病情观察。

（1）严密观察体温、热型和伴随症状，高热者及时给予降温处理，防止惊厥发生。

（2）观察神志、瞳孔、精神状态及病情变化，及时发现颅内高压及神经系统症状，尽早给予处理。

6. 药物应用。遵医嘱使用镇静、抗病毒、脱水药、激素、脑细胞复苏等药物，观察药物的疗效及不良反应。

三、健康教育

1. 知识宣教。向患儿家长介绍有关疾病的流行病学知识及防护措施。

2. 康复训练。指导家长做好患儿智力训练和瘫痪肢体的功能康复训练，保持肢体的功能位置。

3. 定期随访。有继发癫痫者指导坚持用药，并定期随访。

4. 安全防护。躁动不安者，加强保护，以防自伤及坠床、跌伤。

第八节　小儿腹泻护理

婴幼儿腹泻或称腹泻病。是指由多种病原、多种因素引起的，以大便次数增多和大便性状改变为特点的消化道综合征，严重者可引起水、电解质和酸碱平衡紊乱。

一、护理评估

1. 评估喂养方式及营养状况，了解人工喂养患儿用何种乳品、冲调方法、喂养次数及量，了解添加辅食及断奶的情况。

2. 注意腹泻开始的时间，观察大便次数、颜色、性状、量、气味等。评估有无发热、呕吐、腹胀、腹痛、里急后重等症状。

3. 评估肛门周围皮肤有无发红、发炎和破损。

4. 了解实验室检查结果如大便常规、血常规等。

二、护理措施

1. 按儿科疾病患儿一般护理常规。

2. 防止交叉感染：严格执行消毒隔离措施，预防交叉感染。

3. 皮肤护理。保持会阴及肛周皮肤清洁、干燥。

4. 饮食护理。

（1）腹泻患儿除严重呕吐者暂禁饮食 4～6 h 外，一般不需要严格禁食。

（2）母乳喂养者继续哺乳，暂停辅食；人工喂养者可喂以等量米汤、稀释的牛奶或其他代乳品，腹泻次数减少后，给予半流质饮食，由少量多餐逐渐到正常饮食。

（3）病毒性肠炎患儿改用无乳糖奶粉或豆制代用品，以减轻腹泻，缩短病程。

5. 观察病情。

（1）生命体征观察。严密监测生命体征变化，体温过高时应给患儿多饮水或行物理降温，注意及时擦干汗液和更换衣服。

（2）排便情况。观察和记录排便次数、粪便颜色、气味、性质及量的变化。

（3）并发症的观察。观察有无脱水、代谢性酸中毒、低血钾等临床表现,发现异常及时通知医生并处理。

6. 药物应用。

7. 静脉用药应遵守先快后慢、先盐后糖、先浓后淡、见尿补钾、抽搐补钙的补液原则。

三、健康教育

1. 合理喂养:提倡母乳喂养,添加辅食循序渐进。

2. 卫生宣教:保持食物新鲜、清洁,培养儿童良好的卫生习惯。

3. 预防感染:感染性腹泻应注意消毒隔离,做好食具、尿布、玩具的消毒,防止交叉感染。

第九节 惊厥护理

惊厥是指全身或局部骨骼肌群突然发生不自主收缩,以强直性或阵挛性收缩为主要表现,常伴意识障碍。

一、护理评估

1. 评估患儿的生命体征、年龄、自理能力。

2. 评估患儿家族史、抽搐发作的形式、诱因、持续时间。

3、评估有无外伤、脑缺氧、偏瘫等并发症。

4、评估脑电图、核磁共振、化验结果和辅助检查。

二、护理措施

1. 按儿科疾病一般护理常规护理。

2. 保持环境安静,减少刺激,一切检查、治疗、护理集中进行。

3. 保持呼吸道通畅。患儿平卧,头偏向一侧,解开衣领,以免引起窒息或吸入性肺炎。

4. 给予患儿高热量流质或半流质饮食,不能进食者,鼻饲或静脉营养。

5. 遵医嘱给予吸氧,憋气或窒息者,立即施行人工呼吸和吸痰。

6. 遵医嘱应用止惊药物,密切观察用药反应。

7. 密切观察患儿体温、脉搏、呼吸、神志、瞳孔的变化,发现异常及时报告医师。

8. 高热者应立即给予降温处理,以防诱发惊厥。

9. 严密观察惊厥类型、发作时间和次数,防止舌咬伤和坠床。如有异常改变,及时报告医师。

10. 降低颅内高压。对有意识障碍和反复呕吐、持续惊厥、血压升高、呼吸不规则患儿,遵医嘱给予脱水疗法。在使用脱水剂时,要按要求和速度输入,防止外渗。

三、健康教育

1. 向患儿家长做好健康教育,解释惊厥的病因和诱因,指导家长掌握预防惊厥的措施,高热惊厥容易复发,提前告知家长一旦出现高热及时降温。

2. 对惊厥发作时间较长的患儿应询问家长有无神经系统后遗症,如耳聋、肢体活动障碍、智力低下等,告诉家长定期随访的重要性。

3. 教会家长观察患儿发生惊厥时的表现,若出现双眼上翻、四肢强直抽搐等,应立即实施简单的急救措施,如掐人中等,并立即就医。

第十节　手足口病护理

手足口病是由肠道病毒引起的传染病,主要症状表现为手、足、口腔等部位的斑丘疹、疱疹。

一、护理评估

1. 评估患儿神志、意识、生命体征的变化。
2. 评估患儿手、足、口和臀部的出疹情况。
3. 评估患儿有无并发症的表现。

二、护理措施

1. 维持正常体温。保持室内合适温湿度,患儿衣被不宜过厚,汗湿的衣被及时更换。密切监测患儿体温并记录,及时采取物理降温或药物降温措施。鼓励患儿多饮水,以补充高热消耗的大量水分。

2. 口腔、饮食护理。给予患儿营养丰富、易消化、流质或半流质饮食,以减少对口腔黏膜的刺激。保持口腔清洁,进食前后用生理盐水漱口。有口腔溃疡的患儿可将维生素 B_2 粉剂直接涂于口腔溃烂部位,或涂碘甘油,以消炎止痛,促进溃疡面愈合。

3. 皮肤护理。保护患儿衣被清洁,剪短患儿指甲以免抓破皮疹。手足部疱疹未破溃处涂炉甘石洗剂或 5% 碳酸氢钠溶液;疱疹已破溃者、有继发感染者,局部用抗生素软膏。臀部有皮疹的患儿,保持臀部清洁干燥,及时清理患儿的大小便。

4. 病情观察。密切观察病情,尤其是重症患儿。若患儿出现烦躁不安、嗜睡、肢体抖动、呼吸及心率增快等表现时,提示有神经系统受累或心肺功能衰竭的表现,应立即通知医生,并积极配合治疗,给予相应护理。保持呼吸道通畅,积极控制颅内压,酌情使用糖皮质激素,静脉使用人血丙种球蛋白等治疗。使用脱水剂等药物治疗时,应观察药物的作用及不良反应。

5. 消毒隔离。病房每天开窗通风 2 次,并定时消毒病房内空气及患儿用物。医护人员接触患儿前后均要消毒双手。尽量减少陪护及探视人员,并做好陪护宣教,要求勤洗手、戴口罩等。

三、健康教育

应向家长介绍手足口病的流行特点、临床表现及预防措施。不需住院治疗的患儿可在家中隔离，教会家长做好口腔护理、皮肤护理及病情观察，如有病情变化应及时到医院就诊。流行期间不要带孩子到公共场所，并教会孩子养成良好的卫生习惯，加强锻炼，增强机体抵抗力。

第十九章
新生儿疾病护理

第一节　新生儿一般护理

从脐带结扎至生后满 28 天称为新生儿期,期间的小儿称为新生儿。

一、护理评估

评估患儿出生周数、评分、面色、呼吸、吸吮情况等。

二、护理措施

1. 应用护理程序对患者实施整体护理,根据患儿的临床症状和体征对患儿进行护理评估,提出护理问题,采取有效的护理措施,并及时评价护理效果。

2. 环境适宜,病室必须光线充足,空气流通,避免对流;室内最好备有空调和空气净化设备,保持室温在 22 ℃～24 ℃,相对湿度在 55%～65% 之间。

3. 严格执行消毒隔离制度及探视制度,工作人员入室前更衣、换鞋,接触新生儿前后洗手注意个人卫生,患腹泻、皮肤病和传染病者均不得进入新生儿室,避免交叉感染发生。室内采用湿式清扫,每日空气消毒,每月进行空气细菌培养 1 次。

4. 根据病情,按医嘱给予分级护理。

5. 按医嘱给予母乳喂养或人工喂养。哺乳后应将小儿竖抱,轻拍背部,助胃内误咽的空气排除;哺乳后宜取右侧卧位,以防溢奶引起窒息及吸入性肺炎。不能吸吮者,用滴管喂养或鼻饲,必要时按医嘱给予静脉营养。奶具每次用后经消毒液浸泡、刷洗,再灭菌后备用。

6. 准确执行医嘱及时留取标本送检,观察药物治疗效果及副作用。

7. 新生儿入室后尽快进行全面的体格检查,发现异常及时报告医生及家长,以便及时进行处理,亦可避免发生纠纷。及时给患儿戴上写有姓名、性别等身份识别标志的双腕带,以防弄错婴儿。

8. NICU 患儿每日测量体温 6 次,每 4 h 测体温 1 次,维持体温在正常范围。

9. 使用婴儿暖箱时,注意消毒隔离。暖箱内用清水擦拭,暖箱外表用含氯消毒液擦拭后,再用清水擦拭。暖箱湿化液用灭菌注射用水每日清晨更换 1 次。

10. 患儿皮肤保持清洁干燥,纸尿裤 2 h 更换一次,必要时做臀部护理,防止红臀发生。

11. 根据病情轻重每日给予沐浴或床上擦浴,沐浴时观察皮肤有无皮疹、疖肿、糜烂等,发现异常及时报告医生处理,暂时停止沐浴。

12. 新生儿脐部未愈合前注意保持局部干燥,每日用 0.5% 安尔碘消毒 2~3 次,以防发生感染。

13. 密切观察患儿生命体征、面色、皮肤颜色、哭声、精神反应等,观察大小便及饮食情况,如有异常及时报告医生。及时准确地填写各项护理记录单。

14. 严格控制输液速度,使用微量泵输液,防止输液过快引起心衰。

15. 患儿每日测体重 1 次,特殊患儿遵医嘱,并作好记录。

16. 患儿出院时,仔细核对床号、姓名、性别,并向家长作好出院指导,如预防接种、保健检查、哺育及护理新生儿的有关知识。

三、健康教育

1. 指导科学育儿知识,鼓励母乳喂养,按需哺乳。
2. 指导家长监测体温的方法并注意保暖。

第二节　早产儿护理

早产儿指胎龄 ≤ 37 周或 ≥ 28 周的活产新生儿,即出生体重 ≤ 2 500 g。

一、护理评估

1. 评估患儿生命体征。
2. 评估患儿瞳孔、前囟张力、肌张力、体重、皮肤、口唇颜色等。
3. 评估患儿拥抱、吸吮能力,体温调节能力等。

二、护理措施

1. 按新生儿疾病一般护理常规。
2. 室温应在 24 ℃~26 ℃,相对湿度 55%~65%。晨间护理时,室温应提高到 27 ℃~28 ℃,以防受凉。
3. 根据早产儿的体重、出生胎龄、成熟度及病情,给予不同的保暖措施。体重 < 2 000 g 者,应置暖箱中保暖,并注意选择适中温度,如需执行采血等必要操作,应尽量在远红外辐射保暖台下进行。
4. 有缺氧症状者遵医嘱给予氧气吸入。一般主张间歇低流量吸氧,吸入氧浓度及时间根据缺氧程度而定,尽量避免高浓度或长时间吸氧,以预防氧疗并发症。呼吸暂停者给予弹足底、拍背,以刺激呼吸,或行复苏囊面罩加压给氧,必要时用氨茶碱静滴或机械正压通气。

5. 执行保护性隔离措施。注意患儿用品、仪器设备的消毒,防止发生交叉感染。

6. 实行母乳喂养,必要时采用配方奶喂养,喂奶量根据早产儿耐受力而定,以不发生胃潴留及呕吐、腹胀为原则。吸吮或吞咽差者可予鼻饲或静脉营养。准确记录每日出入水量、体重,以便及时调整喂养方案,加强营养。

7. 加强巡视,积极观察患儿的生命体征、精神反应、哭声、面色、皮肤颜色、肢体末梢温度、反射、进食、有无腹胀及大小便等情况,注意观察有无呼吸暂停发生,监测血糖。

三、健康教育

1. 指导科学育儿知识,鼓励母乳喂养,按需哺乳。
2. 指导家长监测体温的方法并注意保暖。

第三节 新生儿窒息与缺氧缺血性脑病护理

新生儿窒息是胎儿因缺氧发生宫内窘迫或娩出过程中引起的呼吸、循环障碍,以致生后 1 min 内无自主呼吸或未能建立规律性呼吸,而导致低氧血症和混合性酸中毒。

新生儿缺血缺氧性脑病是由于各种围生期因素引起的缺氧和脑血流减少或暂停而导致胎儿和新生儿的脑损伤,是新生儿窒息后的严重并发症,病情重,病死率高,少数幸存者可产生永久性神经功能缺陷,如智力障碍、癫痫、脑性瘫痪等。

一、护理评估

1. 评估患儿的分娩史,了解 Apgar 评分及有无胎儿窘迫等病史。
2. 评估患儿意识状态,观察有无兴奋或嗜睡、昏迷,皮肤有无发绀。
3. 评估心率、呼吸、肌张力,观察有无前囟张力增高、惊厥、呼吸暂停,检查原始反射是否存在,有无瞳孔对光反射消失等。

二、护理措施

1. 将患儿置远红外线辐射床或暖箱中,取侧卧位;及时清除口、鼻分泌物,防止乳汁及口鼻分泌物吸入引起的窒息。

2. 窒息患儿应首先保持气道通畅,吸氧,根据缺氧程度选择适当的给氧方式,必要时给予气管插管、呼吸机辅助通气。

3. 恢复循环,建立有效静脉通路,遵医嘱予扩容、纠酸等处理。保证药物及时准确地应用。

4. 观察并记录患儿的精神反应、面色、哭声、皮肤颜色、生命体征、血氧饱和度、肢体末梢温度、尿量;观察患儿有无惊厥及惊厥的次数、持续时间,是否伴有前囟张力和肌张力改变等情况。

5. 保持安静,遵医嘱给予镇静、脱水剂及改善脑代谢的药物,以减少神经系统的损害。

6. 遵医嘱进行喂养。试喂过程中要特别注意观察患儿有无胃潴留、呕吐、腹胀等不耐受情况。

7. 观察药物的治疗效果和副作用。应用多巴胺维持循环时应定时测量血压,检查有无血压升高、心率增快等副作用,防止药物外渗致皮肤坏死;应用脱水剂、利尿剂时,观察有无水、电解质失衡等副作用。

8. 加强康复及随访。动态观察新生儿行为神经测定及 CT 检查结果,对可能有神经系统后遗症者,早期进行干预治疗,包括应用胞磷胆碱、脑活素、纳洛酮等药物促进脑细胞恢复、婴儿抚触等治疗,以促进神经系统功能恢复。

三、健康教育

1. 向家长解释本病的有关知识,以取得合作。

2. 对可能有后遗症的患儿要给家长讲解康复治疗方法及其重要性,以尽可能减轻后遗症。

第四节　新生儿肺透明膜病护理

新生儿肺透明膜病又称新生儿呼吸窘迫综合征。多见于早产儿,由于缺乏肺表面活性物质所致,是新生儿期重要的呼吸系统疾病。临床表现为出生后不久出现进行性加重的呼吸窘迫和呼吸衰竭。肺病理特征为外观暗红,肺泡壁至终末细支气管壁上附有嗜伊红透明膜和肺不张。

一、护理评估

1. 评估患儿的孕周,是否为早产儿。

2. 评估患儿的临床表现,如神志、精神状态、呼吸情况,观察有无鼻翼扇动、三凹征及呼吸暂停,注意呼吸困难是否呈进行性加重;观察发绀程度,听诊双肺呼吸音有无改变。

3. 了解实验室检查结果。

4. 评估患儿家长的心理状态、经济状况及对病情的认知程度。

二、护理措施

1. 将患儿置远红外线辐射床或温箱中,以便保暖、观察及抢救。

2. 及时清除口、鼻分泌物,保持呼吸道通畅;根据病情及血气分析结果采用不同的供氧方法,调节氧流量使 PaO_2 维持在 $6.7 \sim 9.3 \, kPa(50 \sim 70 \, mmHg)$,避免长期高浓度吸氧,预防氧中毒的发生。

3. 严密观察病情变化,监测呼吸、心率、体温、神志、精神状态等情况,观察呼吸困难及发绀的程度,出现异常及时报告医生处理。

4. 对气管插管行机械通气的患儿,要特别注意做好呼吸管理,严格无菌操作,预防并发肺部感染。

5. 遵医嘱气管内滴入肺泡表面活性物质。

（1）头稍后仰,使气道伸直,在喉镜指引下,插入气管导管。

（2）滴入前彻底吸尽气道内分泌物。

（3）抽取药液,从气管内缓慢滴入(根据需要患儿可选择平卧、左侧、右侧位),然后用复苏囊加压给氧,有利药液更好地弥散。用药后 4～6 h 禁止气道内吸引。

6. 注意喂养,保证营养供给。不能吸乳、吞咽者可用鼻饲或静脉补充营养液;准确记录 24 h 出入水量。

三、健康教育

1. 做好家属接待与解释工作,让家属了解病情及治疗过程,取得家属配合。

2. 注意作好孕期保健,避免早产。

第五节　新生儿黄疸护理

新生儿黄疸是胆红素(大部分为未结合胆红素)在体内积聚而引起,其原因很多,有生理性和病理性之分;重者可导致中枢神经系统受损,产生胆红素脑病,引起死亡或严重后遗症,故应该加强对新生儿黄疸的临床观察,尽快找出原因,及时治疗,加强护理。

一、护理评估

1. 评估患儿的病史,了解是否有母婴血型不合等诱因。

2. 评估患儿的临床表现,检查皮肤及脐带有无感染,了解肝脏的大小及硬度。根据患儿皮肤黄染的部位、范围和血清胆红素浓度,评估患儿黄疸的程度;了解患儿的精神状况、食奶情况、肌张力、大便颜色等。

3. 了解实验室检查如肝功能、血常规等结果。

4. 评估患儿家长的心理及社会支持状况。

二、护理措施

1. 护理人员应按需调整喂养方式,少量多餐,耐心喂养,保证热量摄入 。

2. 光照疗法的护理,按光照疗法护理常规。

3. 严密观察病情。

（1）观察体温、脉搏、呼吸及有无出血倾向。尤其在光疗时,加强监测,及时发现体温及呼吸异常并及时处理。

（2）观察患儿精神反应、哭声、吮吸力、肌张力、有无惊厥等,从而判断有无核黄疸发生。

（3）观察大便颜色、性质、量,如胎粪排出延迟,应予灌肠处理,促进胆红素及大便的排除。

4. 遵医嘱给予药物治疗,从而降低核黄疸的发生。

5. 必要时做好换血治疗的准备。

6. 做好患儿家长的心理护理,向家长讲解疾病知识及预后,减轻患儿家长的焦虑、担忧。

三、健康教育

1. 向家长介绍黄疸的有关知识,使家长了解病情。指导家长对黄疸的观察,以便早期发现问题、早就诊。及时给予康复治疗及出院后的康复指导。

2. 若为红细胞 G6PD 缺乏者,需忌食蚕豆及其制品,衣物保管时切勿放樟脑丸,并注意药物选用,以免诱发溶血。

3. 若为母乳性黄疸,可继续母乳喂养,如全母乳喂养后仍出现黄疸,可改为隔次母乳喂养,严重者暂停母乳喂养,待黄疸消退后再恢复母乳喂养。

第六节 新生儿寒冷损伤综合征护理

新生儿寒冷损伤综合征简称新生儿冷伤,主要由受寒引起,其临床特征是低体温和多器官功能损伤,严重者出现皮肤和皮下脂肪变硬和水肿,此时又称新生儿硬肿症。

一、护理评估

1. 评估患儿的病史,了解患病的诱因。

2. 检查患儿反应情况,评估皮肤颜色、全身硬肿范围及程度;监测体温、呼吸、心率、血压变化,注意有无休克、心力衰竭、DIC、肾衰竭等多器官功能损伤情况。

3. 了解实验室检查,如血常规、凝血时间、肝肾功能等结果。

4. 评估患儿家长的心理及社会支持状况。

二、护理措施

1. 根据体温情况决定给予保温或复温。体温正常者置温箱或远红外辐射床上保温,每 2h 监测体温 1 次,保持体温于正常范围。

2. 对于体温低于正常者给予复温。其复温方法如下:

(1) 对于肛温大于 30 ℃ 的轻—中度患儿,置于 30 ℃ 的温箱中,每小时监测体温 1 次,并提高温箱温度 0.5 ℃～1 ℃,使患儿 6～12 h 恢复正常体温,再将温箱温度调至该患儿的适中温度。

(2) 对于肛温小于 30 ℃ 的重症患儿,先将患儿置于比体温高 1 ℃～2 ℃ 的温箱中开始复温,每小时监测肛温 1 次,并提高温箱温度 0.5 ℃～1 ℃,使患儿于 12～24 h 恢复正常体温。也可用远红外辐射床复温,方法是:先将床温调至 30 ℃,患儿置于远红外辐射床上并用保温性较好的无色透明塑料薄膜罩好,以减少对流散热。每小时监测肛温 1 次,随着体温的逐渐升高及时提高床温,每次提高 0.5 ℃～1 ℃,但床温一般不超过 34 ℃。恢复正常体温后,患儿可置于预热至适中温度的温箱中。

3. 合理喂养,保证热量供给。

4. 加强消毒隔离,每日用消毒水擦拭温箱。温箱湿化水每日更换 1 次。

5. 保持臀部干燥,及时更换尿布。会阴及阴囊水肿明显者,适当用纱布托起阴囊,以减轻水肿,保持皮肤完整性。

6. 预防 DIC 发生。

(1)密切观察病情,如体温、呼吸、心率、硬肿范围及程度、尿量、有无出血症状等。如患儿出现面色青灰、呼吸增快、肺部啰音增加,要考虑肺出血;如穿刺部位出血不止,要警惕 DIC。

(2)备好必要的抢救药物和设备(如多巴胺、酚磺乙胺、肝素等药物及复苏气囊、吸引器、气管插管用物、呼吸机等仪器),以便及时有效地组织抢救。

7. 做好患儿家长的心理护理,减轻其焦虑、紧张情绪。

三、健康教育

1. 向患儿家长介绍有关保暖、喂养、防感染等育儿知识。

2. 鼓励母乳喂养,母乳不足时适当添加配方奶,以保证热量供给。

第七节 新生儿肺炎护理

新生儿肺炎是指不同病原体及其他因素(如吸入羊水、过敏等)所引起的肺部炎症。临床上以发热、咳嗽、气促、呼吸困难和肺部固定湿啰音为主要表现。严重者可出现循环、神经、消化系统的相应症状。

一、护理评估

1. 评估生命体征。

2. 评估呼吸状态及缺氧程度。

3. 了解实验室检查,如血常规、X 线检查、细菌学检查等结果。

4. 评估家属的心理状况。

二、护理措施

1. 保持呼吸道通畅。及时有效清除呼吸道分泌物,分泌物黏稠者应采用雾化吸入,以湿化气道,促进分泌物排出。加强呼吸道管理,定时翻身、拍背、体位引流。

2. 合理用氧,改善呼吸功能。根据病情和血样检测情况采用鼻导管、面罩、头罩等方法给氧,使 PaO_2 维持在 $60 \sim 80$ mmHg($7.9 \sim 10.6$ kPa);重症并发呼吸衰竭者,给予正压通气。保持室内空气新鲜,温湿度适宜。

3. 维持正常体温。体温过高时予降温,体温过低时予保暖。遵医嘱应用抗生素、抗病毒药物,并密切观察药物的作用。

4. 供给足够的能量及水分。少量多餐,细心喂养,喂奶时防止窒息。重者予以鼻饲或由静脉补充营养物质及液体。

5. 密切观察病情。注意患儿的反应、呼吸、心率等的变化,做好急救准备。

三、健康教育

1. 保持房间空气流通与温湿度适宜,避免吸烟。

2. 新生儿衣着适中,穿着盖被是否适中以成人感觉到小儿手足温暖为宜。

3. 形成良好的生活习惯,避免受凉等诱发因素;母亲感冒后宜戴口罩;其他感冒人员不宜接触小儿;避免抱小儿到人多的公共场所;定期预防接种。

第六篇

护理文书的书写规范

一、医疗与护理文件记录的意义

1. 提供患者信息资料。
2. 提供教学资料。
3. 提供科研资料。
4. 提供法律依据。
5. 提供评价依据。

二、医疗与护理文件记录的原则

护理文书是护士在临床护理过程中,记录患者信息和为患者提供护理照护的纸质或电子文件,要求客观,真实,准确,及时,完整,规范(即按照法律法规、部门规章、行业标准等对病历的规定要求书写病历)。

三、体温单

1. 体温单楣栏项目、日期及页数用蓝黑笔填写,各楣栏项目应填写齐全,字迹清晰。科室各名称要求填写专业科室,如心内科。

2. 在体温单 40 ℃～42 ℃之间相应格内用红色笔纵式填写入院、出院、转入、转出、手术、分娩、介入、死亡及请假等项目,除手术、介入、请假不写具体时间外,其余均按 24 h 制,精确到分钟。

3. 体温单的绘制用红蓝铅笔,体温、脉搏及心率的绘制应准确规范无涂改,并与体温记录本相符,体温记录本白班用蓝黑笔,夜班用红笔绘制在体温单上后打勾。

4. 常规体温每日 15:00 测试 1 次,当日手术患者 7:00、19:00 各加试 1 次;手术后 3 天内每天常规测试 2 次(7:00、15:00)。

5. 新入院患者即时测量体温 1 次,记录在相应时间栏内。发热患者(体温 ≥ 37.5 ℃)每 4 h 测试 1 次;体温不超过 38 ℃(不含 38 ℃)患者,23:00、3:00 酌情免试。发热患者体温正常后连测 3 次再改常规测试。体温上升 ≥ 1.5 ℃或下降 ≥ 2 ℃在体温右上角用红铅笔画复试符号。

6. 患者如特殊情况必须外出者,外出期间在体温单 40 ℃～42 ℃之间的相应格内用红色墨水笔纵式填写"不在"两字。"不在"患者外出前后体温、脉搏不相连。

7. 体温 35 ℃(含 35 ℃)以下者,在 35 ℃横线以下用蓝黑钢笔写上"不升"两字,不与下次测试的体温、脉搏相连。降温 30min 后测量的体温以红圈"0"表示,再用红虚线连接降温前体温,下次所测体温与降温前体温相连。

8. 短绌脉的绘制:心率以红圈"0"表示,脉搏以红点"·"表示,并以红线分别将"0"与"·"连接,在心率和脉率的曲线之间用红铅笔画平行斜线构成图像。

9. 脉搏过快,其数字不能在体温单上呈现时,可在 180 次 / 分横线下面用蓝黑笔写"过快"两字,不与相邻两次测量的脉搏相连,并将具体数字记录到护理记录单上。

10. 危重患者体温正常的情况下,每日测量并绘制 4 次。

11. 体温单 34 ℃以下,呼吸、大便次数用蓝黑墨水笔填写,以数字表示,相邻两次呼吸上下错开,先上后下,每一页第一次呼吸应记录在上方。使用呼吸机患者的呼吸以"R"表示,不写次数。

12. 手术当日写 0,次日开始计数,手术后日数连续填写 14 天。如在 14 天内又做手术,则第二次手术日数作为分子,第一次手术日数作为分母填写,第一次手术写到 14 天止。体温单换页后只记录最近一次手术天数,其他手术天数可以不再记录。

13. 15:00(含 15:00)前入院的患者必须记录大便次数,大便次数及量按规定正确表示。大便失禁者,用"*"表示,用"☆"表示人工肛门。服用导泻剂或灌肠后大便次数使用灌肠符号"E"表示,当大便次数无法或无需计数时,记录为 */E。

14. 出入量如实填写,不得涂改。血压体重应按医嘱或护理常规测量并记录,每周至少 1 次。入院时应测量血压、体重并记录于体温单上,术前术后有血压记录。

15. 因病情不能测体重者,应由"平车""卧床""轮椅"表示。

四、医嘱的处理

1. 处理原则。

(1)先查对后执行。

(2)先急后缓。

(3)先临时后长期。

(4)执行者签全名。

2. 医嘱由医师直接写在医嘱单上或输入微机,护士不得转抄转录。医嘱必须有医师签名后方为有效医嘱。同一时间长期医嘱签名两头签字中间以点相连续,每项终止的长期医嘱护士均应签全名。临时医嘱执行后均应签全名及执行时间。执行皮试、毒麻药品及输血医嘱需要护士双签字。

五、入院护理评估记录单

表格式评估内容应包括患者的生理、心理、社会等方面的情况,体现整体护理观念,由责任护士在患者入院 2 h 内完成评估。如患者姓名、性别、年龄、入院时间、入院诊断、现在健康状况及生理功能、日常状况及自理程度、心理社会状况。可根据患者情况进行症状严重程度及风险评估,涉及以下几个方面:① 压疮风险评估;② 跌倒风险评估;③ 营养风险评估;④ 生理预警系统评估;⑤ 疼痛严重程度评估;⑥ 意识状态评估;⑦ 其他专科评估(如血栓/栓塞评估)等。中医护理评估要遵循整体观及辨证施护原则,为辩证施护提供依据。

六、护理记录单

护理记录必须客观真实,使用规范医学用语。

1. 学术语,字迹清晰,表达准确,语句通顺,标点正确,不得涂改。记录内容不使用模糊不确定描述,如"多饮水"应记录为"2h 内饮水不少于 1 000 mL",记录时间应与实际执行时间一致,与其他医疗文件内容一致。

2. 书写过程中出现错字时,应用同色双横线画在错字上,上方写修改词,在修改处签全名及修改时间。上级护士或护士长检查后修改,应用同色在修改处上方写修改词,注明修改日期并签名,保持原记录清晰可辨。

3. 眉栏项目填写齐全,入院首次护理评估记录须在 2 h 内完成。危重患者护理记录内容包括患者主诉、入院时间、入院诊断、客观病情变化,主要阳性体征,主要护理措施及效果评价,既往史、过敏史。危重患者根据患者情况决定记录频次,病情变化随时记录,病情稳定后每班至少记录 1 次。

4. 每次记录写明日期、时间,每次记录首行空一格。危重患者护理记录应当根据相应专科的护理特点书写,按医嘱或病情需要详细准确记录生命体征,记录时间应具体到小时、分钟,一律使用阿拉伯数字书写日期和时间,采用 24 h 制记录。一般情况下至少每 4 个小时记录一次,其中体温若无特殊变化时至少每日测量 4 次。

5. 病情栏内应客观记录患者本班或 24 h 内的病情变化、护理措施和效果。手术患者还应重点记录麻醉方式、手术名称、患者返回病室时间、麻醉清醒状态、刀口敷料及引流情况。

6. 转科／转院患者,应记录转出日期、患者目前情况及注意事项。

7. 出院护理记录,应记录出院日期、患者目前健康状况及出院指导等,应在患者出院当班内完成。

8. 死亡患者,应记录对患者进行的临终护理措施。

9. 病危病重患者常规记录出入量,出入量的记录详细准确,不得涂改。出量除记量外必要时还须将颜色、性质记录于病情栏内。日间小结及 24 h 总结按规定时间记录,并用红笔双线标识。

10. 中医护理记录突出中医护理特色,体现辩证施护。

11. 护士在本次记录末行及每页末行的签字栏内签全名。实习护士、未注册护士书写的护理记录应当经过本院注册护士审核并签名,格式为老师／学生,整个护理记录内容应经过护士长审核并在最后一行用红笔签名。

六、护理查房

对危重、大手术、特殊患者进行查房时,建立护理查房记录单,做好记录,内容体现护士长、专科护士或护理组长的意见。

七、护理会诊或讨论

对有疑难护理问题的患者应进行疑难病例讨论或护理会诊,建立护理会诊记录单,做好记录,内容应体现相关专科护士的指导意见。

八、手术清点记录单

手术清点记录是指巡回护士对手术患者术中所用血液、器械、敷料等的记录,应当在手术结束后即时完成。

1. 用蓝黑墨水笔填写,字迹清楚、整齐,不漏项。

2. 眉栏内容包括患者姓名、住院号、手术日期、手术名称等。

3. 物品的清点要求与记录。

(1)手术开始前,器械护士和巡回护士须清点、核对手术包中各种器械及敷料的名称、数量,并逐项准确填写。

(2)手术中追加的器械、敷料应及时记录。

(3)手术中需交接班时,器械护士、巡回护士要共同交接手术进展及该台手术所用器械、敷料清点情况,并由巡回护士如实记录。

(4)关闭体腔前、关闭体腔后和缝合皮肤后,器械护士和巡回护士共同清点台上、台下的器械、敷料,确认数量核对无误。

(5)清点时,如发现器械、敷料的数量与术前不符,护士应当及时要求手术医师共同查找,如手术医师拒绝,护士应记录清楚,并由医师签名。

4. 器械护士、巡回护士在清点记录单上签全名。

5. 术毕,巡回护士将手术清点记录单放于患者病历中,一同送回病房。

九、病室护理交班报告

(一)书写要求

1. 护士必须认真负责,深入病室全面了解患者一般情况。

2. 书写内容应全面、准确、真实、简明扼要、重点突出。书写字迹清楚,不得随意涂改。

3. 日间用蓝(黑)或碳素墨水笔书写;夜间用红笔书写。

4. 对新入院、转入、手术、分娩及危重患者,在诊断栏目下分别用红笔注明"新""转入""手术""分娩",危重患者作出特殊红色标记"※",或用红笔标明"△",以示醒目。

5. 各班于交班前填写交班报告,每班写完报告,注明页数并签全名。

(二)书写顺序

1. 眉栏项目:包括科室、日期、时间、页码;患者总数、入院、出院、转入、转出、危重、手术、分娩、死亡患者数等。

2. 病情报告:根据下列顺序,按床号先后书写:① 先写当日离开病室的患者,即出院、转出、死亡的患者;② 再写进入病室的新患者,即新入院和转入的患者;③ 最后写病室内重点护理的患者,即手术、分娩、危重及有异常情况的患者。

(三)交班内容

1. 出院、转出、死亡的患者:应注明离去时间,转出患者注明转往何院、何科,死亡患者注明抢救过程及死亡时间。

2. 新入院或转入患者:应报告入科时间和活动状态(步行、轮椅、平车或担架),患者的主诉、主要症状和体征,存在的护理问题;入科后采取的治疗、护理措施及效果;可能发生的病情变化,下一班须重点观察的项目及注意事项等。

3. 危重患者:应报告患者的生命体征、瞳孔、神志、病情动态变化,抢救治疗情况、护理措施及效果,以及目前存在的健康问题和下一班须重点观察的项目及注意事项等。对危重患者的病情变化应做详细记录。

4. 已手术患者:应报告入手术室的时间、麻醉方式、手术名称、手术方式、手术经过、清醒时间、回病房时间、回病室后情况,如生命体征、伤口、引流、输液、输血、排尿、排气情况,采取的治疗、护理措施及效果等。

5. 准备手术、检查或行特殊治疗患者:应报告将要进行的治疗或检查项目,术前用药和术前准备情况及须注意的问题。

6. 产妇:产前应报告胎次、胎心音、宫缩、产程等情况。产后应报告分娩方式、新生儿情况、分娩时间、子宫收缩状况、宫底高度、阴道出血情况、会阴或腹部切口有无渗血、产后血压等情况。

7. 老人、小儿和不能自理的患者:应报告生活护理情况,如口腔护理、压疮护理及饮食护理等情况。

8. 病情突然有变化的患者:应详细报告病情变化,采取的治疗、护理措施,需要连续观察和处理的事项。

十、病室护理交班制度

病室护理交班是值班护士对本病室患者的动态及需要交代事宜的交班。

1. 填写内容。病室护理交班填写内容包括眉栏项目、患者动态、特殊交班等。

2. 书写要求。

(1)交班填写时间应在各班(白、晚、夜)下班前完成。

(2)一律用蓝(白班)或红(夜班)墨水笔书写,不得涂改,书写者签全名。

(3)准确填写眉栏项目、本班患者动态。

(4)患者动态栏目书写应依据项目顺序并按床位排列。

其项目顺序如下:出院、转出、死亡、入院、转入、手术、分娩、病危、病重等。前七项要填写时间,手术患者填写手术结束回病房的时间,手术暂时未回时间。

参考文献

[1] 张春舫,任景坤. 护士岗位技能训练 [M]. 北京:人民军医出版社,2008.

[2] 陈灏珠. 实用内科学 [M]. 北京:人民卫生出版社,2005.

[3] 胡大一,丛书. 冠心病与并存疾病 [M]. 北京:北京大学医学出版社,2009.

[4] 中华医学会. 临床诊疗指南•心血管外科分册 [M]. 北京:人民卫生出版社,2009.

[5] 中华人民共和国卫生部. 临床护理实践指南 [M]. 北京:人民卫生出版社,2011.

[6] 王建荣. 输液治疗护理实践指南与实施细则 [M]. 北京:人民军医出版社,2009.

[7] 温韬雪. 最新危重症临床护理指南 [M]. 北京:人民卫生出版社,2003.

[8] 吴在德,吴肇汉. 外科学 [M]. 北京:人民卫生出版社,2008.

[9] 吴洪. 艾滋病的护理策略 [J]. 中华现代护理学杂志,2007(16).

[10] 王亦璁. 骨与关节损伤 [M]. 北京:人民卫生出版社,2006.

[11] 施桂英,栗占国. 关节炎诊断与治疗 [M]. 北京:人民卫生出版社,2009.

[12] 白耀. 甲状腺病学 [M]. 北京:科技文献出版社,2003.

[13] 张木勋. 甲状腺疾病诊疗学 [M]. 北京:中国医药科技出版社,2006.

[14] 苏玉兰. 老年帕金森病的康复护理效果观察 [J]. 中国临床康复,2002.

[15] 马容. 帕金森病患者抑郁的临床护理探讨 [J]. 上海护理,2001(2).

[16] 徐敏秀,宋瑞荣. 帕金森病患者抑郁症状的调查与护理对策 [J]. 临沂医学专科学校学报,2005.

[17] 王忠诚. 神经外科学 [M]. 武汉:湖北科学技术出版社,2005.

[18] 杨树源. 神经外科学 [M]. 北京:人民卫生出版社,2002.

[19] 朱海英,宿英英. 脑血管病并发低钠血症的研究进展 [J]. 中国脑血管病杂志,2006(27).

[20] 刘强晖,耿晓增. 高血压高血容量及血液稀释治疗(3H 治疗)在蛛网膜下腔出血治疗中的应用 [J]. 中国急救医学,2003(8).

[21] 王维治. 神经病学 [M]. 北京:人民卫生出版社,2006.

[22] 于佶,徐启武. 脊髓压迫症的全科医疗 [J]. 中国全科医学杂志,2007.

[23] 高明见. 采用经皮热凝神经术辅助经皮热凝三叉神经节根治三叉神经痛 [J]. 中华神经外科杂志,2006.

[24] 陆再英,钟南山. 内科学 [M]. 7 版. 北京:人民卫生出版社,2008.

[25] 张之南,沈悌. 血液病诊断及疗效标准 [M]. 北京:科学技术出版社,2007.

[26] 孙雨梅,张彦明,何广胜,陆沭华,韩雪花,崔红霞. 调节性 T 细胞在特发性血小板减少性紫癜患者中的变化及意义 [J]. 临床血液学杂志,2008(21).

[27] 赵永强. 弥漫性血管内凝血——血液病诊断及疗效评价 [M]. 北京:科学出版社,2007.

[28] 顾勇,范虹. 急进性肾小球肾炎的发病机制 [J]. 内科急危重症杂志,2002.

[29] 李鸣,张源潮. 急进性肾小球肾炎的病理与临床. 新医学 [J]. 内科急危重症杂志,2002(9).

[30] 吴雅芳,张兵. 慢性肾衰竭患者营养知识及饮食现状调查 [J]. 临床医药实践,2009(18).

[31] 廖玉梅,徐春华. 家庭腹膜透析患者首次发生腹膜炎的原因及影响因素 [J]. 护理学报,2009(29).

[32] 谢红浪,季大玺,徐斌,等. 维持性血液透析25年回顾分析——解放军肾脏病研究所经验. 肾脏病与透析肾移植杂志 [J],2000(35).

[33] 刘景亮,金锋,张强. 肠结核的诊断与治疗体会 [J]. 中华实用诊断与治疗杂志,2009(3).

[34] 周秀华. 急救护理学 [M]. 北京:科技技术出版社,2003.

[35] 马家骥. 内科学 [M]. 第5版. 北京:人民出版社,2004.

[36] 叶任高. 内科学 [M]. 第6版. 北京:人民出版社,2007.

[37] 刘文励. 内科学 [M]. 第7版. 北京:人民出版社,2008.

[38] 张七一. 内科学 [M]. 第8版. 北京:人民出版社,2009.

[39] 陈灏珠. 实用内科学 [M]. 北京:人民出版社,2013.

[40] 陈孝平. 外科学 [M]. 北京:人民卫生出版社,2010.

[41] 刘大为. 重症医学 [M]. 北京:人民卫生出版社,2003.

[42] 杨树源. 神经外科学 [M]. 北京:人民卫生出版社. 2005.

[43] 金伯泉. 医学免疫学 [M]. 北京:人民卫生出版社,2008.

[44] 曹泽毅. 中华妇产科学 [M]. 北京:人民卫生出版社,2008.

[45] 吕赢复. 妊娠合并急性病毒性肝炎的全程护理 [J]. 中外健康文摘,2011(1).

[46] 王丽云,等. 临床急诊急救学 [M]. 青岛:中国海洋大学出版社,2015.

[47] 王丽云,等. 临床医学新进展 [M]. 青岛:中国海洋大学出版社,2018.

[48] 张萍,等. 新编实用内科学 [M]. 青岛:中国海洋大学出版社,2014.

[49] 王丽云,等. 脊柱外科的治疗与护理 [M]. 青岛:中国海洋大学出版社,2012.

[50] 张萍,等. 新编重症监护学 [M]. 青岛:中国海洋大学出版社,2016.

[51] 张萍,等. 实用妇产科学与预防接种 [M]. 青岛:中国海洋大学出版社,2013.

[52] 张萍,等. 内科学新进展 [M]. 青岛:中国海洋大学出版社,2017.

[53] 张萍,等. 新编现代实用内科学 [M]. 青岛:中国海洋大学出版社,2014.

[54] 张萍,等. 现代医学临床与护理 [M]. 青岛:中国海洋大学出版社,2018.

[55] 王丽云,等. 新编现代实用外科学 [M]. 青岛:中国海洋大学出版社,2013.